Gertrud Hirschi

Yoga für Seele, Geist und Körper

Gertrud Hirschi

Yoga
für Seele, Geist und Körper

Übungen für 52 Wochen

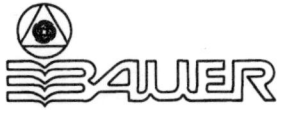

Verlag Hermann Bauer
Freiburg im Breisgau

Die Deutsche Bibliothek – CIP-Einheitsaufnahme

*Yoga für Seele, Geist und Körper : Übungen für
52 Wochen* / Gertrud Hirschi. Mit 581 Zeichn.
von Ito Joyoatmojo. – 2. Aufl., 6.–10. Tsd. –
Freiburg im Breisgau : Bauer, 1993
   ISBN 3 -7626-0463-0
NE: Hirschi, Gertrud; Joyoatmojo, Ito

Mit 581 Zeichnungen von Ito Joyoatmojo

2. Auflage 1993 – 6.–10. Tsd.
ISBN 3-7626-0463-0
© 1993 by Verlag Hermann Bauer KG, Freiburg im Breisgau
Alle Rechte vorbehalten
Umschlag: Ito Joyoatmojo, Zürich
Satz und Bildverarbeitung: G. Scheydecker, Freiburg im Breisgau
Druck und Bindung: Wiener Verlag GmbH, Himberg
Printed in Austria

Inhalt

Vorwort

Dieses Buch ist aus der Praxis entstanden. Seit einigen Jahren erteile ich Yogaunterricht und verteile fast jede Woche ein Blatt, auf dem das sogenannte Wochenthema, die dazu passende Übungsfolge und Meditation aufgeführt sind. Die meisten KursteilnehmerInnen sammeln diese Blätter, geben sie den übrigen Familienmitgliedern zu lesen, hängen sie auf oder nehmen sie mit in die Ferien. Sie wurden sogar schon wie ein Orakel benützt. In einer schwierigen Situation wurde ein Blatt gezogen, das dann aufzeigte, wie man sich in dieser Situation zu verhalten hatte. In letzter Zeit wurde ich immer wieder ermuntert, diese Blätter doch in Buchform herauszugeben. Ich tue dies in der Hoffnung, mehr Menschen die Hintergründe eines erfüllten Lebens bewußt zu machen, um so zu Glück und Lebensfreude des einzelnen einen kleinen Beitrag zu leisten.

Vor etwa fünfzehn Jahren habe ich selbst bei S. R. Yesudian, dem großen indischen Meister in Zürich, den ersten Yogaunterricht besucht. Ich hatte damals meinen Körper, meine Launen, den tagtäglichen Kram – eigentlich alles – ziemlich satt. Die Körperarbeit des Yoga ließ meinen Körper wieder beweglich werden; ich fühlte mich wieder wohl in meiner Haut, spürte eine neue Kraft. Asthma, Allergien und Rückenschmerzen verschwanden. Meine Lebensqualität und alles, was damit verbunden ist, verbesserte sich mit dem Überdenken der wöchentlichen Themen. Hier hörte ich zum Beispiel zum ersten Mal, daß der Wille eine Kraft ist, daß diese Kraft aufgebaut werden kann und daß man sich nicht schämen muß, wenn man willensschwach ist. Man schämt sich ja auch nicht, wenn man sich ein Bein bricht. Sehr bald merkte meine Umgebung, was Yoga mir brachte. Mein Mann, der selber kein Yoga übt, hat mich auf meinem Yogaweg voll unterstützt und ermuntert, denn er ist ein Nutznießer dieser Entwicklung.

Wie kam ich damals ausgerechnet auf Yoga? Ich arbeitete zu jener Zeit in der Alters-Fürsorge. Da lernte ich die verschiedensten Menschen kennen, Menschen, die vom Schicksal geprägt waren. Darunter waren einige wenige, die früher Yoga übten. Ihre Haltung dem Alter, ihren Gebrechen oder Krankheiten gegenüber ließen mich erstaunen. Diese Menschen faszinierten mich. Sie waren von besonderer Weisheit, im Herzen jung geblieben und machten das Beste aus ihrer gegenwärtigen Situation. Ich bewunderte ihre Haltung dem Leben und auch dem nahen Tode gegenüber. Diese Menschen zeigten mir, wie ich selber gerne im Alter sein möchte: heil an Körper, Geist und Seele, weise, gelassen und glücklich!

Mein großer Wunsch ist, daß auch Sie, liebe Leser/innen mit mir ein Stück weiter dem Glücklichsein entgegenschreiten. Es ist ein kleines Stück Weg, das wir gemeinsam gehen, und darum schreibe ich in der Wir-Form. Alles, was ich hier sage beziehungsweise schreibe, betrifft auch immer mich. Darum weiß ich auch, was diese Arbeit bewirkt und welche Erfahrungen damit verbunden sind. Die Welt hat Menschen, die glücklich sind, nötig – Menschen, die alles daran setzen, daß unsere Erde wieder heil und gesund wird.

Dieses Buch richtet sich sowohl an Anfänger als auch an Fortgeschrittene, die schon etwas Yoga-Erfahrung haben, regelmäßig einen Yogakurs besuchen oder im Urlaub den Aufbau der wichtigsten klassischen Asanas (Stellungen) und Karanas (Übungsfolgen) gelernt haben. Ein Anfänger, der exakt die allgemeinen Anweisungen befolgt und auf die Signale des Körpers genau achtet, kann sehr gut mit diesem Buch den Einstieg in den Yoga wagen. Auch ich habe fast ein Jahr nur nach Büchern geübt. Kein Buch kann einen guten Yogalehrer ersetzen. Aber ein gutes Yogabuch, richtig benutzt, ist besser als ein schlechter Yogalehrer. Bei Unklarheiten können die Bücher weiterhelfen, die im Literaturverzeichnis aufgeführt sind. Die Asanas und Karanas können in den verschiedensten Varianten geübt werden, so daß Yoga nie zur Routine oder gar langweilig wird. Allein an der Wirbelsäule sind über fünfhundert Muskeln befestigt! Je mehr Varianten wir üben, um so umfassender ist die Wirkung. Ich liebe die Abwechslung sehr. Keine Stellung ist deshalb im Buch mehr als zweimal aufgeführt. Spielen Sie mit den vielen Varianten, das macht Spaß!

Da heute sehr viele Menschen unter schwachem, verspanntem Rücken oder Rückenschmerzen leiden, erzähle ich kurz, wie ich selber meine Rückenschmerzen wieder los wurde. Viele KursteilnehmerInnen, die nach den gleichen Prinzipien üben, bestätigen meine Theorie. Damit möchte ich Ihnen Mut machen zu üben, auf Feinheiten zu achten und daran fest zu glauben, daß alles wieder gut wird. Mein Rücken war und ist mein bester Lehrmeister und Lebensberater; ich liebe ihn dafür und danke ihm.

Daß ich heute frei bin von Asthma, Allergien, Gelenk- und Rückenschmerzen verdanke ich sicher zum Teil der täglichen Körperarbeit – aber nicht nur, geholfen hat mir meine neue Lebenseinstellung. Diese hat sich im Laufe der Monate und der Jahre ergeben als Resultat der angewandten Wochenthemen. Darum habe ich es unterlassen, auf spezielle Wirkungen einzelner Übungen einzugehen, da doch unsere Lebenseinstellung schließlich das A und O ist für Gesundheit, Freude und ein glückliches Leben.

Stellen Sie an den Yoga keine zu großen Erwartungen; die würden in Ihnen Spannungen erzeugen, die hinderlich sind. Probieren Sie einfach alles spielerisch aus. Etwas passiert immer, und ich wundere mich jedesmal, mit wieviel Humor die resultierenden Begebenheiten gewürzt sind. Lassen Sie sich überraschen!

Nun wünsche ich Ihnen schlicht und einfach viel Freude und viel Spaß mit diesem Buch und in Ihrem täglichen Üben.

Ihre *Gertrud Hirschi*

Das Leben meistert man lächelnd oder überhaupt nicht.

aus China

Dank Yoga ohne Rückenschmerzen

Meine Erfahrungen, die ich mit meinem Rücken machte, sollen zeigen, wie wir uns selber helfen können, wenn wir den Versuch wagen, wenn wir uns Zeit nehmen, auf die Weisheit des Körpers zu hören, ihr vertrauen und sie als unsere Lehrmeisterin betrachten.

Es begann vor etwa fünfzehn Jahren. Rückenschmerzen plagten mich, ob ich nun stand, saß, ging oder zu lange auf dem Rücken oder auf dem Bauch lag. Man riet mir zur Therapie und sogar zur Operation. Das Röntgenbild zeigte es genau: Abnützungen und eine Verkrümmung im unteren Rücken infolge eines Sturzes vom Pferd. Ich handelte mir vor der Entscheidung Bedenkzeit aus. Einige Wochen zuvor war ich mit dem »allgepriesenen« Yoga in Kontakt gekommen. Als typische Self-made-woman, die ich nun mal bin, wollte ich selber etwas ausprobieren. Jeden Morgen setzte ich mich auf die Matte, egal wie stark die Schmerzen waren. Die ersten Übungen, die ich machte, sahen nicht direkt nach Yogastellungen aus. Aber viel wichtiger: ich bewegte mich ganz langsam und beobachtete genau, was dabei in mir geschah. Was tat weh, was linderte den Schmerz? Nach dem Üben analysierte ich die Nachwirkungen. Ich untersuchte die Übungsfolgen dauernd, schied aus, was nichts brachte und vertiefte und verbesserte die Stellungen, die mir wohl taten. Schon nach einigen Tagen bemerkte ich eine deutliche Besserung. Ich wurde immer phantasievoller und konnte auch schon bald die bekannten Yogastellungen ausführen, allerdings auf meine Art. Einer versierten Yogalehrerin habe ich dann meine Entdeckungen vorgeführt. Sie meinte lächelnd: »Was du machst, tut dir sicher gut, aber Yoga ist es nicht.« Als ich später beim BDY (Berufsverband deutscher Yogalehrer) ein Seminar von Boris Tatzky besuchte, begegnete ich dort zum Teil »meinen« Yoga-Übungen wieder, die als vorbereitende Übungen für die Asanas bezeichnet wurden. Eine weitere Vertiefung meiner Arbeit erfuhr ich letztes Jahr in den Kursen der »Rückenschule«. All diese Erkenntnisse sind Grundpfeiler meiner Körperarbeit. Dies nur nebenbei.

Nach einigen Wochen war ich schmerzfrei und ich bin es bis heute geblieben, aber nur, wenn ich regelmäßig Yoga übe. Etwa siebzig Prozent meiner YogaschülerInnen kennen die Probleme des schmerzenden Rückens und leben dank Yoga heute fast oder ganz schmerzfrei. So kann Yoga ganz nebenbei zur Therapie werden.

Mit diesem Bericht möchte ich Ihnen auf keinen Fall abraten, zum Arzt zu gehen, wenn der Rücken oder Nacken schmerzt. Aber ein verspannter oder schwacher Rücken, Abnützungen, Hohlkreuz oder leicht verschobene Wirbel müssen nicht unbedingt Schmerzen verursachen. Sonst hätten sicher neunzig Prozent aller Erwachsenen Rückenschmerzen. Wenn Sie nach den Anweisungen im Kapitel »So üben Sie

richtig« Yoga üben, können Sie, wie ich und viele meiner YogaschülerInnen, schmerzfrei leben. In einem der
Rückenschul-Kurse, die heute in vielen Städten durch-
geführt werden, könnten Sie zusätzlich noch etwas
über das richtige Sitzen, Stehen, Gehen und so weiter
lernen.

Wähle die Fülle, das Glücksempfinden,
das Lachen, die Freude, die Liebe.
Wähle das, was Du erfahren willst.
Alles ist da und wartet auf Dich.

Farida Wolf

Ein neues Leben durch Yoga

Es war morgens um sechs Uhr. Christian und ich schlenderten dem Meeresstrand entlang. Christian wollte die Krebse beobachten und fotografieren, und ich wollte einfach den Sonnenaufgang genießen. So setzte ich mich auf einen mordenden Baumast. Unter meinen Füßen spürte ich den weichen Sand, worüber immer wieder neue Meereswellen spülten. Ich ließ mein Gesicht von einer leichten Brise liebkosen und mein Haar vom Wind zerzausen. Vor mir sah ich das Meer, das sich mit der Unendlichkeit des Horizonts verband; über mir die riesigen Wolkengebilde und dahinter das Licht der aufgehenden Sonne. Sand, Wasser, Wolken und die Sonne – dahinter die Unendlichkeit! Es war grandios! Ich fühlte mich mit dem ganzen All verbunden, und ein unbeschreibliches Glücksgefühl stieg in mir auf. Ich konnte nicht anders, ich mußte die Arme ausbreiten und hätte am liebsten die ganze Schöpfung und ihren Schöpfer in meine Arme geschlossen und an mein Herz gedrückt. Meine kleine Menschenseele fühlte sich eins mit der großen Weltenseele. Dieses Glücks-Gefühl war einfach wunderbar. Ich fühlte mich mit dem Universum all-ein.

Das Wort »Yoga« bedeutet genau das, was ich erlebte, das Einssein der menschlichen Seele mit dem Geist des Universums. Das Ziel des Yoga ist die Verbundenheit der menschlichen Seele mit der Weltenseele, Gott, Brahman, egal welchen Namen wir wählen. Yoga zeigt aber auch den Weg zu diesem Ziel. Je mehr der Mensch an sich arbeitet und negative Gedanken und Gefühle verarbeitet und losläßt und sich in seinem Körper wohlfühlt, mit den kosmischen Gesetzen in Einklang lebt und sich immer wieder den göttlichen Kräften zuwendet, um so öfters stellen sich diese Glücksmomente ein, die sich auch zeitlich immer weiter ausdehnen. Dafür braucht man nicht mehr an das Meer zu fahren. Das wahre Glück ist nicht gebunden an die äußeren Bedingungen, wenn die inneren Bedingungen dazu geschaffen werden.

Wir selber, jeder Mitmensch, jedes Tier, jede Pflanze, die Erde, das Wasser, die Luft und die Sonne, das ganze Weltall – sind der Ausdruck göttlicher Kräfte. Nur wenn wir der Welt mit Respekt, mit Wohlwollen, ja sogar in Liebe begegnen, dann sind wir auch Gott, dem Schöpfer nah. Dann sind wir unsagbar glücklich, und das ist das Ziel des Yoga. Die Liebe schafft die Verbindung – und die Liebe fällt uns dann am leichtesten, wenn wir glücklich sind. Ist es nicht eine wunderschöne Sache, alles zu versuchen, um uns und jeden, der uns begegnet glücklich zu machen? Jede Stunde, jeder Tag, jede Woche, jedes Jahr kann uns ein Stücklein weiter dem Ziel entgegenbringen. Gönnen wir uns das doch!

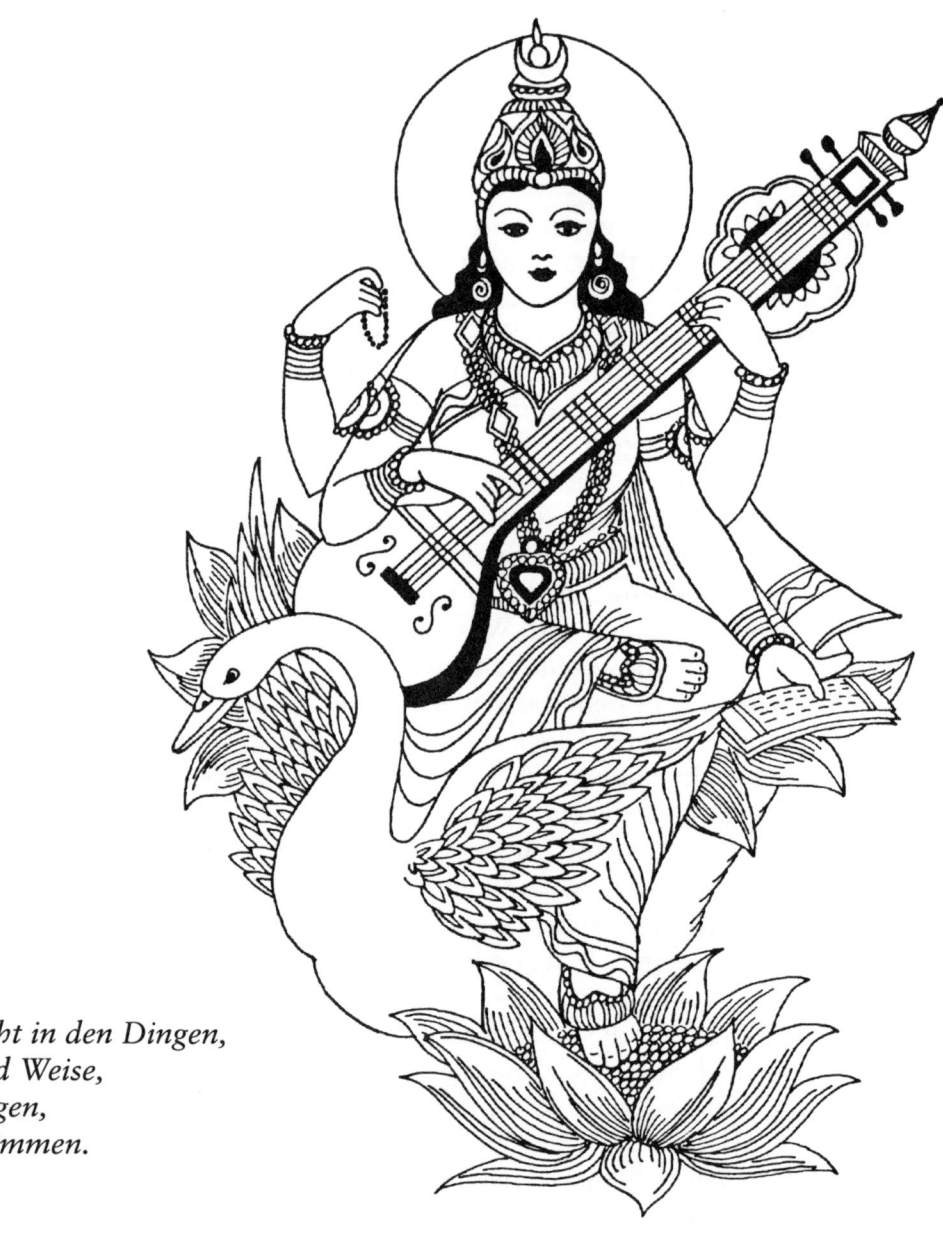

Es liegt das Glück nicht in den Dingen,
sondern in der Art und Weise,
wie sie zu unseren Augen,
zu unserem Herzen stimmen.

Jeremias Gotthelf

Was ist Yoga?

Darüber wurde schon viel geschrieben, ich fasse mich deshalb kurz. Der Ursprung des Yoga liegt im Osten, hat sich aber den Bedürfnissen und Fähigkeiten des Menschen im Westen angepaßt. Es gibt verschiedene Yoga-Richtungen. Für uns sind die folgenden wichtig:

Hatha-Yoga
ist ein Übungssystem (Körperstellungen und Bewegungsfolgen), das Körper, Geist und Seele gesund und jung erhält. Es kann von gesunden Menschen jeden Alters praktiziert werden.

Raja-Yoga
ist eine Philosophie, eine Lebenseinstellung und Lebensschule. Durch das Erlernen der Beherrschung und Ruhigstellung der Gedanken ziehen Ruhe und Frieden in unseren Geist.

Karma-Yoga
ist bewußtes Tun im Alltag. Jede Aufgabe, jede Arbeit und jede Pflicht bekommt dadurch einen anderen Stellenwert und einen neuen Sinn.

Bhakti-Yoga
ist der Yoga der Liebe, des Wohlwollens und des Dienstes am andern. Alles, was wir bedingungslos für unseren Nächsten tun, kommt auf uns selbst zurück.

Jnana-Yoga
basiert auf der Erkenntnis und dem Wissen. Die Gesetze der Natur und des Lebens sucht man zu ergründen und zu verstehen. Nichts wird blindlings geglaubt.

All diese Richtungen werden wir während der nächsten Wochen noch besser kennenlernen, denn sie sind die Wegweiser auf dem Weg zum Glück.

Dreifach ist des Raumes Maß:
Rastlos fort ohn' Unterlaß
strebt die Länge; fort ins Weite
endlos gießet sich die Breite;
grundlos senkt die Tiefe sich.

Dir ein Bild sind sie gegeben:
rastlos vorwärts mußt du streben,
nie ermüdet stille stehn,
willst du die Vollendung sehn;
mußt ins Breite dich entfalten,
soll sich dir die Welt gestalten;
in die Tiefe mußt du steigen,
soll sich dir das Wesen zeigen.

Nur Beharrung führt zum Ziel,
nur die Fülle führt zur Klarheit,
und im Abgrund wohnt die Wahrheit.

Friedrich Schiller

Das Glück in uns

Willst du immer weiter schweifen?
Sieh, das Gute liegt so nah.
Lerne nur das Glück ergreifen,
denn das Glück ist immer da.

Goethe

Schon seit Jahrhunderten lehren die Weisen, Dichter und Lebenskünstler aus allen Kulturen, wie, wo und wann man glücklich sein kann, was glücklich macht und was nicht. Das wahre Glück finde man in sich selbst. Diese Aussagen stachelten natürlich meinen Widerspruchsgeist an. Einerseits wurden diese Behauptungen fast ausschließlich von Männern gemacht (Glück – ein Vorrecht der Männer?); und andererseits waren diese Männer oft sehr wohlhabend und konnten sich Reichtum, Ruhm und schöne Frauen kaufen; oder sie waren so mausarm und vielleicht etwas einfältig, daß sie gar nicht wußten, wie unglücklich sie waren.

Auch heute gibt es noch viele glückliche, ja sogar sehr glückliche Menschen. Leider werden diese gerne übersehen, denn sie machen kein großes Aufheben aus ihrem Glück. Während der acht Jahre, die ich in der Alters-Fürsorge arbeitete, habe ich viele unglückliche, aber auch viele glückliche Menschen getroffen. Da ich damals selber recht unglücklich war, stellte ich mir

immer wieder die Frage: Warum ist man glücklich und warum ist man es nicht? Die äußeren Umstände sind gar nicht so wichtig; das machten mir meine Beobachtungen sehr bald klar. Da bin ich fassungslos am Bett einer Todkranken gesessen – sie war glücklich und sah dem Tod gelassen und heiter entgegen. Oder eine dreiundachtzigjährige, gesunde, hübsche, reiche Frau machte einen Selbstmordversuch, weil sie nicht mehr jeden Tag ins Kaffeehaus pilgern konnte. In der Yoga-Philosophie fand ich die Antwort, wo das Glück tatsächlich zu finden ist und warum es so ist.

Yoga lehrt, daß das wahre Glück des Menschen nur in ihm selber ist; und das zu finden ist eben die Kunst. Yoga zeigt konkret das Vorgehen auf, wie das innewohnende Glück zu finden ist. Auf diese Lehre möchte ich etwas näher eingehen, da sie für unsere Arbeit von größter Wichtigkeit ist und praktisch das Fundament für mein Buch bildet.

Wer aber auf das Glücklichsein verzichtet,
erfüllt sein Dasein nicht,.
denn jeder ist – der Anlage nach –
eine neue Variante des Glücks.

Ludwig Marcuse

Die fünf Energiehüllen des Menschen

Yoga lehrt, daß der Mensch von fünf Energiehüllen umgeben und durchdrungen ist. Diese dürfen wir uns nicht räumlich vorstellen. Ich könnte auch von Energieebenen, -feldern, -tiefen oder -frequenzen sprechen. Die Homöopathie beispielsweise verdünnt Medikamente dreißigfach und mehr. Diese wirken in einer bestimmten Tiefe. Andere wiederum sind fünfhundertfach verdünnt und wirken auf einer anderen Ebene.

Die erste Hülle *(annamaya-kosa)* umfaßt das Energiefeld, das dem *physischen Körper* entspricht. Auch der Körper ist ja schlußendlich Energie, eine Energie, deren Schwingungsgrad in einer Frequenz schwingt, die wir als fest empfinden. Denken Sie dabei an ein Fahrrad, bei dem, je nachdem wie schnell es gedreht wird, die Speichen verschwinden oder als Scheibe wahrgenommen werden.

Die zweite Hülle *(pranamaya-kosa)* entspricht der *Kraft*, die die Energiefelder in Schwung hält. Diese Hülle ist die Kraft des Lebens an sich. Keine Zelle kann arbeiten und sich teilen, kein Atemimpuls und Herzschlag vor sich geben ohne diese Kraft. Sie bestimmt Lebensanfang und Lebensende des Menschen.

Mit der dritten Hülle *(manomaya-kosa)* ist die Energie gemeint, die *Gedanken und Gefühle* erzeugt, oder umgekehrt: Gedanken und Gefühle erzeugen diese Energie. Dies wurde durch Telepathie-Experimente bewiesen.

Die vierte Hülle *(vijnanamaya-kosa)* bezieht sich auf die sogenannte *Höhere Intelligenz – intuitives Wissen – innere Weisheit.* Hier ist auch das unerschöpfliche Potential der Kreativität des Menschen verborgen. Es lohnt sich, über die drei Benennungen etwas länger nachzudenken.

Die fünfte Hülle *(anandamaya-kosa)* ist der Zustand der tiefsten Freude, der *Glückseligkeit.* Hier ahnen Sie vielleicht, auf was ich hinaus will.

In, unter, hinter oder über diesen fünf Hüllen ist *Atman* verborgen. Atman ist auch nur ein Name. Die Christen würden es als Christus-Bewußtsein oder Inneres Licht bezeichnen.

Was bedeuten diese Hüllen für Yogaübende?

Egal, aus welchen Gründen wir Yoga begonnen haben und dann dabei geblieben sind – ganz unbewußt haben wir mit diesen Hüllen gearbeitet. Wir suchten körperliches Wohlbefinden, Verbesserung der Atmung, Entspannung, vermehrte Konzentration oder Gelassenheit. All dies hat etwas mit der Schwingung der Energiefelder zu tun.

Das Ziel des Yoga ist es, in das Innerste dieser Hüllen vorzudringen, diese Hüllen durchlässiger zu machen, so daß das »innere Licht«, oder wie wir es sonst benennen wollen, durch uns scheinen kann – durch uns zum Ausdruck kommt. Mit Yoga bringen wir diese Energiefelder in eine andere Schwingung, und sie werden durchlässig. Es lohnt sich auf alle Fälle, bis zur Hülle der Glückseligkeit zu gelangen. Ein gesunder Körper, Vitalität, klare Gedanken, ein frohes Gemüt, sind dazu natürlich die besten Voraussetzungen. Gegen eine gute »Ausstrahlung« hat auch niemand etwas einzuwenden.

Wie werden diese Hüllen durchlässig?

Ich beginne wieder mit der ersten Hülle, die dem Energiefeld des physischen Körpers entspricht. Jede Bewegungsfolge und jede Körperhaltung des Hatha-Yoga macht den Körper durchlässiger und mit ihm sein Energiefeld. Jede Dehnung und jede rhythmische Bewegung wirkt auch reinigend.

Die zweite Hülle beeinflussen wir, indem wir die Atmungsqualität verbessern. Wir vergrößern mit der Körperarbeit die Atemräume und verbessern die Atmungsqualität. Je voller, regelmäßiger und langsamer die Atmung, um so besser die Schwingung dieser Energiefrequenz.

Nun die dritte und vierte Hülle. Wie bringen wir diese in eine »höhere Schwingung«? Sicher haben Sie schon gemerkt, wie Sorgen niederdrücken können und Ängste lähmen. Das Nachsinnen über Sorgen, alten Groll und Schuldgefühle wirkt lähmend. Mit Yoga üben wir die Gedankenkontrolle, und damit können wir auch die Gefühle beeinflussen. Wir werden uns laufend der negativen Gedanken und Gefühle bewußt, wir verarbeiten sie oder lenken die Gedanken wieder auf Dinge, die beflügeln und Freude machen.

Je durchlässiger die vier ersten Hüllen sind (je höher ihr Schwingungsgrad), desto durchscheinender wird die fünfte Hülle, die Hülle der Glückseligkeit. So werden wir vom »Glück in uns« durchdrungen. Besser ausgedrückt: wir haben alle Voraussetzungen geschaffen, daß das Licht in uns zum Vorschein kommen, uns und unser Leben erhellen kann und somit auch zu einem Licht für unsere Welt wird.

Ich lebe mein Leben in wachsenden Ringen,
die sich über die Dinge ziehn.
Den letzten werd' ich
vielleicht nicht vollbringen,
aber versuchen will ich ihn.
...

R. M. Rilke

Wie wird dieses Buch benutzt?

Die Wochenthemen

Dieses Buch ist ein Begleiter durch die zweiundfünfzig Wochen des Jahres. Es ist aber nicht so aufgebaut, daß Sie damit im Januar beginnen müssen. Sie können zu jeder beliebigen Jahreszeit anfangen. Sie können das Buch auch einfach durchblättern und nur die Themen üben, die Sie im Augenblick ansprechen und Ihnen weiterhelfen. Zur Abwechslung nehmen Sie sich vielleicht einmal ein Thema vor, das Ihnen gar nicht liegt. Erinnern Sie sich an das treffende Sprichwort: »Der Teufel lacht da am meisten, wo er nicht gesehen wird.«

Erwarten Sie nicht, daß Ihnen die Wochenthemen neues Wissen vermitteln. Das ist nicht ihr Sinn und Zweck. Wir wissen alles, aber wir leben nicht danach. Das macht uns oft so unglücklich. Wir wollen jetzt nicht das Leben auf einen Schlag umkrempeln, sondern ganz allmählich da und dort neue An- und Einsichten aufkommen lassen, einige nutzlose Gewohnheiten loslassen und Positives und Glückbringendes zulassen.

Zu wissen, wie man etwas macht,
ist nicht schwer.
Schwer ist nur, es zu machen.

aus China

Wozu die Meditation?

Es gibt die verschiedensten Meditationstechniken, die für die verschiedensten Zwecke eingesetzt werden. Die Literatur darüber ist sehr ausgiebig. In unserer Arbeit setzen wir die Meditation in erster Linie ein, um das Unter- und Überbewußtsein für unsere Projekte und Ziele einzuspannen. Was verstehe ich unter dem Unter- und Überbewußtsein?

Das *Unterbewußtsein* kann mit einer Tonbildkassette verglichen werden. Alle Erfahrungen der Vergangenheit sind dem Band eingeprägt wie eine Tonbildschau. Das Unterbewußtsein setzt nun alles daran, die Gegenwart und die Zukunft nach dem vorgegebenen Film zu gestalten. Mit dem Visualisieren während der Meditation oder mit den Affirmationen können wir diesen Film so umgestalten, daß er uns Freude bringt. Das Umprogrammieren innerer Bilder, nach denen sich unser Leben richtet und die unser Schicksal schließlich gestalten, braucht seine Zeit, viel Geduld und Entschlossenheit. Ich kann Ihnen aber versichern, daß jede Meditation, und dauert sie auch nur einige Minuten, ihren Wert hat und von Nutzen ist. Widerstände und Rückschläge bleiben nicht aus, sondern bilden die Tore, die es aufzustoßen gilt in die neue Welt des Glücks.

Achten Sie immer auf die Bilder der Umwelt, die auf Sie ihre Wirkung haben. Es ist wichtig, daß Sie wählerisch sind, mit welchen Informationen und Bilder Sie sich von den Medien jeden Tag und jede Stunde berieseln lassen.

Das *Überbewußtsein* kann man als Überselbst, innere Weisheit, Intuition, Christus-Bewußtsein, heilende Kraft, innerer Helfer, Schutzengel, Gottesfunke und so weiter bezeichnen. Diese Kraft ist nicht nur interessiert, daß wir in dieser Welt existieren und vegetieren, sondern daß wir gesund und glücklich sind und den Sinn des Lebens erfüllen. Diese Kraft ist immer bereit, uns zu helfen. Jede Herausforderung, die an uns gestellt wird oder die wir uns selber stellen, dient dem inneren Wachstum. Das Überselbst ist nur allzugern bereit, uns dabei zu helfen und zu unterstützen. In der Meditation nehmen wir mit dieser Kraft Kontakt auf. Wir bitten um Beistand, fragen um Rat oder werden still, um die innere Stimme zu vernehmen.

Und schließlich ist die Meditation ein Lob und Dank an Gott oder ein stilles Zusammensein mit Gott.

Glück ist das Gegenteil von Verlassensein, nämlich tiefstes Erfülltsein.

Günter Weisenborn

Wie wird meditiert?

Meditieren können Sie immer und überall, nur kurz (5–10 Minuten) oder auch länger (20–45 Minuten). Sie können meditieren in der Straßenbahn, im Bett, in der Badewanne, wenn Sie Ihr Kind auf den Armen wiegen, wenn Sie Musik hören oder selber musizieren, wenn Sie Bilder betrachten oder selber malen und gestalten. Jede Art von Naturbetrachtung kann zur Meditation werden. Auf meinem Schreibtisch steht immer eine Blume, und ich sehe darin ein Wunder Gottes, einen Ausdruck dieser geheimnisvollen, unbegreiflichen, gewaltigen Kraft, die auch in mir und in meinem Leben wirkt. Ich lasse mich von dieser Schönheit und Vollkommenheit gefangen nehmen. Oder mein Kater setzt sich auf mein Manuskript und versucht, mit mir zu schmusen. Dann werde ich immer ganz ehrfürchtig und denke: Gott, Du bist wunderbar; so ein herrliches Geschöpf hast Du geschaffen, so ein kleines Herz, in dem eine so große Liebe wohnt. Da kann ich nur still werden und staunen. Wenn Sie sich in den Anblick eines Objekts oder in eine Tätigkeit versenken, dann meditieren Sie.

Haben Sie etwas mehr Zeit für eine Meditation, dann setzen Sie sich am besten einen Augenblick hin und achten darauf, daß Sie die nächsten Minuten nicht gestört werden. Sie lesen den Meditations-Text langsam durch. Sie achten auf eine aufrechte, entspannte Sitzhaltung und beobachten eine kurze Weile den Atem im Beckenraum. Mit den nächsten Atemzügen »erden« Sie sich, das heißt, Sie erspüren den Kontakt zum Boden. Sie stellen sich vor, aus Becken und Beinen würden Wurzeln tief in die Erde wachsen. Mit jeder Ausatmung lassen Sie nun aus Körper, Geist und Seele Spannungen, Schwächen, Schwere, vielleicht sogar Schmerzen zur Erde sinken. Lassen Sie innere Freiheit zu.

Nun lassen Sie vor ihrem inneren Auge die entsprechenden Bilder entstehen. Die Beschreibung der Bilder habe ich bewußt kurz gehalten; sie sollen Ihnen lediglich den Einstieg ermöglichen. Vielleicht steigen statt dessen ungewollte Bilder und Dialoge aus dem Unterbewußten auf. Manchmal ist es besser, wenn man diese zuläßt (rausläßt). Dies kann einen reinigenden und heilenden Effekt haben; oder aber, es ist besser, an den gestellten Bildern festzuhalten, um bewußt ein positives statt negatives Programm in das Unterbewußtsein zu setzen.

Lassen Sie auch immer wieder die Stille zu. Sie beobachten einfach Ihre Atmung. So können Sie den Kontakt herstellen mit Ihrem Überbewußtsein. Die Stille zu wahren, und sei dies auch nur einige Sekunden, ist wohl das schwerste an der Meditation. In der Stille kann sich uns all das offenbaren, was wir brauchen für ein glückliches Leben – gute Ideen, Kreativität, Kraft, Gelassenheit, Abenteuerlust und jede andere erwünschte Charaktereigenschaft, Lösung von Problemen, die Freude an den kleinsten Dingen oder Ruhe, Zufriedenheit und inneren Frieden. Machen Sie sich auf alles gefaßt.

Nur in der Stille erschließt sich uns die Tiefe und Harmonie des Lebens.

Robert Gehrke

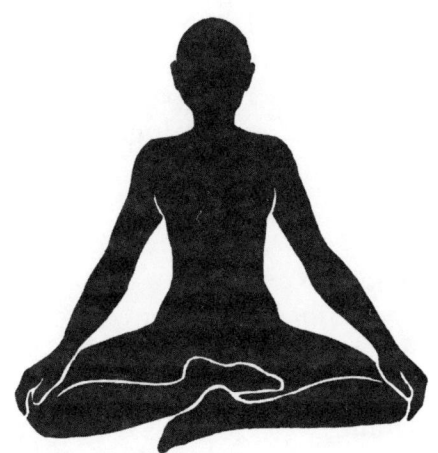

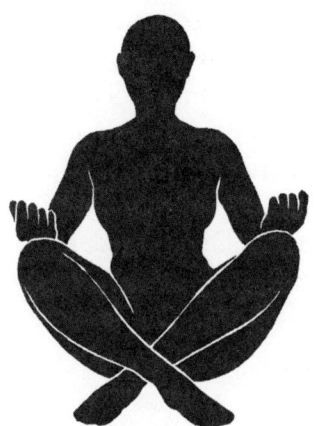

Die Übungsfolgen

Jede Woche enthält ein vollständiges Yogaprogramm: Umkehrhaltung, Beuge nach vorn, Beuge nach hinten, Seitenbeuge, Drehung und oft auch eine Gleichgewichtshaltung oder eine dynamische Übung. Um das Blatt übersichtlich zu halten, habe ich bewußt auf nähere Erklärungen verzichtet. Es ist daher wichtig, daß Sie vorher das Kapitel: »So üben Sie richtig« genau durchlesen und sich damit auseinandersetzen.

Die Körperstellungen werden nicht speziell vorbereitet; das bedeutet, daß Sie diese Übungsfolgen immer mit aufgewärmtem Körper angehen sollten. Wie schon erwähnt, habe ich selber einen sehr sensiblen Rücken. Der Sonnengruß, der oft als Vorbereitung zum Aufwärmen angepriesen wird, kann mir Rückenschmerzen verursachen. Ich habe drei verschiedene Aufwärmprogramme zusammengestellt, die alle Gelenke und Muskeln ansprechen; und sie bereiten auch einen schwachen Rücken gut vor. Sie dauern bloß einige Minuten. Das erste eignet sich gut für den Morgen, um den Tag frisch und voller Elan beginnen zu können. Das zweite können Sie üben, wenn Sie sich sehr müde und schlapp fühlen oder Rückenschmerzen verspüren. Das dritte wirkt beruhigend und löst inneres Angespanntsein.

Auch eine warme Dusche oder ein Bad tun immer gut. So sind Sie jederzeit für die Yoga-Körperarbeit gut vorbereitet.

Die Leitsätze zu den Körperhaltungen

Auf den Praxisblättern habe ich unter die Übungen sogenannte Leitsätze geschrieben (»Ich bin ...«). Manchmal passen sie zum Wochenthema, manchmal passen sie besonders zur betreffenden Übung. Was sollen diese Leitsätze überhaupt? Einerseits sind sie eine Hilfe, um konzentriert bei der Sache zu sein, und andererseits sollen sie Ihrer Körperarbeit die Richtung angeben. Jede Haltung oder Bewegung drückt einen Aspekt unserer Seele aus. Diese Aspekte sind kollektiv und/oder individuell geprägt. So kann zum Beispiel das gerollte Blatt im positiven Sinn Demut ausdrükken, im negativen Sinn aber Kriechertum und Unterwürfigkeit. Eindrücke, die wie Reliefs in unser Unbewußtes geprägt sind, können zum Ausdruck kommen und verlieren dadurch ihre Intensität. Haltungen, die uns besonders unangenehm sind, sollten wir genau unter die Lupe nehmen; sie haben interessante Botschaften für uns bereit. *Wir sollten uns immer im klaren sein, wozu wir Yoga üben – wir sollten das Ziel bestimmen.*

Für die Leitsätze habe ich die Ich-Form gewählt, denn sie sollen uns direkt ansprechen, um so auf unser Unterbewußtsein zu wirken. Oft habe ich bei den Rückbeugen das Offensein für die höheren Kräfte und bei den Vorbeugen die Dankbarkeit angesprochen. Wie oft vergessen wir im Leben das Wichtigste, das Gottvertrauen! Es wird uns in jeder Situation geholfen, wenn wir dafür bereit sind. Das weiß ich aus Erfahrung. Auch die Dankbarkeit für den unermeßlichen Reichtum und die Ehrfurcht der Schöpfung gegenüber bringen uns dem Schöpfer näher.

Sie dürfen oder sollten sogar jeden Leitsatz hinterfragen. Welche seelischen Bilder löst er aus und welche körperlichen Empfindungen? Verändern sich etwa die Atmung, der Herzschlag oder andere Funktionen? Werden Sie unruhig oder können Sie sich dabei entspannen? Sie können auch nur ein Wort aus dem Satz wählen und dieses auf sich wirken lassen.

Vielleicht sind Ihnen einige Leitsätze lästig, unangenehm, oder Sie werden sogar aggressiv? Widerstände sind oft das Tor zu neuer Erkenntnis. Darum heißen Sie sie ruhig willkommen und versuchen Sie, sie zu ergründen.

Die Leitsätze können Sie auch als Affirmationen benützen. Dann sprechen Sie sie ganz langsam und im Rhythmus des Atems. Tun Sie dies nur, wenn Ihnen die Übung vertraut ist, und achten Sie besonders darauf, daß die Qualität der Körperarbeit erhalten bleibt. Die Leitsätze sind ein reichhaltiges Angebot. Wählen Sie aus; weniger kann mehr sein.

*Das Glück muß entlang
dem Wege gefunden werden,
nicht am Ende der Straße.*

David Dunn

So üben Sie richtig

Wenn Sie die vorgezeigte Figur betrachten, überlegen Sie sich in aller Ruhe: Wie komme ich in diese Haltung? Schon während der Betrachtung wird sich Ihr Körper auf das, was auf ihn zukommt, einstellen. Gedanken wie »das schaffe ich nicht« schieben Sie energisch zur Seite. Vielleicht gelingt Ihnen eine Haltung nicht so gut, wie es die Figur darstellt. Sie machen es einfach so gut, wie es Ihnen zum jetzigen Zeitpunkt geht. Schon in einigen Monaten geht alles viel besser.

Das Üben einer Körperhaltung (Asana) erfolgt in vier Phasen:

1. Einnehmen
2. Verharren
3. Auflösen
4. Nachspüren

---

1. Einnehmen des Asanas

Sie begeben sich mit langsamen und bewußten Bewegungen in die Stellung. Diese langsamen, bewußt ausgeführten Bewegungen haben auf den Körper eine beruhigende und regenerierende Wirkung. Nun kontrollieren Sie nochmals die Haltung des Beckens, des unteren, mittleren und oberen Rückens, des Nackens und des Kopfes, der Beine und der Arme. Jede unnötige Spannung lassen Sie los.

2. Verharren im Asana

Lenken Sie nun Ihre Aufmerksamkeit in die Körperstellen, die Sie besonder spüren, dorthin, wo eine Dehnung stattfindet oder etwas zusammengepreßt wird. Oder versenken Sie sich einfach in den Atemrhythmus und versuchen, die Gedanken gesammelt zu halten. Den Atem können Sie entweder in einer Dehnung spüren oder in Ihrer unteren (Becken) oder oberen (Brust) Mitte. In dieser Stille bleiben Sie zehn bis sechzig Atemzüge oder sogar drei bis zehn Minuten lang. Bei einigen Asanas erfolgt eine natürliche Dehnung in bestimmten Körperteilen durch das eigene Körpergewicht, bei anderen können Sie die Dehnung auch willentlich verstärken. Die Pfeile neben gewissen Figuren geben diese aktive Dehnung an. Die Pfeile zeigen auch die Richtung einer Beuge an. Oft merkt man, daß nach einigen Atemzügen die Beuge oder die Drehung noch etwas verstärkt werden kann. Gehen Sie bitte sehr behutsam mit Ihrem Körper um. Sollten während des Verharrens im Asana ein Unbehagen oder sogar Schmerzen auftreten, dann ist das ein Signal, sofort zurückzugehen.

3. Auflösen eines Asanas

Mit langsamen und bewußten Bewegungen lösen Sie nun die Stellung auf. Das Auflösen sollte so präzise erfolgen wie das Einnehmen; nur so bleibt die volle Wirkung des Asanas erhalten. Mit wenigen Bewegungen begeben Sie sich in die entsprechende Ruhehaltung (siehe Seite 32 und 33).

4. Nachspüren in der Ruhe-Haltung
Die Ruhe-Haltungen sind so wichtig, daß ich darüber einen Extra-Artikel geschrieben habe. (Lesen Sie ihn auf Seite 34.)

Im Yoga kennt man auch dynamische Übungen. Die sogenannten *Karanas* habe ich immer etwas genauer beschrieben, indem ich auf die Bewegung und den Atem hinweise. Das Einnehmen und Auflösen der Grundstellung eines Karanas erfolgt wie bei Asana. Statt daß Sie nun aber still und bewegungslos in der Stellung verharren, bewegen Sie sich im Rhythmus der Atmung, oder Sie kommen durch eine Bewegung aus der Grundstellung heraus und kommen wieder in die Grundstellung zurück. Die Bewegungen sind fließend und langsam. Wie oft Sie diese Bewegungen machen, hängt von Ihrer verfügbaren Zeit ab. Es kann viermal, sechsmal, zwölfmal oder noch öfter sein. Der Körper, im Gegensatz zum Verstand, liebt Wiederholungen sehr. Langsames, rhythmisches Bewegen ist wie Balsam für das Nervensystem.

Zu den Karanas gehören auch ganze *Bewegungsfolgen*. Sie sind kompletter und erfordern anfänglich einige Konzentration. Sie eignen sich also auch als Konzentrationstraining. Nach einiger Zeit, wenn sie vertraut sind, muß man sich davor hüten, in ein automatisches Üben zu verfallen. Auch hier sind die Bewegungen dem Atem angepaßt, der immer rhythmisch, langsam und fließend bleibt. In diesem Buch finden Sie solche Bewegungsfolgen nur in den Aufwärmprogrammen.

Viele Asanas und Karanas sind *asymmetrisch*. Es ist ausdrücklich darauf zu achten, daß diese auf jeder Seite gleich lang geübt, beziehungsweise gleich oft geübt werden. Dies erreichen Sie durch das Zählen der Atemzüge. Das Zeitgefühl kann sehr trügerisch sein; darauf sollte man sich nicht verlassen. Auf die eine Seite geübt ist die Stellung vielleicht unangenehmer als auf die andere; da kommt einem die Zeit länger vor und man geht zu früh zurück. Dabei sollte gerade diese Seite eher länger gehalten werden. So können Ungleichheiten im Körper ausgeglichen werden.

Das gleiche gilt natürlich auch für asymmetrische Vor- oder Rückbeugen, Gleichgewichtshaltungen und dergleichen. Genau genommen ist sogar der Meditationssitz nicht ganz symmetrisch. Wechseln Sie von Zeit zu Zeit die Haltung der Beine. Einmal sitzen Sie mit dem rechten Bein nah am Körper, dann wieder mit dem linken Bein.

»Rückengerechtes« Üben

Mit jedem Asana und Karana wird die Wirbelsäule mit all ihren Bandscheiben, Wirbelgelenken, Bändern und Muskeln angesprochen. Die Wirbelsäule kann durch eine gute Haltung und richtige Bewegung wohltuend, aufbauend und sogar therapeutisch beeinflußt werden, oder es kann ihr andererseits kurz- oder langfristig Schaden zugefügt werden. Die Beachtung der folgenden Hinweise garantiert ein »rückengerechtes« Üben. Sehen Sie diese Anweisungen nicht als etwas Kompliziertes, das Sie sich sowieso nicht merken könnten. Lassen Sie Ihren gesunden Menschenverstand zum Zug kommen. Es ist alles ganz einfach, logisch und natürlich. Beispielsweise leuchtet Ihnen sicher sofort ein, daß Sie sich mit einer krummen, zusammengesackten Wirbelsäule nicht noch stark drehen und beugen sollten. Also ...

> Bevor Sie eine Haltung einnehmen, achten Sie auf eine gute *Ausgangslage*. Ob Sie nun liegen, sitzen, knien oder stehen, achten Sie darauf, daß
>
> a) keine Hohlkreuz vorhanden und
> b) der Nacken lang ist.
>
> Indem Sie die Bauchdecke kräftig einziehen, gleichen Sie ein Hohlkreuz aus, und indem Sie das Kinn leicht anziehen, bekommen Sie den langen, leicht gedehnten Nacken.

Sie bringen also zuerst immer die Wirbelsäule in die natürliche, optimale Stellung, und erst dann beugen oder drehen Sie sich.

Im allgemeinen

- Kontrollieren Sie auch während des Übens immer wieder Ihre Nacken-Haltung. Der *lange Nacken* erzeugt eine leicht Dehnung durch die ganze Wirbelsäule, so daß dadurch die Bandscheiben nicht zu stark eingeklemmt werden.
- Achten Sie darauf, daß beide Sitzhöcker gleichmäßigen Bodenkontakt haben. Nur so liegen Ihre Wirbel optimal aufeinander (denken Sie an einen Turm aus Holzklötzen).
- Richten Sie Ihren Rücken immer wieder von neuem auf, indem Sie die Bauchdecke leicht anspannen, um den Lendenwirbelbereich auszugleichen, und

schieben Sie das Brustbein nach vorn, um einem Buckel vorzubeugen. Bleiben Sie trotzdem locker.
- In der Rückenlage heben Sie nie die gestreckten Beine, sondern Sie stellen zuerst die Füße auf den Boden, ziehen die Knie an die Brust und bringen nun die Beine in die gewünschte Position. So schonen Sie Ihren Lendenwirbelbereich.

Vorbeuge

- Lassen Sie sich nie ungestützt nach vorn hängen. Stützen Sie sich auf Händen, Armen oder Oberschenkeln auf.
- Aus dem Langsitz beugen Sie sich mit geradem Rücken nach vorn und kommen auch so wieder hoch. Nie einen Buckel machen!
- Wenn Sie sich im Stand nach vorn beugen, gehen Sie leicht in die Knie, lassen sich locker über die Oberschenkel hängen oder stützen sich mit den Händen auf. Um sich wieder aufzurichten, gehen Sie am besten zuerst in die Hocke und kommen dann mit Schwung hoch.

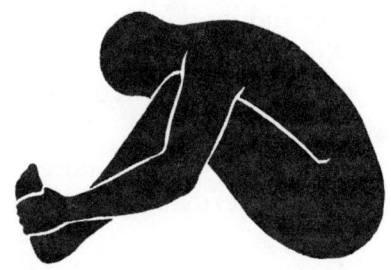

Rückbeuge

- Sie beugen sich, immer einatmend, nach hinten, ziehen dabei die Bauchdecke ein und spannen die Gesäßmuskeln an.
- Die Rückbeuge sollte nicht aus dem Lendenwirbelbereich, sondern aus dem Brustbereich erfolgen, das heißt, Sie schieben vorwiegend das Brustbein nach vorn und erzeugen dadurch die Rückbeuge.
- Den Kopf lassen Sie nie nach hinten hängen, das Kinn bleibt angezogen.
- Nach jeder Rückbeuge entspannen Sie sich in einer lockeren Vorbeuge.

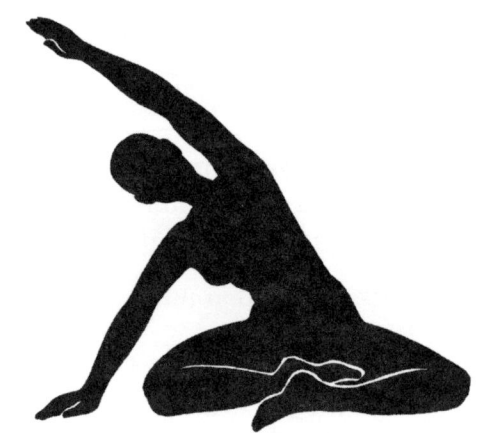

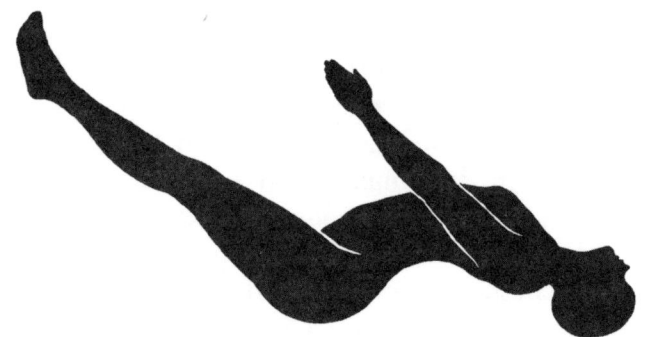

Seitenbeuge

- Zuerst dehnen Sie sich aus Ihrer Mitte nach oben und atmen ein. Sie halten den Atem an und beugen sich zur Seite. Ausatmend kommen Sie zurück zur Mitte. Bei längerem Verharren in der Stellung atmen Sie gleichmäßig.
- Achten Sie darauf, daß Kopf, Schultern oder Becken nicht nach vorn beziehungsweise nach hinten ausweichen.
- Zählen Sie die Atemzüge während der Beuge, damit Sie sicher sind, daß keine Seite zu kurz kommt.

Bei Drehungen

- Achten Sie darauf, daß die Wirbelsäule in der Haltung gut aufgerichtet ist und bleibt. Nun einatmend nach oben dehnen, Atem anhalten und drehen, ausatmen und die Aufrichtung halten. Mit jeder Einatmung von neuem nach oben dehnen und sich dabei aufrichten, im Atemverhalten drehen und ausatmend so bleiben.
- Zählen Sie die Atemzüge während der Drehung, damit Sie sicher sind, daß keine Seite zu kurz kommt.

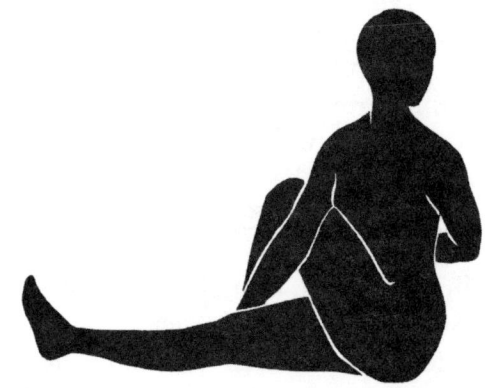

Bei Umkehrhaltungen

Die Umkehrhaltungen sind sehr unterschiedlich, so daß ich kein Einheitsrezept geben kann. Bei schwachem Rücken bleiben Sie nur kurz in den Kerzen-Varianten. Geben Sie möglichst viel Körpergewicht an die stützenden Hände ab. Achten Sie darauf, daß der Rücken so senkrecht wie möglich ist.

Gehen Sie auch sofort aus einer Haltung zurück, wenn Sie einen ungewohnten oder sogar unangenehmen Druck im Kopf verspüren.

Schultern nach hinten und nach unten senken. Nach dieser Korrektur stehen Sie richtig und können jede Spannung wieder lösen. Nun sind Sie bereit für jede Beuge, Drehung oder Gleichgewichtshaltung im Stand.

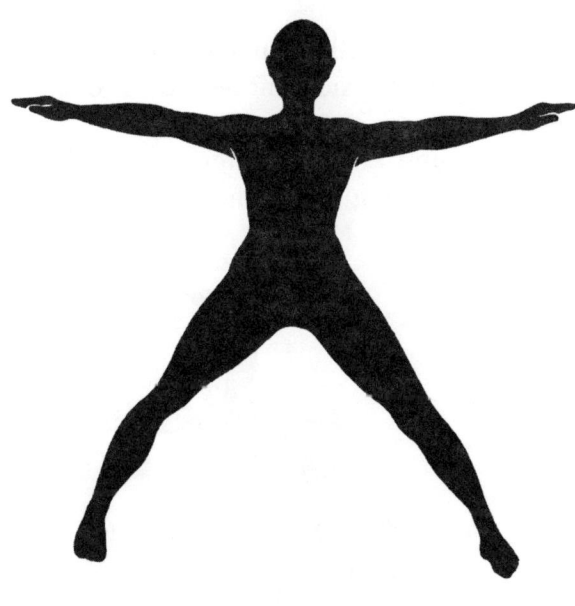

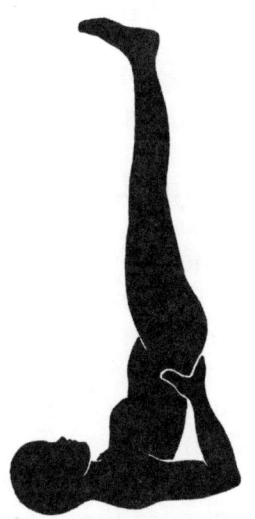

Standübung

– Die Füße stehen in der Ausgangsstellung handbreit parallel nebeneinander und zeigen nach vorn. Auch in der Grätsche zeigen die Füße immer nach vorn.
– Korrigieren Sie Ihre Haltung, indem Sie das Becken aufrichten (Bauchdecke einziehen und Gesäßmuskeln anspannen), den Nacken lang machen und die

Gleichgewichtshaltungen

– Verlagern Sie zuerst das Körpergewicht bewußt auf den Körperteil, auf dem Sie im Gleichgewicht stehen wollen.
– Lenken Sie nun das Bewußtsein und die Atmung in diesen Teil.
– Nun fixieren Sie den Blick auf einen Punkt in Augenhöhe, als wollten Sie sich mit dem Blick dort zusätzlich festhalten.
– Je langsamer und konzentrierter, eventuell in Etappen, Sie die Stellung einnehmen, um so besser gelingt sie.

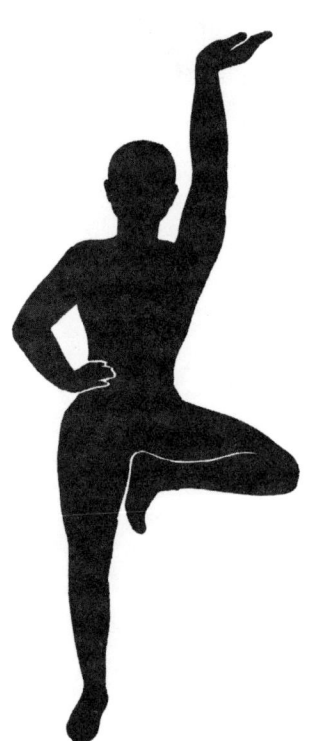

Aufmunternd würde ich jetzt am liebsten an Ihrer Seite sein. Ich würde versuchen, Sie zum Lachen zu bringen. Ich würde Sie loben für das, was Sie gut können und würde Sie um Geduld bitten – die Welt ist ja bekanntlich auch nicht an einem Tag erschaffen worden –, wenn etwas noch nicht so ganz klappt. Behandeln Sie bitte Ihren Körper nicht wie einen Wegwerfartikel, sondern wie eine kostbare Antiquität; nicht wie einen Rosthaufen, sondern wie ein brandneues Auto; bewegen Sie sich bitte nicht wie ein zähnefletschender Kobold, sondern wie eine strahlende Zauberfee.

Wie wird richtig geatmet?

1. Geatmet wird während des Übens ganz normal und immer durch die Nase.
2. Die Bewegungen der dynamischen Übungen sind dem Rhythmus des Atems angepaßt. Oder: während des Einnehmens einer Stellung, des Verharrens in der Stellung und wenn die Stellung wieder aufgelöst wird, ist der Atem immer ganz natürlich und normal. Wenn Sie jede einzelne Bewegung während einer Einatmung beziehungsweise Ausatmung ausführen, wird Ihre Körperarbeit zu einer Bewegungs-Meditation.
3. Wird der Brustraum durch eine Bewegung verkleinert, dann wird ausgeatmet, wird er durch eine Bewegung vergrößert, dann wird eingeatmet. Zum Beispiel: Ausatmend Beine anziehen, einatmend Beine wieder strecken, oder einatmend Arme heben, ausatmend Arme wieder senken.

Wie ist denn ein »normaler und natürlicher« Atem? Er ist 1. langsam, 2. regelmäßig, 3. fließend, 4. fein und 5. voll, das heißt, die unteren, mittleren und oberen Lungenteile sind voll am Atemgeschehen beteiligt.

Im Yoga wird ein Atemzug in seine vier Teile zerlegt: Einatmung, Fülle (gefüllte Lungen), Ausatmung, Leere (leere Lungen). Das Verlängern der Pausen nach der Einatmung und nach der Ausatmung wirkt sehr beruhigend, harmonisierend und kraftspendend. Je besser unsere Atemqualität ist und je größer unser Atemvolumen, um so mehr Lebenskraft steht uns zur Verfügung. Die Zelltätigkeit, der Kreislauf, unser Nerven- und Immunsystem, unsere Gehirntätigkeit: alle Körperfunktionen sind von der Atmung abhängig.

Interessanterweise beeinflußt jedes Gefühl, jeder Gedanke und jede Stimmung unsere Atmung. Andererseits können wir mit der Atmung auf unseren Geist und unser Gemüt einwirken.

Im Yoga kennt man auch eine ganz spezielle Atemtechnik, die sogenannten Pranayamas. In diesem Buch habe ich einige wenige einfache Varianten aufgeführt. Kompliziertere Arten sollten grundsätzlich bei einem Lehrer erlernt werden. Ich habe herausgefunden, daß die großen Yogameister sich in der Ausführung dieser geheimnisvollen, vielversprechenden Pranayamas nicht einig sind. Darum lehre ich auch in den Kursen nur die einfachen, deren wohltuende Wirkung ich selber erfahren habe.

Glückselig also ist ein Leben,
welches mit seiner Natur in Einklang steht.

Seneca

Die Sammlung vor und die Ruhepausen zwischen den Übungen

Es ist wichtig, daß Sie die Körperarbeit in einem gesammelten Zustand beginnen und daß Sie zuerst mental und emotional Abstand vom Alltag nehmen. Üben Sie im Alltagsstreß oder -frust oder vollgestopft mit negativen Gedanken und Gefühlen, kann das mehr schaden als nützen. Schon das Ausziehen der Schuhe und das Wechseln der Kleider kann Sie auf das Kommende vorbereiten, wenn Sie mit jedem Kleidungsstück, das Sie ablegen, auch etwas vom Alltag loslassen.

Nehmen Sie die erste Stellung so lange ein, bis Sie ruhig sind. Wiederholen Sie den dazu passenden Leitsatz, bis Sie innerlich ganz davon erfüllt sind. Oder Sie gestalten selber eine Anweisung, die Sie in Ihre Mitte und zur Ruhe bringt.

Ich habe nicht speziell auf die Ruhephasen zwischen den Übungen hingewiesen. Diese sind im Yoga aber so wichtig wie die Übung selbst; sie sind das Geheimnis des Erfolgs. Sie sollten von gleicher Dauer sein wie die Übung zuvor.

In dieser Zeit spüren Sie nach; in alle Bereiche, die Sie vorher gedehnt haben, oder Sie versenken sich in den Atemrhythmus. Falls das nicht klappen will, beschäftigen Sie sich mit dem Leitsatz. Ich weiß, das Einhalten der Ruhepausen kann für uns schwieriger sein als das Ausüben der Stellungen, weil wir das Passivsein nicht gewohnt sind.

Achten Sie darauf, daß die Übergänge von Übung zur Ruhephase und von Ruhephase zur Übung fließend sind. Wählen Sie Ruhehaltungen oder -lagen, die passen, um die Harmonie der Übungsfolge nicht zu stören. Hier einige Vorschläge:

Ruhepausen nach Standübungen

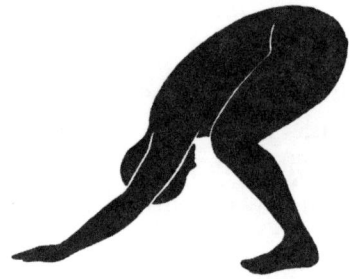
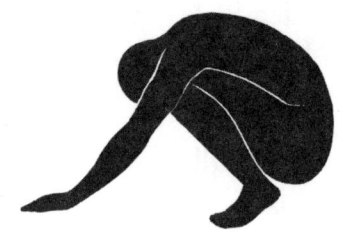
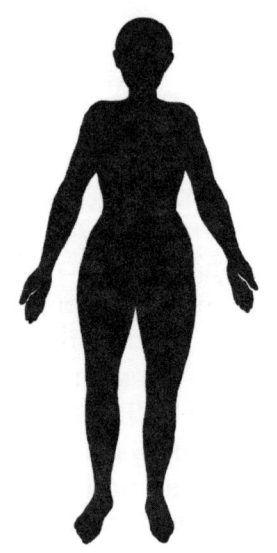

Lockere Vorbeuge im Stand   Kauerstellung   Berg

Ruhepausen nach Übungen aus dem Langsitz und der Rückenlage:

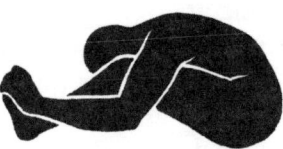
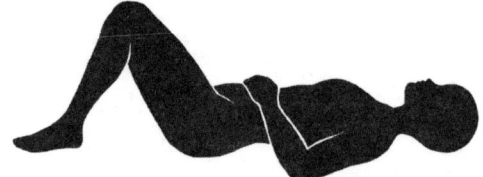
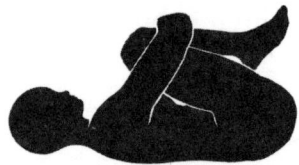

Lockere Vorbeuge im Sitzen   Kreuzentspannung   Fötus

Ruhepausen nach Übungen im Kniestand, Vierfüßlerstand und Fersensitz:

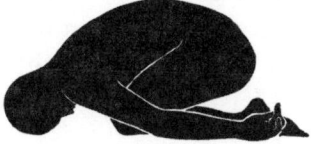

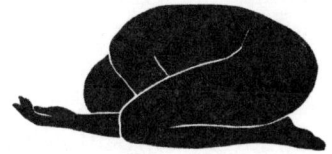

Gerolltes Blatt

Muselmann

Ruhepause nach Übungen aus der Bauchlage:

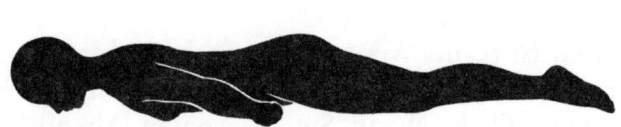

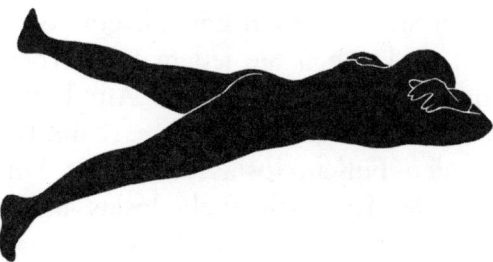

Schlafende Heuschrecke

Delphin

Es gibt Stellungen, die danach eine spezielle Ruhehaltung erfordern, damit die volle Wirkung erst richtig zur Geltung kommen kann und die Spannungen im Rücken wieder ausgeglichen sind. Diese habe ich immer zur Übung vermerkt.

Entspannung in der Rückenlage

Jede Übungsfolge sollte mit der »Ruhelage«, der Entspannung in der Rückenlage abschließen. Diese ist genauso wichtig wie alle Übungen davor. Philippe de Fallois, ein französischer Yogalehrer, hat einmal gesagt: »Während der Körperarbeit ist es, als würden wir uns ein Essen kochen, und in der Schluß-Ruhelage essen wir es«. Egal wie knapp Ihre Zeit ist, beenden Sie die Folge nie ohne die »Ruhelage«.

Achten Sie darauf, daß Sie wirklich bequem liegen, daß das Kreuz nicht Spannungen ausgesetzt ist (bei einem starken Hohlkreuz ein Kissen oder eine Deckenrolle unter die Oberschenkel legen), daß der Nacken lang und die Schultern und Leisten offen sind. Das heißt, Ihre Hände sind leicht zur Decke geöffnet, und Ihre Füße schauen leicht nach außen.

Wandern Sie mit Ihrem Bewußtsein von den Füßen zum Kopf und geben Sie jedem Körperbereich klare Anweisungen zur Entspannung. Am besten gebrauchen Sie immer die gleichen Worte. (Zum Beispiel: loslassen in den Füßen, loslassen in den Fußgelenken, loslassen in den Unterschenkeln, loslassen in den Knien und so weiter.) Das erzeugt im Körper allmählich einen günstigen Reflex; und es hilft Ihnen, in immer kürzerer Zeit in eine tiefere Entspannung zu kommen. Bleiben Sie dann gesammelt im Herz- oder Bauchbereich und beobachten Sie da das Atemgeschehen. Bleiben Sie nun fünf bis fünfzehn Minuten in der Stille liegen.

Üben Sie Yoga vor dem Zubettgehen, dann können Sie sich selbstverständlich gleich für die Ruhelage ins Bett legen.

Lassen Sie sich immer genug Zeit, um aus der »Ruhelage« wieder zurückzukommen. Zuerst atmen Sie einige Male tief durch, dann bewegen Sie Zehen und Finger, Arme und Beine; und allmählich fangen Sie an, sich zu dehnen; zuerst sanft und dann stärker. Das kräftige Dehnen zum Schluß ist besonders wichtig, damit sich wieder eine gewisse Spannung (Tonus) einstellt, die der Körper braucht, um nicht abzuschlaffen, sondern wieder voll leistungsfähig und voller Vitalität zu sein.

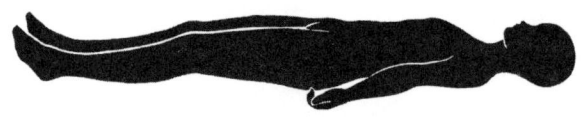

Tips für Anfänger

Zeit

Jede Zeit ist recht. Wenn Sie am frühen Morgen üben, ist zuvor das Aufwärmen und die Lockerung des Körpers unerläßlich. Wenn Sie am späten Abend üben, halten Sie die Rück- und Seitenbeugen nur kurz, da diese eine eher anregende Wirkun haben. Nach einer Mahlzeit sollten Sie mindestens zwei Stunden keine Übungen machen. Ein Getränk vorher schadet nicht.

Ort

Üben Sie in einem gut gelüfteten Raum auf einer nicht zu weichen oder zu harten Unterlage. Achten Sie darauf, daß Sie während des Übens allein sind und auch durch nichts gestört werden.

Kleidung

Ein Trainingsanzug, Hausdreß oder Schlafanzug, der warm, weich und weit ist und in dem Sie sich wohlfühlen, vermehrt die Lust zu üben.

Die nötigen Hilfsmittel

Eine Yogamatte, ein Stück Wollteppich oder eine gefaltete Wolldecke brauchen Sie für die Bodenübungen. Für die Standübungen benötigen Sie eine rutschfeste Unterlagen (zum Beispiel Parkett-, Plättliboden oder Teppichfixier-Unterlage).

Für den Meditationssitz ist ein festes Kernenkissen oder eine gerollte Wolldecke nötig, die so dick ist, daß Sie bequem für eine Weile in einer aufrechten Haltung sitzen können.

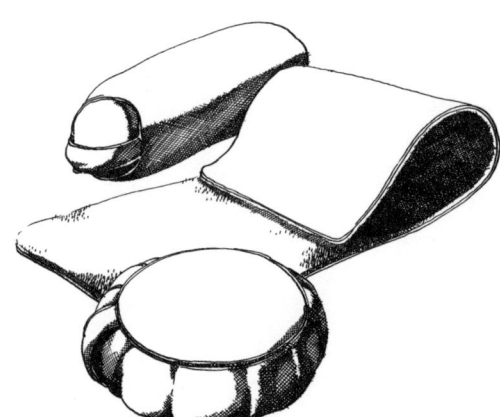

Übungszeitplan

Ich weiß – die Zeit ist kostbar; und ich weiß, wie wenig Zeit oft übrig bleibt, neben Berufsleben, Haushalt, Familienverpflichtungen. Darum ist es mir ein Anliegen, daß Sie in möglichst wenig Zeit ein Optimum herausholen.

Da ich Sie nicht an eine bestimmte Übungsdauer binden möchte, habe ich bewußt auf jede Zeitangabe verzichtet. Sie müssen wissen: Die Wirkungen des Yoga sind enorm; und das Geheimnis dieser Wirkungen liegt nicht nur im »Tun«, sondern ebenso im »Lassen«; und nur, wenn diese beiden Faktoren in Balance sind, ist die Wirkung optimal.

Was meine ich damit konkret? Ich meine, daß die *Sammlung vor dem Üben*, die *Ruhepausen* zwischen den Übungen und die *Schluß-Ruhelage* genauso wichtig sind wie die Übungen selbst. Mit den Übungen bewirken wir etwas; und in der Ruhe lassen wir es in uns wirken. Trotzdem können Sie Ihr Übungsprogramm in zwanzig bis vierzig Minuten absolvieren. Anfangs der Woche werden Sie sicher etwas länger brauchen, bis Ihnen das Programm vertraut ist. Beginnen Sie also an dem Wochentag, an dem Sie am meisten Zeit zur Verfügung haben.

Ob Sie nun einmal, zweimal, dreimal oder siebenmal pro Woche üben – es wirkt jedes einzelne Mal von neuem. Bringen Sie sich nicht in einen Leistungszwang oder in Zeitdruck. Üben Sie einfach, wenn Sie Zeit und Lust haben. Sie merken es bald; nach jedem Mal fühlen Sie sich besser, und dieses Wohlbefinden hält einige Stunden oder sogar Tage an.

Zusammenfassung

Die sieben goldenen Regeln der Praxis

Ist Ihr Körper warm und locker?
Andernfalls ist das Aufwärmprogramm unerläßlich!

1. Sammeln Sie sich, bevor Sie mit dem Üben beginnen. Betrachten Sie die Figur zuerst eine Weile genau. Überlegen Sie sich in aller Ruhe, wie Sie mit wenigen gezielten Bewegungen in die Stellung kommen können.

2. Atmen Sie immer durch die Nase. Ob Sie nun die Stellung einnehmen, darin verharren beziehungsweise sich bewegen oder ob Sie sie auflösen: der Atem ist langsam, regelmäßig, fließend und fein. Die Bewegungen sind dem Atemrhythmus angepaßt und nicht umgekehrt.

3. Nehmen Sie die Stellung mit langsamen gezielten Bewegungen ein. Nun kontrollieren Sie die Haltung des Nackens, des Rückens, des Beckens, der Beine und Arme.

4. Verharren Sie in der Stellung zehn bis dreißig Atemzüge lang; lassen Sie nun jede unnötige Spannung los, spüren Sie in die Dehnung und beobachten Sie Ihre Atmung. Allfällige Schmerzsignale wären ein Zeichen zum Zurückgehen. Achten Sie auch auf Ihre Gedanken und Gefühle.

5. Kommen Sie aus der Stellung wieder langsam, überlegt und bewußt zurück. Bei asymmetrischen Übungen üben Sie nun noch ein zweites Mal beziehungsweise die andere Seite die gleiche Zeitspanne.

6. Spüren Sie nun in einer Ruhehaltung nach, die etwa von gleicher Zeitdauer ist wie die Übung zuvor.

7. Zum Schluß ruhen Sie in der Rückenlage, die Sie, so hoffe ich, richtig genießen.

Aufwärmprogramme

Aufwärmprogramm I

Dieses Programm eignet sich besonders vor Haltungen aus dem Stand.

Es eignet sich auch morgens, wenn Sie nicht die Zeit für Yoga haben, aber doch schon ein wenig in Bewegung kommen möchten. Außerdem ist dieses Miniprogramm so aufgebaut, daß auch hier die sechs Grundhaltungen (Rückbeuge, Vorbeuge, Seitenbeuge, Drehung, Umkehrhaltung und Gleichgewichtshaltung, falls Sie noch den Baum hinzufügen) vorhanden sind.

Stellen Sie sich dabei vor, wie sich alles Starre und Schwere der Nacht auflöst und wie Sie frisch und voller Elan den Pflichten und Herausforderungen des neuen Tages gegenübertreten wollen.

Wie lange braucht man für das Programm? Ganz einfach: Bleiben Sie in Bewegung, bis Sie warm, locker und entspannt sind. Dies kann in einigen wenigen Minuten sein; Sie machen die Übungen so lange, bis Sie sich gut fühlen.

1. HÜPFEN AM ORT
Schütteln Sie dabei ganz leicht die Handgelenke.
Abwechslungsweise hüpfen mit O-Beinen oder X-Beinen.
Stellen Sie sich dabei vor, wie sich alle Spannungen und alles Negative
loslösen und zu Boden sinken.

2. LOCKERES HÜFTKREISEN
Rechts rum und links rum kreisen, langsam und ganz locker. Der ganze
Körper schwingt mit.

3. BEINSCHWINGEN NACH ALLEN SEITEN
Das Bein hängt dabei aus dem Hüftgelenk wie ein loses Pendel.
Zählen Sie dabei Ihre Atemzüge, damit sie nicht das eine Bein länger krei-
sen als das andere.

4. DEHNUNG AM FENSTERBRETT
- Stellen Sie sich vor, daß dabei die Lunge in ihrer vollen Länge geöffnet
  wird.
- Ihre Beine sind durchgestreckt, die Kniescheiben nach oben gezogen.
- Die Arme sind durchgestreckt,
- das Gesäß zieht nach hinten.
Bleiben Sie so 15–30 Atemzüge lang.

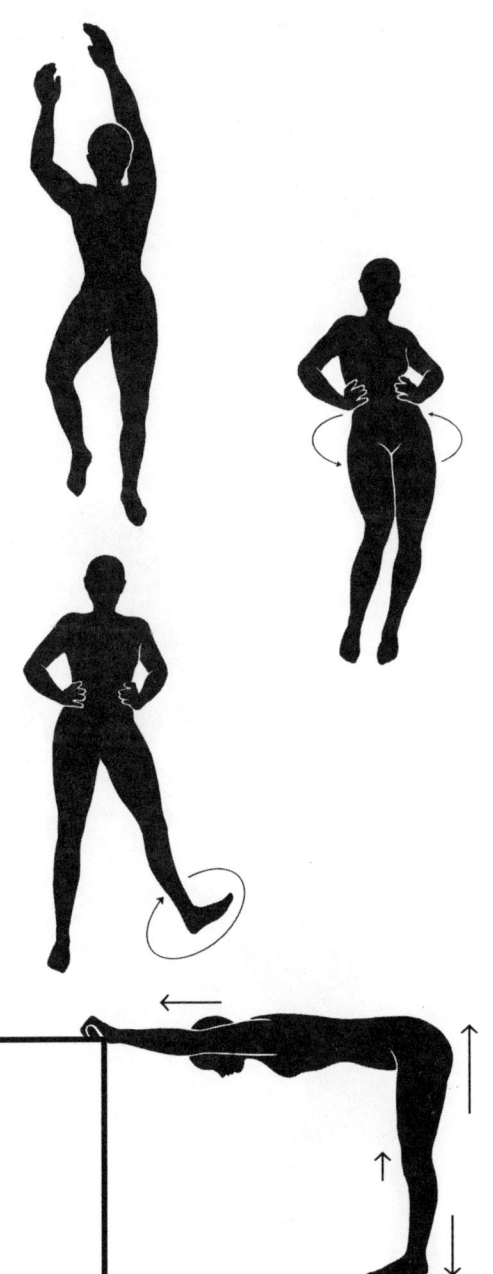

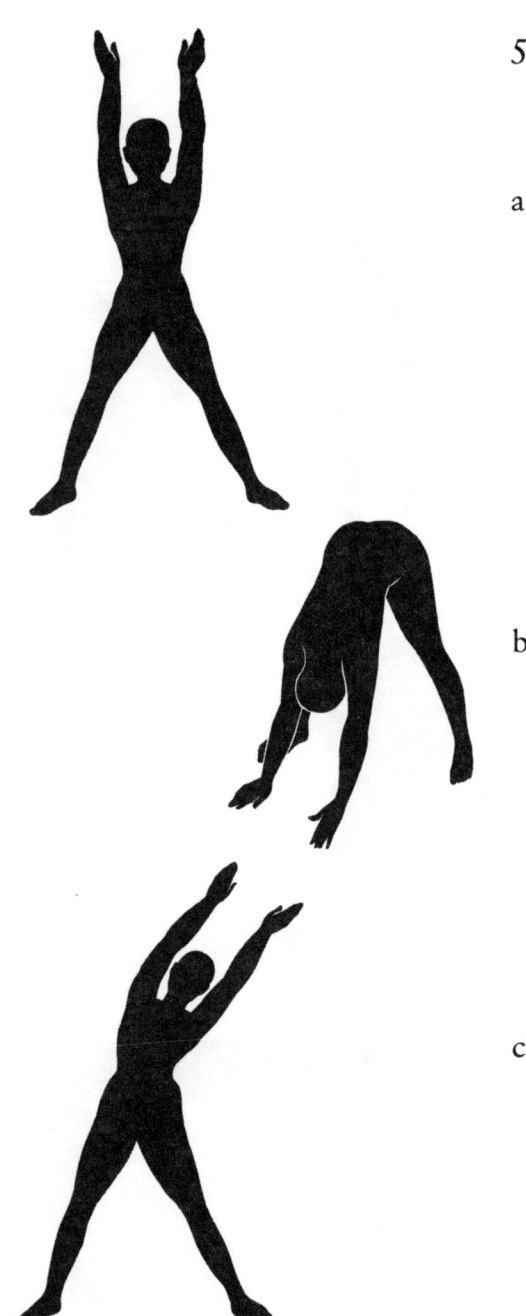

5. MORGENGRUSS

a) Einatmen; Beuge nach hinten.
   »Ich empfange die Kräfte und Freuden des Lebens ...«

b) Ausatmen; Beuge nach vorn (Knie leicht gebeugt)
   »... und nehme sie dankend an.«

c) Sich mehrmals im Atemrhythmus locker nach rechts und nach links beugen wie ein Grashalm, der sich im Winde bewegt. Zum Schluß nochmals Dehnung durch die Mitte nach oben und ausatmend Arme senken.
   »Ich will den Tag genießen, genießen, genießen ...«

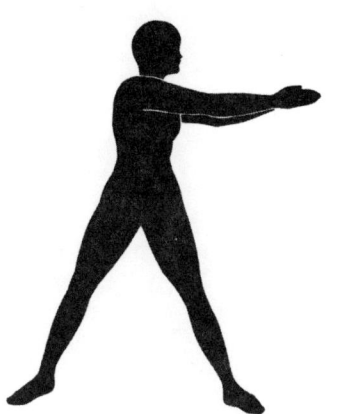

d) Sich mehrmals im Atemrhythmus nach rechts und nach links drehen wie ein Sämann, der die Saat auswirft.
   »Ich schenke Freude nach allen Seiten.«

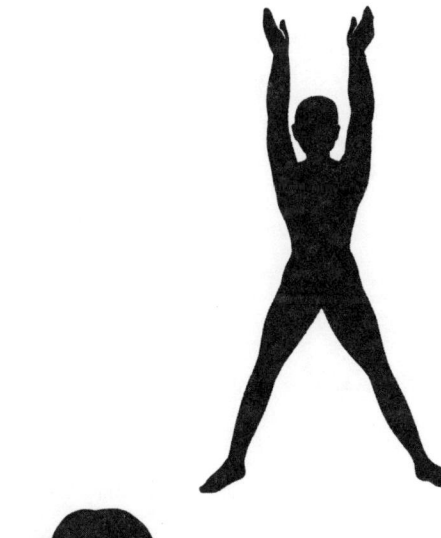

a) und b) nochmals je 2 × wiederholen, sie bilden den Schluß

Fühlen Sie sich gelockert und erfrischt? Ansonsten wiederholen Sie den Zyklus nochmals.

Aufwärmprogramm II

Hier wurden Übungen zusammengestellt, die vorwiegend entspannend wirken, die vor allem beruhigen. Wer kennt es nicht – man kommt von der Arbeit nach Hause, ist noch voll aufgedreht, gereizt und kann nicht abschalten. Die Verspannungen sitzen im Nacken, in den Schultern oder/und im Kreuz. Man ist äußerlich und innerlich ruhelos und aufgedreht. Diese Ruhelosigkeit kann leider selten ausgenützt werden, um alte Pendenzen zu erledigen, denn die Konzentration ist gleich Null. Dagegen helfen am besten Übungen aus der Bauchlage. Man sagt, daß so am meisten verbrauchte Energie abgegeben wird. Dabei wird auch der Nieren-Meridian stimuliert, der für innere Ruhe zuständig ist. Auch die verlangsamte Ausatmung wirkt beruhigend. Am besten, Sie probieren es aus!

1. ARME UND BEINE HEBEN AUS DER BAUCHLAGE

Einatmend Arme und Beine heben. Bewußt langsam ausatmen, Arme und Beine wieder senken und unter den Armen, Händen und Beinen, Füßen den Bodenkontakt wahrnehmen. Mehrmals wiederholen.

Stellen Sie sich dabei vor, wie Spannungen, Unruhe und alle Sorgen und Belastungen des Tages wie eine dunkle Wolke zu Boden sinken und vom Boden verschluckt werden.

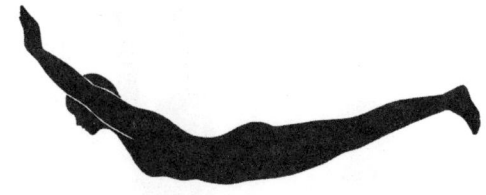

2. HANDGELENK- UND FUSSGELENK-ÜBUNGEN

Stirn bleibt auf dem Boden und Kinn ist angezogen.
Knie beugen und Arme auf Ellbogen stützen.
a) Hände und Füße kräftig schütteln
b) Fuß- und Handgelenke locker, langsam kreisen.
c) In die Hände und Füße spüren und atmen.

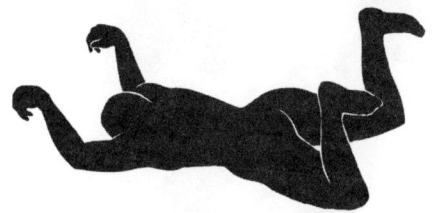

3. ARME KREISEN IM GEROLLTEN BLATT

a) Arme aus dem Schultergelenk heben, drehen und wieder senken, ca. 5–10mal.
b) Arme kreisen.
c) Arme locker auf dem Boden liegen lassen und in Nacken und Schultern atmen.

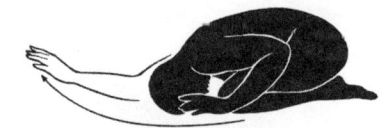

4. BEINE KREISEN IM VIERFÜSSLERSTAND

a) Knie beugen und strecken, ca. 5–10 ×
b) Mit dem Bein weite Kreise ziehen. Dasselbe mit dem anderen Bein.
c) Ruhen in der Bauchlage und den Atem in den Hüftgelenken wahrnehmen.

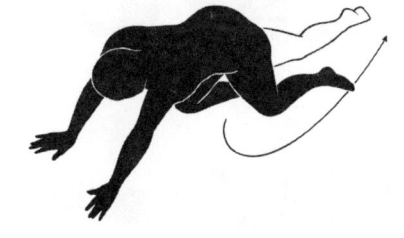

5. DYNAMISCHE KATZENSTRECKÜBUNG

Einatmen; Kopf heben, rechtes Bein und linken Arm strecken.
Ausatmen; Kopf senken, Bein und Arm wieder zurück auf den Boden stellen.
Einatmen: Kopf heben, nun linkes Bein und rechten Arm …
Mehrmals wiederholen.

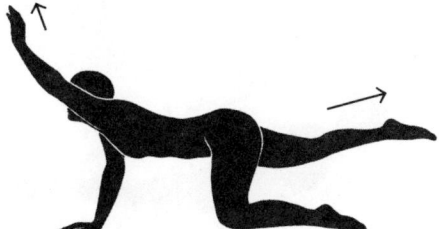

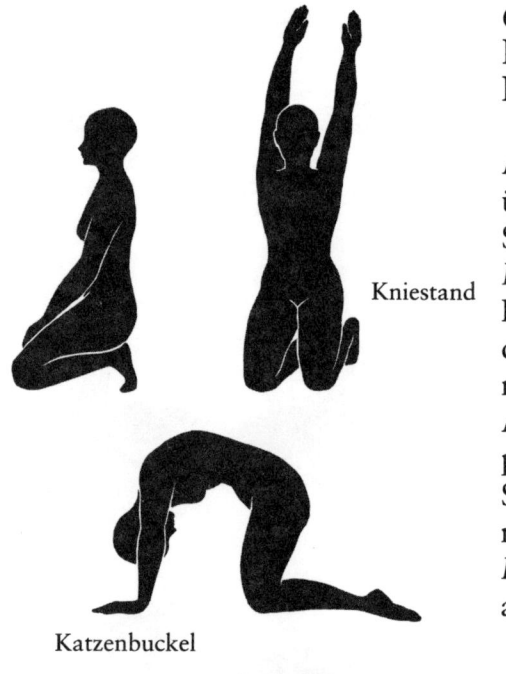

Kniestand

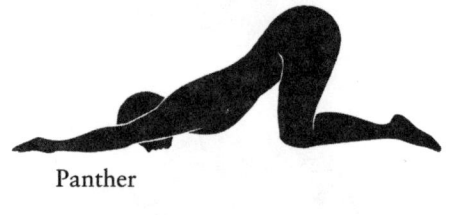

Katzenbuckel

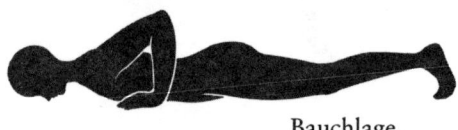

Panther

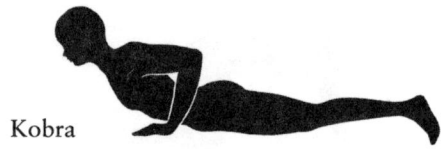

Bauchlage

Kobra

6. FERSENSITZ – KNIESTAND – KATZENBUCKEL – PANTHER – BAUCHLAGE – KOBRA – HUND – PANTHER – KATZENBUCKEL – KNIESTAND – FERSENSITZ

Ausgangsstellung ist der Fersensitz mit aufgestellten Zehen. Die Arme über den Kopf heben und in den *Kniestand* kommen; dehnen als wollten Sie die Sterne greifen. Nun aber bitte einen richtigen *Katzenbuckel!* Im *Panther* dehnen Sie das Gesäß so weit wie möglich nach hinten; Ihre Pfoten strecken Sie weit nach vorn, und die Krallen spreizen Sie. Nun den Kopf heben, und Sie ziehen den Körper nach vorn, das Brustbein so nahe wie möglich dem Boden entlang führen. In der *Bauchlage* einen Augenblick bleiben und jede Anspannung loslassen. Nun den Oberkörper heben, einen Augenblick in der *Kobra* verharren und dann mit Schwung in den *Hund* kommen. Knie dann auf den Boden abstellen, nochmals den *Panther* genießen und sich hochziehen in einen herrlichen *Katzenbuckel*; im *Kniestand* nochmals herzhaft dehnen und sich wieder auf die Fersen setzen.

Machen Sie diese Übungsfolge zuerst langsam und bewußt; dann dürfen Sie etwas mehr Schwung reinbringen, und zuletzt toben Sie sich so ganz nach Herzenslust aus. Denken Sie auch an die Tiere, die Sie da nachahmen. Knurren Sie doch mal wie ein Löwe, zischen Sie wie eine Schlange und bellen Sie wie ein Hund. Leben Sie Ihre animalischen Kräfte voll aus, das tut gut! Vielleicht hätten Sie tagsüber auch schon gerne hin und wieder geknurrt, gezischt oder gebellt. »Aufgeschoben ist nicht aufgehoben!«

Danach ruhen Sie noch einige Atemzüge in der Bauchlage. Stellen Sie sich dabei vor, wie sich einatmend alle Poren öffnen und die Energie und Ruhe der Erde in Sie einströmt. Während der Ausatmung breitet sich Kraft und Ruhe im ganzen Körper aus und erfüllt auch Ihr Gemüt und Ihren Geist.

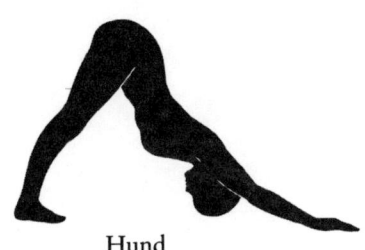

Hund

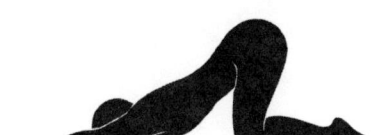

Panther

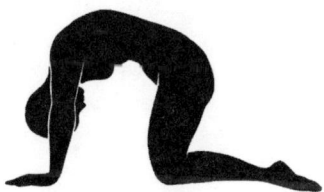

Katzenbuckel

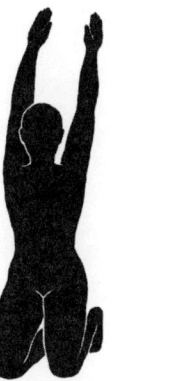
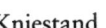

Kniestand

Aufwärmprogramm III

Dieses Programm hat mich schon oft wieder munter gemacht, wenn ich abends viel zu müde war, um noch Yoga zu üben oder/und auszugehen oder an einer Sitzung teilzunehmen. Hier kann man zuerst dem Bedürfnis nachgeben, schlapp zu machen.

Ebenfalls eignet sich diese Übungsfolge, um Verspannungen im Bereich des Kreuzes oder leichte Rückenschmerzen, die vom langen Sitzen kommen, aufzulösen.

1. RUHEN IN DER RÜCKENLAGE MIT ERHÖHTEN BEINEN

(Dies ist die optimale Lage, in der sich die Bandscheiben wieder regenerieren).

Sie legen sich auf den Rücken mit einem dicken Kissen unter den Oberschenkeln oder Sie legen die Unterschenkel auf einen Stuhl. Die Hände ruhen auf dem Bauch, und Sie beobachten die Atmung und lassen es sich wohl sein.

Bei jedem Einatmen packen Sie im Geiste unerledigte Pendenzen, eine Sorge, einen Wunsch oder was Sie sonst noch beschäftigt oder belastet in eine goldene Schachtel; und während der Ausatmung sehen Sie zu, wie die Schachtel wie ein Ballon wegschwebt und weit weg mit der untergehenden Sonne verschwindet. Haben Sie das Vertrauen, daß nun die höheren Kräfte für Sie am Werk sind.

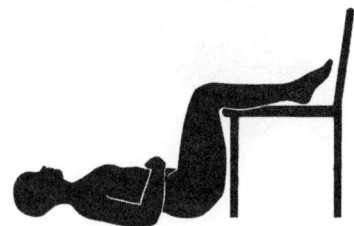

2. ARM- UND BEINLOCKERUNG IN DER BÄR-HALTUNG

a) Dehnen aus Fuß- und Handgelenken.
b) Fuß- und Handgelenke kreisen und schütteln
c) Knie- und Ellbogengelenk beugen und strecken
   (langsam – ausatmend beugen, einatmend strecken)

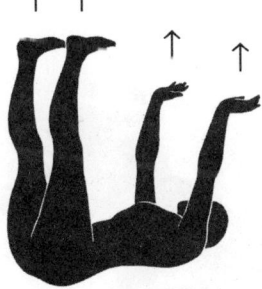

3. FÖTUS-BRÜCKE

a) Ausatmend Kopf und Knie zusammenführen.
b) Einatmend in die Brücke kommen, Arme neben den Kopf legen. Entspannt und kräftigt besonders die Muskulatur im Kreuz.

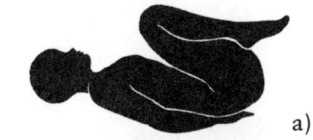

a)

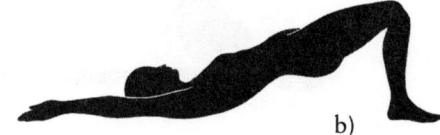

b)

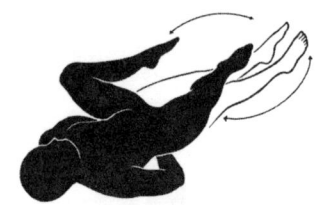

4. BEINE KREISEN
Die Hände liegen unter dem Kreuzbein. Achten Sie darauf, daß das Kreuz auf dem Boden fixiert bleibt.
Nun im Atemrhythmus die Beine weit kreisen.

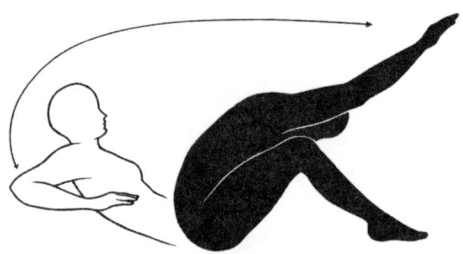

5. RUDERN MIT ARMKREISEN
Ausatmend nach vorn beugen und einatmend zurücklehnen.
Mit den Armen weite Kreise ziehen.
Mehrmals wiederholen.

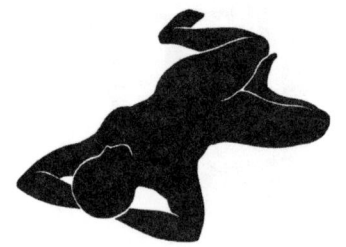

6. DYNAMISCHE KROKODIL-VARIANTE
Die Hände liegen locker am Hinterkopf, die Ellbogen liegen flach auf dem Boden, die Knie sind geschlossen und die Füße weit auseinander aufgestellt.
Ausatmend die Knie zur einen und den Kopf zur anderen Seite senken.
Einatmend Knie und Kopf zur Mitte bringen.
Mehrmals wiederholen.

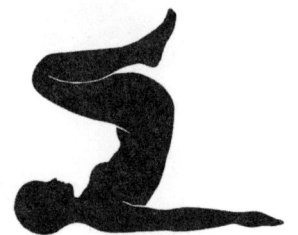

7. SCHAUKEL MIT HILFE DER HÄNDE
Die Bewegung ist locker und fließend, etwas schneller oder ganz langsam, ganz so wie es Ihnen gut tut.
Ausatmend Knie anziehen und Zehen hinter dem Kopf auf den Boden stellen.
Einatmend zurück in die Rückenlage kommen.

8. KRÄFTIGE DEHNUNG

Achten Sie auf die korrekte Beinhaltung, Füße parallel. Und nun dehnen Sie einfach nach Herzenslust die rechte Seite, dann die linke Seite, wieder die rechte Seite und wieder die linke Seite und so fort.
Zum Schluß dehnen Sie nochmals kräftig durch die Mitte, dabei können Sie die Dehnung noch verstärken, indem Sie die Bauchdecke einziehen.

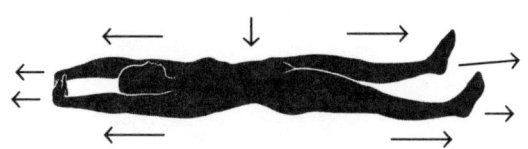

9. GANZHEITLICHE ENTSPANNUNG

Nun beugen Sie die Knie, legen die Hände in die Kniekehlen; die Ellenbogen berühren den Boden; und Sie versenken sich ganz in den Rhythmus des Atems.

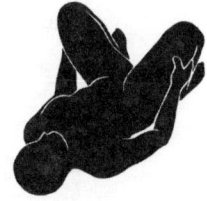

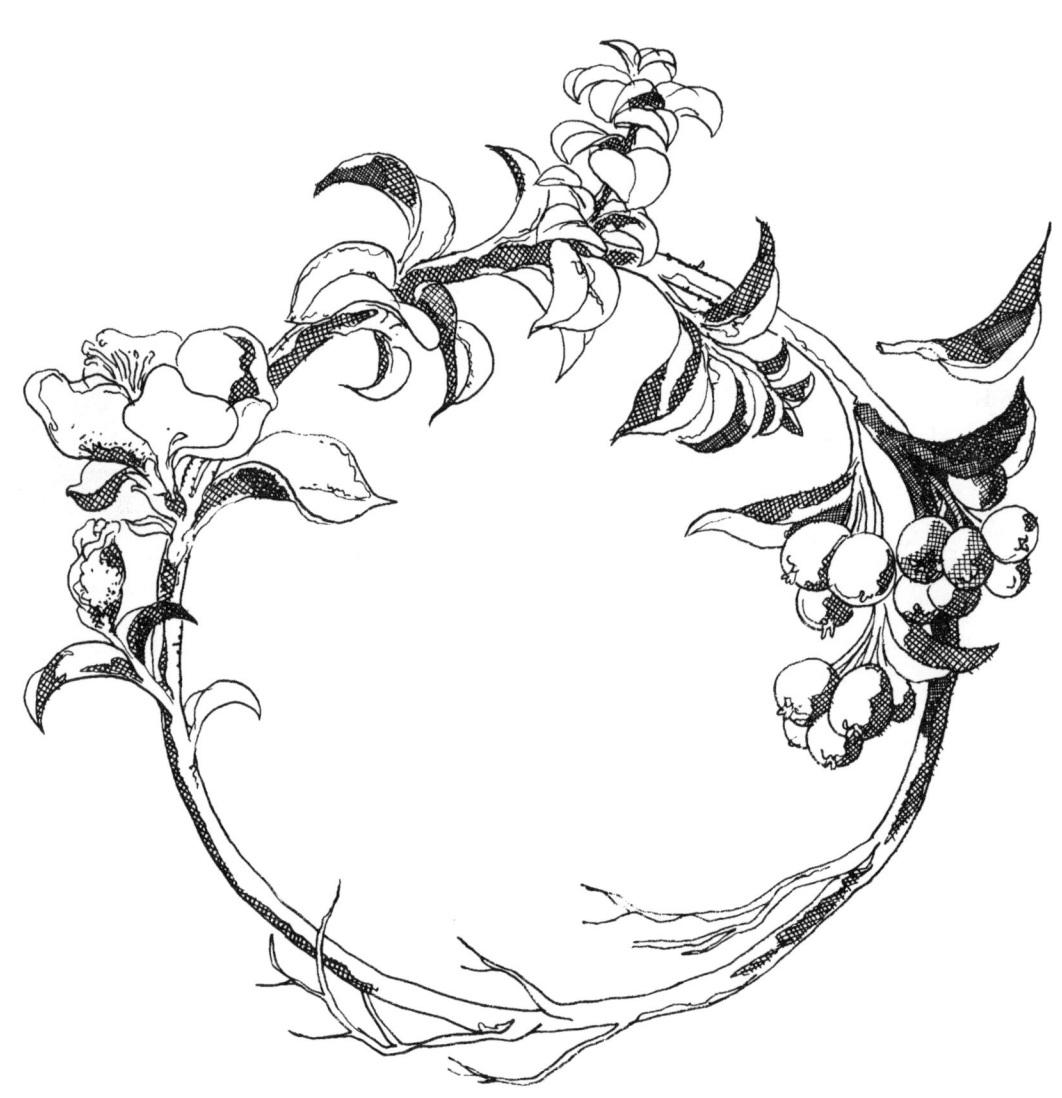

52 Wochenthemen

Neue Zielsetzung zum Jahresbeginn

Glücklich und gesund sind wir, wenn wir uns immer neue Ziele setzen. Wir stellen an uns neue Herausforderungen. Wir stellen sie uns selbst, dann werden sie nicht vom Leben an uns gestellt, denn wir brauchen sie, um auf allen Ebenen zu wachsen; das ist laut Yoga der Sinn des Lebens.

Vier Elemente sollten bei jeder Zielsetzung maßgebend sein:

1. Unsere Ziele sollten keinem Mitmenschen schaden; jeder sollte Nutzen daraus ziehen, und sie sollten in unsere Lebenssituation passen.
2. Das Ziel sollte unseren Neigungen entsprechen und uns Freude machen. Damit ist auch die Arbeit gemeint, die erforderlich ist, um das Ziel zu erreichen.
3. Keine halben Sachen! Mit vollem Engagement und Disziplin sollte das Ziel angepeilt werden.
4. Die Arbeit und die Erfüllung des Ziels sollte uns die Freiheit lassen (uns nicht in Besitz nehmen).

Wir können Ziele auf drei Ebenen verwirklichen:

Sein – Tun – Haben

Mit dem »Sein« ist die Arbeit an der Veränderung von Gewohnheiten, Charaktereigenschaften und Beziehungsmustern gemeint; mit dem »Tun« die beruflichen Veränderungen oder das Ausüben einer neuen Freizeitbeschäftigung; und mit dem »Haben« eine Neuanschaffung. Was macht am glücklichsten? Wir sollten uns hüten, in der Freizeit nur zu konsumieren, denn dies ist Leben und Glück aus zweiter Hand.

Die Vorsätze und Ziele können ganz klein und unscheinbar sein und doch Großes bewirken, zum Beispiel ein freundliches Lächeln für jedermann, immer Blumen auf dem Arbeitsplatz (und dabei das Blumenstecken üben), mehr Kontakt mit Kindern pflegen und sich mit der Weisheit der alten Volksmärchen auseinandersetzen, Betreuung im Altersheim, Beitritt in den Sportclub oder Verein der Naturfreunde, täglich fünfzehn Minuten Yoga üben, aktives Engagement für Umwelt oder Politik.

In der *Meditation* fragen wir unsere innere Weisheit, welches dieses Jahr die richtigen Ziele für uns sind. Oder, wenn uns diese schon klar sind, können wir uns vorstellen, daß wir sie erreicht haben. Die Vorstellung, daß wir unser Ziel erreicht haben, sollte vom passenden Gefühl begleitet werden. Verstand *und* Gefühl erzeugen, wenn sie zusammen wirken, das beste Kraftpotential, das für uns wirkt und uns in jeder Hinsicht unterstützt. Gedanken und Gefühle sind Energie im Unsichtbaren, die alles daran setzt, sich in der sichtbaren Welt zu manifestieren.

Glücklich ist, wer ein Ziel hat
und ein neues findet, wenn er das alte erreichte.

Willy Möbus

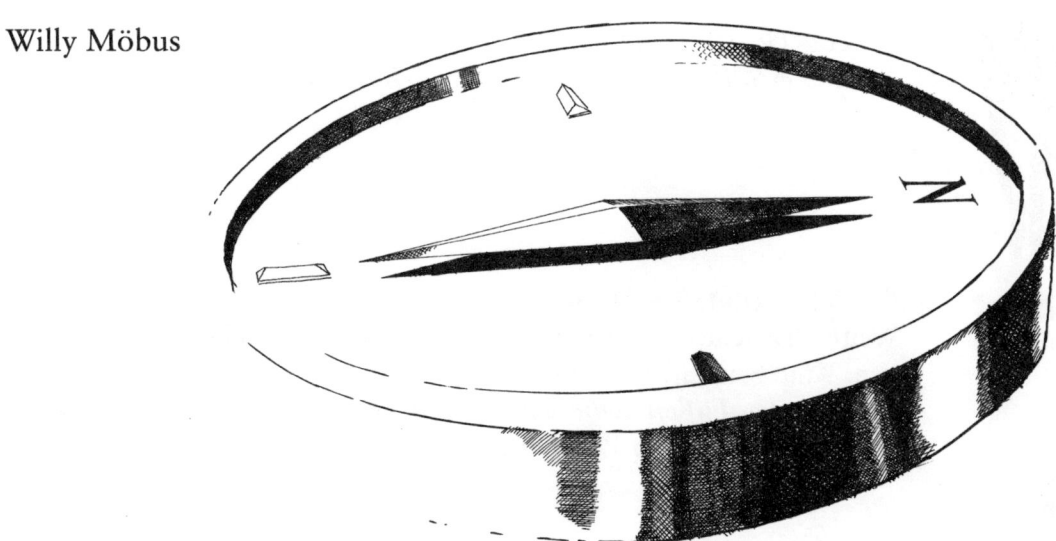

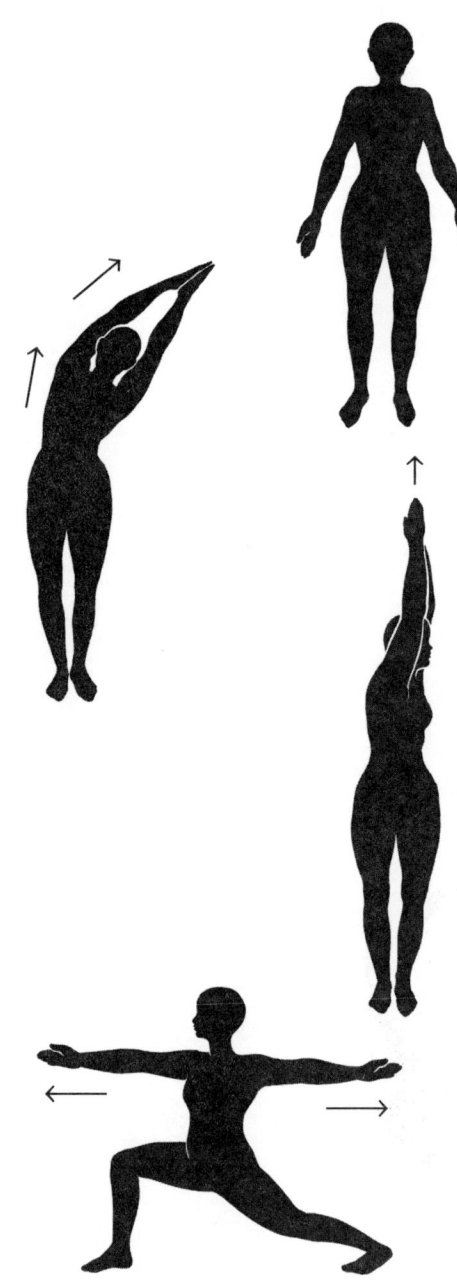

Praxis

Mit der folgenden Übungsreihe können wir uns die Zielsetzung im wahrsten Sinne des Wortes »einverleiben«. Wir drücken unsere zielbewußte, positive Lebens-Haltung in den Körperhaltungen aus. Und wir merken es uns gut; die Ruhepausen zwischen den Haltungen sind wichtig, sowohl in der Yogapraxis als auch im täglichen Leben.

1. SAMMLUNG IM STAND
»Negative Gedanken und Gefühle, die sich meinen Zielen entgegensetzen, fallen zu Boden und lösen sich auf.«

2. SEITENDEHNUNG IM STAND
»Ich bin offen für alles, was mich meinen Zielen näherbringt.«

3. GESTRECKTE DREHUNG
»Meine erfüllten Ziele bereichern mich und meine Mitmenschen.«

4. WEIT UND KRÄFTIG
Weite Grätsche einnehmen; Füße drehen, Arme heben und kräftig strekken, Knie beugen, Kopf drehen.
»Mit beiden Füßen stehe ich fest auf dem Boden und mit offenem Herzen sehe ich meinem Ziel entgegen.«

5. BAUM MIT GEFALTETEN HÄNDEN VOR DER BRUST

*»Ich bemühe mich um inneres und äußeres Gleichgewicht. Meine Innen-
und Außenwelt stimmen miteinander überein.«*

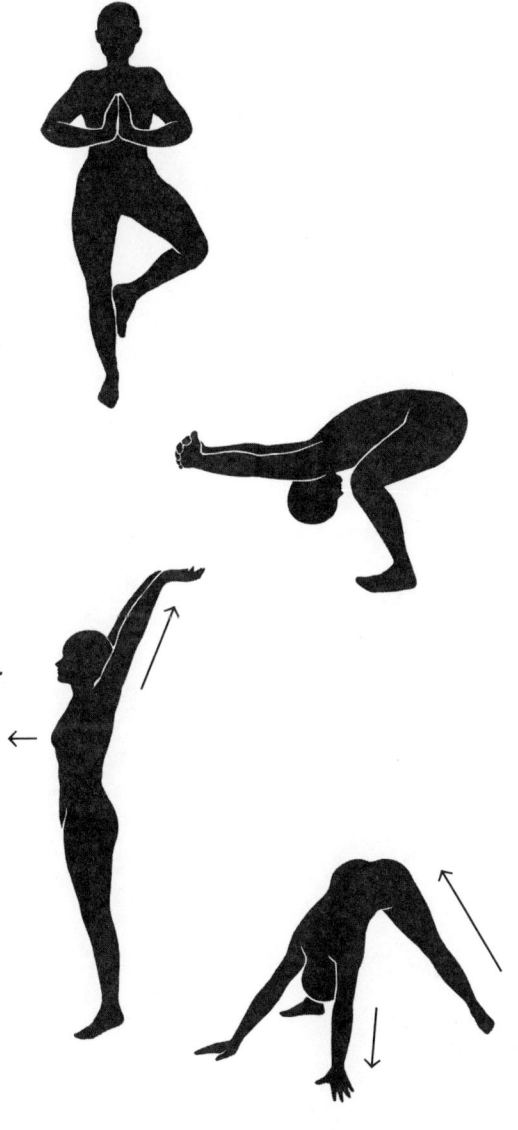

6. VORBEUGE IM STAND MIT BRUSTEXPANDER

Sie pressen noch stehend die Schulterblätter kräftig zusammen und beugen sich dann nach vorn.
»Für jeden Fortschritt bin ich dankbar.«

7. BEUGE NACH HINTEN IM STAND

*»Ich bin in Verbindung mit den kosmischen Kräften, die meine Partner
sind.«*

8. PYRAMIDE

»Mein Ziel, das ich erreiche, soll ein Meisterwerk sein.«

9. RUHELAGE

*»Ich lasse alle Kräfte in mich einströmen, die mir Glück und Erfüllung
im Neuen Jahr bringen.«*

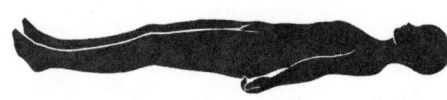

Standortbestimmung

Wo stehen wir im Leben? Am Anfang, in der Mitte, am Ende? Wo stehen wir verstandes- oder gefühlsmäßig? Zu welchen Ansichten stehen wir?

Es lohnt sich immer, eine Standortbestimmung vorzunehmen, den Standort zu hinterfragen und gegebenenfalls zu ändern. Die Weisheit der Sprache macht deutlich, daß die Wirkung der Dinge und Umstände auf uns, von unserm Standpunkt abhängt. »Wir können uns über eine Sache stellen, hinter jemandem oder etwas stehen, einer Sache unterliegen oder uns etwas vorstellen. Wir können uns einer Situation stellen.« Wollen wir eine Sache von allen Seiten betrachten, müssen wir unsern Standpunkt verlassen, vielleicht sogar vorübergehend den Standpunkt unseres Gegners einnehmen, um eine Sache aus seiner Sicht zu sehen.

Wieviel Energie verschwenden wir, um unseren Standpunkt halten zu können. Warum verändern wir ihn nicht? Wir *müssen* unsern Standort verändern, wir wollen ja nicht stehen bleiben. Ob wir Fortschritte oder Rückschritte machen, das liegt ganz an uns.

Schließlich sollten wir auch immer akzeptieren und respektieren, daß jeder Mitmensch seinen eigenen Standort einnimmt. Sein Weg wird nie der unsere sein, seine Sicht ist nie ganz die unsere.

Meditation

Aufrecht sitzen, Atem beobachten und still werden.
Bild: Wir stehen am Fuße eines Berges. Der Weg führt einem Bach entlang. Wir schreiten locker voran, denn wir wollen den Berg besteigen. Je nachdem, auf welcher Höhe wir uns befinden, sehen die Landschaft, der Fluß und der Weg wieder anders aus. Auf dem Aussichtspunkt haben wir einen Gesamtüberblick. Wegstrecken, die wir als mühsam empfunden haben, sehen von hier ganz harmlos aus. Sie haben die Bergbesteigung erst richtig interessant gemacht.
Mit diesem Bild machen wir uns bewußt, daß wir unsern Lebensweg immer wieder von verschiedenen Standpunkten aus betrachten wollen.

*Phantasie ist der Goldglanz, der über dem Dasein liegt
und es über das Grau des Alltags erhebt.*

Waldimir Lindenberg

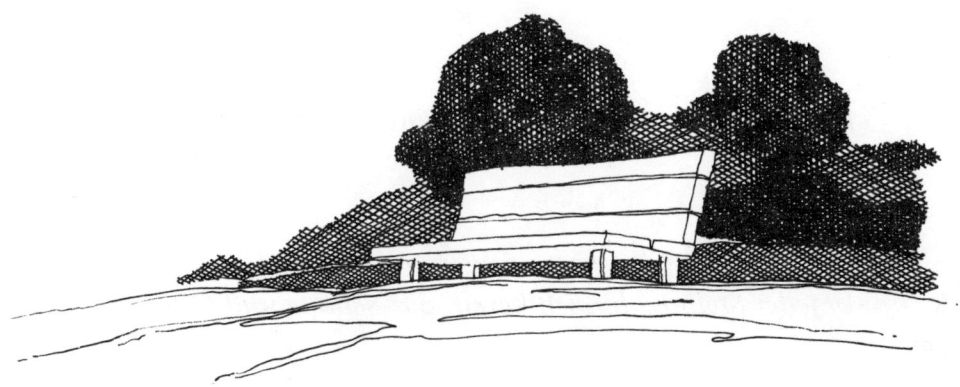

Praxis

Im Mittelpunkt steht der Held. Diese Stellung steht für Kraft, Mut und das Streben vorwärts und nach oben. Stehen Sie in dieser Haltung gut geerdet. Das Brustbein strebt nach vorn, die Brust weitet sich, und Sie dehnen sich nach oben.

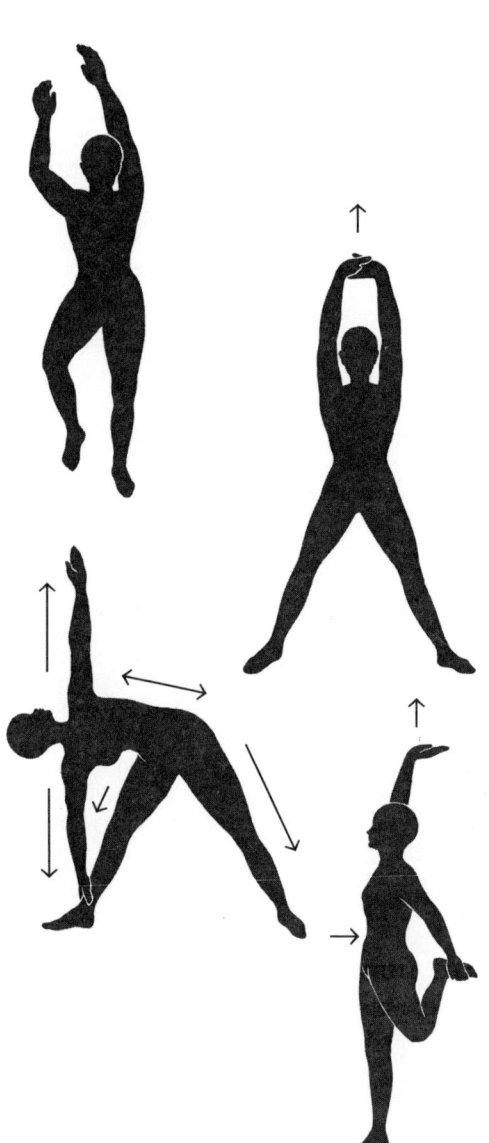

1. TRETEN AN ORT
Einatmend Arme und Knie nach oben führen. Ausatmend Arme und Knie wieder senken. Mehrmals wiederholen.
»Ich bleibe an Standort und Standpunkt nicht kleben.«

2. BERGSTELLUNG MIT INTENSIVER DEHNUNG
»Ich strebe nach oben und suche die Verbindung mit den höheren Kräften.«

3. DREIECK
»Jeder Standpunkt und jede Haltung vermittelt mir eine andere Sicht.«

4. ARM- UND BEINSTRECKUNG
»In jeder Stellung bin ich bereit, das Schöne und Gute zuerst zu sehen.«

5. HELD

Weite Grätsche einnehmen; Arme waagrecht halten; Füße drehen und Körper so gut wie möglich drehen; Knie beugen; Arme über den Kopf heben und sich kräftig nach oben dehnen. Danach ruhen in lockerer Vorbeuge. (siehe Seite 32)

»Ich habe die Kraft und den Mut, zu meinem Standpunkt zu stehen und ihn zu verteidigen.«

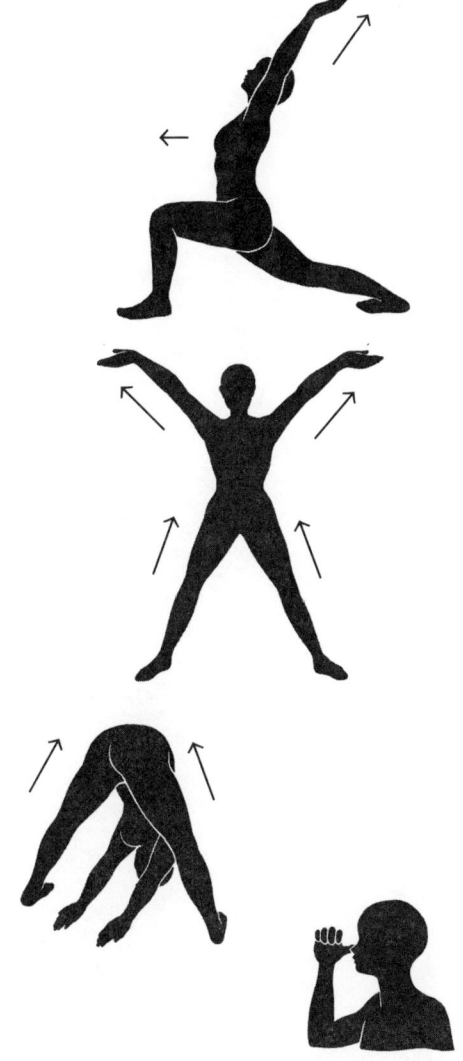

6. ANDREASKREUZ IM STAND

»Ich kann es mir immer leisten, großzügig zu sein.«

7. BEUGE NACH VORN MIT GEGRÄTSCHTEN BEINEN

»Jede Hilfe und Unterstützung nehme ich dankbar an.«

8. WECHSELATMUNG I

Meditationssitz einnehmen.
7 × durch das linke Nasenloch ein- und ausatmen.
7 × durch das rechte Nasenloch ein- und ausatmen.
»Ich achte auf die Reinheit meiner Motive.«

9. RUHELAGE

»Kraftvolle Ruhe und ruhevolle Kraft erfüllen mein ganzes Sein.«

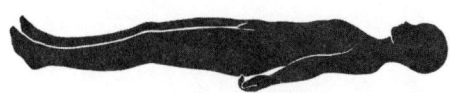

Es hat seinen Grund, daß ich so bin, wie ich bin

Es war einmal ein Hirsch, der auf sein Geweih sehr stolz war und den Kopf sehr hoch trug. Mit seinen dünnen Beinen konnte er sich einfach nicht abfinden. Es wurde Herbst, und die Jagdzeit begann. Eines Tages wurde er von einem Jäger verfolgt, und nur dank seiner dünnen Beine konnte er davonrennen und sein Leben retten. Er versteckte sich hinter einem Gebüsch. Aber der Jäger bemerkte sein prachtvolles Geweih, das vom Strauch nicht ganz verdeckt war – und der Hirsch mußte sein Leben lassen.

Wir haben unsere Stärken, unsere bequemen Seiten an uns, und diese machen uns bequem und lassen uns ruhen. Wir haben unsere Schwächen; diese sind uns unbequem und treiben uns aber voran. Also können uns unsere Schwächen weiterbringen.

Sind wir nicht genau darum auf dieser Erde, daß wir uns stetig wandeln und wachsen?

Meditation

Aufrecht sitzen, den Atem beobachten und still werden.
Bild: Ganz verschwommen sehen wir vor uns eine Gestalt sitzen. Die Konturen werden immer klarer, und wir erkennen uns selbst – unser Ebenbild sitzt vor uns. Es schaut uns wohlwollend, verständnisvoll und liebevoll an. Es akzeptiert uns so, wie wir sind. Wir unterhalten uns mit ihm über unsere Schwächen und Stärken. In jeder Schwäche sitzt der Kern der Stärke. Wo ist er? Wie können wir unsere Schwächen gezielt einsetzen, damit sie uns von Nutzen sind? Wir stellen diese Fragen unserem Ebenbild. Nun bleiben wir noch eine Weile schweigend sitzen; wir sind bereit, die Antwort zu hören. Wir wissen, daß zur gegebenen Zeit jede Frage beantwortet wird.

Ich akzeptiere mich so, wie ich bin.
Ich genieße meine Sonnseite.
Ich nehme meinen Schatten an.
Ich liebe mich, so wie ich bin.
Es hat seinen Grund,
daß ich so bin, wie ich bin.

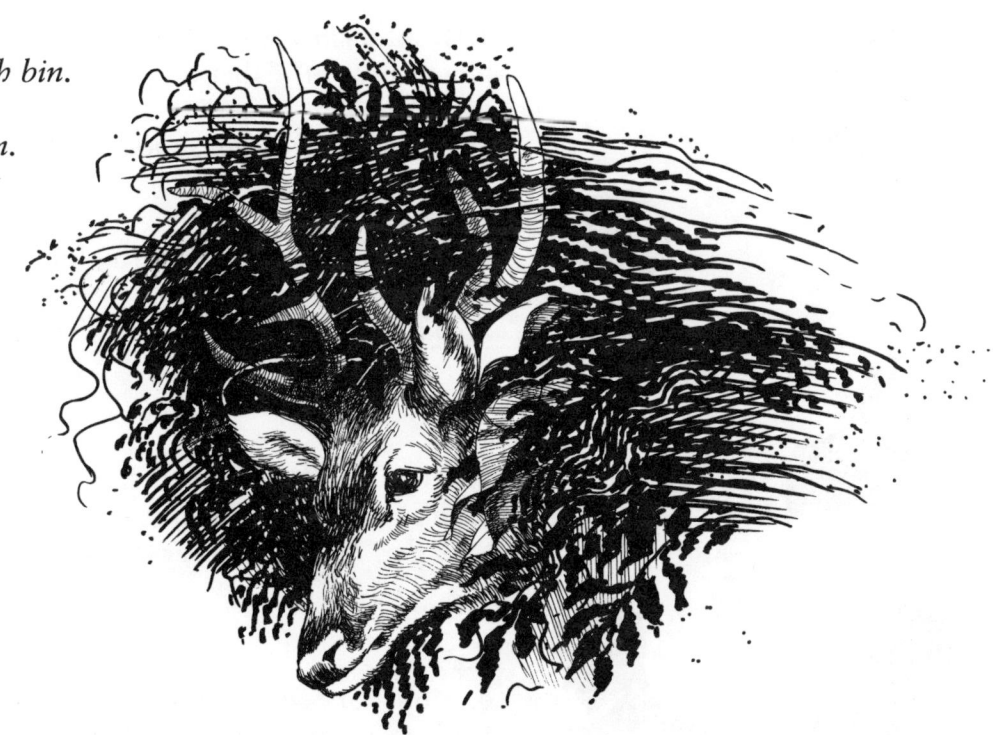

Praxis

Der Schwerpunkt besteht in der Nackenarbeit. Eine Kette ist so stark wie ihr schwächstes Glied. So unscheinbar der Hals uns erscheinen mag, er schafft doch die Verbindung zwischen Rumpf und Kopf, zwischen Gefühl und Verstand. Hier sitzt nach alter indischer Überlieferung die Macht des Menschen.

Bequemen Sitz einnehmen, den Rücken gerade halten, die Schultern leicht nach hinten locker hängenlassen. Halswirbelsäule aufrichten, indem der Nacken gedehnt und das Kinn leicht angezogen ist. Diese Ausgangshaltung vor jeder Übung neu überprüfen.

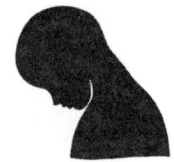

1. Kopf nach vorn beugen, etwa drei Atemzüge halten, Kopf kurz nach hinten beugen, dabei den Mund öffnen und schließen. Mehrmals wiederholen.
»Ich akzeptiere mich, so wie ich bin.«

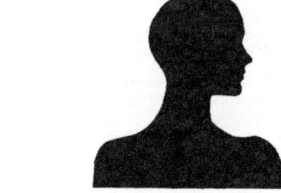

2. Kopf langsam im Atemrhythmus nach rechts und nach links drehen. Mehrmals wiederholen.
»Ich weiß, daß alles zwei Seiten hat.«

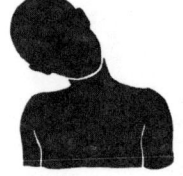

3. Kopf seitwärts sinken lassen, in die Dehnung atmen, etwa sieben Atemzüge so halten. Kopf zur Mitte bringen und die ander Seite üben.
»Ich darf hin und wieder den Kopf hängen lassen.«

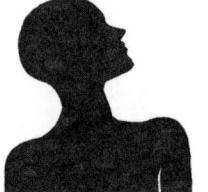
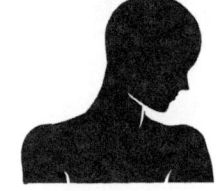

4. Kopf zur Seite drehen und nicken.
Beide Seiten mehrmals wiederholen.
»Es ist gut, daß ich so bin, wie ich bin.«

5. Halbkerze, Bewußtsein im Nacken.
»*Wie reagieren meine Schwächen auf Druck?*

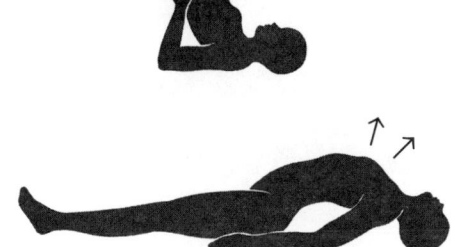

6. Fisch, Bewußtsein im Hals
Brust so sehr wölben, daß sich der Oberkörper vom Boden abhebt und Sie nur noch mit Hinterkopf und Gesäß aufliegen. Danach ruhen im Fötus (siehe Seite 32).
»*Wie reagieren meine Schwächen auf die Liebe?*«

7. Vorbeuge: Der Oberkörper liegt ganz locker auf den Oberschenkeln auf.
»*Ich weiß, in jeder Schwäche liegt der Kern der Stärke verborgen.*«

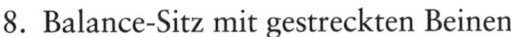

8. Balance-Sitz mit gestreckten Beinen
»*Ich bemühe mich um inneres und äußeres Gleichgewicht.*«

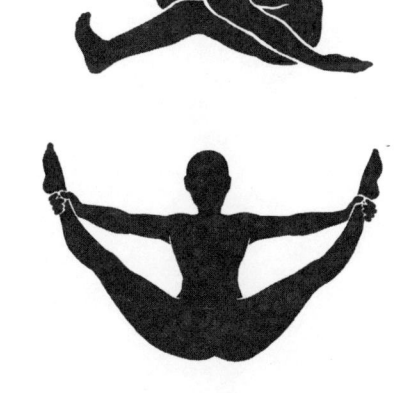

9. Ruhelage
»*Ich liebe mich mit all meinen Schwächen und Stärken.*«

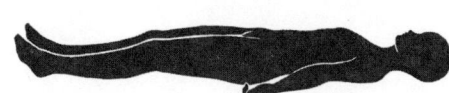

Auf die eigene Wertschätzung kommt es an

Auf einer Versteigerung sollte eine Geige veräußert werden. Niemand wollte sie haben, denn sie war in erbärmlichem Zustand, wie man so sagt. Der Anbieter probierte sie selber aus, um zu zeigen, daß sie noch funktionierte. Es klang fürchterlich. Niemand wollte sie kaufen. Da meldete sich ein alter Mann aus der letzten Reihe und fragte, ob er sie auch ausprobieren könne. Zuerst entstaubte er die kleine Geige gründlich und liebevoll mit seinem Taschentuch, dann stimmte er die Seiten und begann zu spielen. Er spielte eine wundersame Melodie, die den Menschen das Herz rührte. Viele wollten jetzt die Geige besitzen, und der Preis stieg sprunghaft in die Höhe.

Unser Körper kann verglichen werden mit dem Holzgehäuse der Geige. Er sollte achtsam und liebevoll gepflegt und behandelt werden. Die Umgebung bringt uns *die* Wertschätzung und Behandlung entgegen, die wir uns selber entgegenbringen. Unser Geist kann mit den Saiten verglichen werden, die, sind sie richtig gestimmt, der Umgebung Hilfe, Trost und Freude bringen.

Diese liebevolle Zuwendung und Sorgfalt, die wir uns selbst schenken, können wir auf jeden Mitmenschen, jede Kreatur und jedes Ding übertragen. Alles, was wir in Liebe betrachten und behandeln, wird uns früher oder später Freude machen.

Meditation

Aufrecht sitzen, den Atem beobachten und still werden.
Bild: Wir spielen eine wundersame Melodie auf einem Instrument, das
wir selber gerne hören. Rund um uns sitzen unsere Familie, Freunde und
Bekannte. Sie lauschen dem Spiel, und ihre Gesichter, die wir uns genau
vorstellen, drücken Freude, Zufriedenheit und Frieden aus – als würde
sie unser Spiel verzaubern.

> *Schläft ein Lied in allen Dingen,*
> *die da träumen fort und fort.*
> *Und die Welt hebt an zu singen*
> *triffst du nur das Zauberwort.*

Joseph von Eichendorff

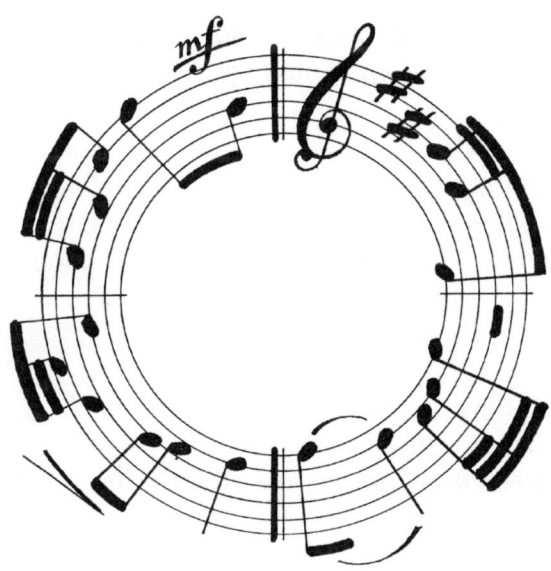

Praxis

Mit dieser Übungsreihe wollen wir dem Körper gegenüber unsere volle Wertschätzung und Dankbarkeit ausdrücken. Wir nehmen seine Bedürfnisse wahr und kommen ihnen nach. Die eine Stellung gelingt uns besser, die andere weniger; wir achten und schätzen unseren Körper so, wie er ist und lassen für diese Woche jede Kritik sein. Wir achten auf die Botschaften, die uns der Körper vermittelt. Wir legen auch immer Wert auf ein gepflegtes Äußeres, sind immer sorgfältig gekleidet und drücken auch so unsere Wertschätzung aus.

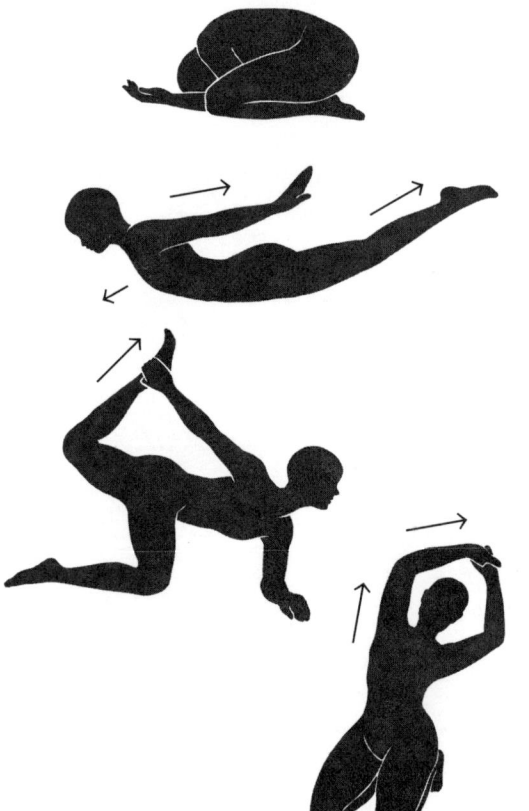

1. SAMMLUNG IN MUSELMANN-HALTUNG
Stirn ruht auf den Handgelenken.
»Die positive Wertschätzung mir gegenüber ist auch meine Grundhaltung der Erde gegenüber.«

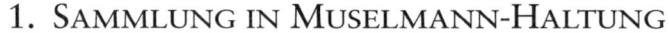

2. FLIEGENDE SCHWALBE
»Ich bezeuge meine Achtung allem Unsichtbaren gegenüber, denn es ist für mich so wichtig wie die Luft für die Schwalbe.«

3. ERHOBENER BOGEN, DIAGONAL
Danach ruhen im Gerollten Blatt (siehe Seite 33).
»Ich genieße meine Kraft und weiß, daß auch meine Arbeit ihren Wert hat.«

4. SEITENBEUGE AUS DEM FERSENSITZ
Die Zehen sind aufgestellt.
»Ich zeige dem Mitmenschen, daß ich ihn schätze.«

5. DREHSITZ AUS SEITLICHEM FERSENSITZ
»Ich achte jedes Tier und jede Pflanze.«

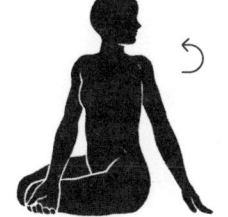

6. VORBEUGE AUS DEM FROSCHSITZ
»Ich sage schlicht danke und werde still.«

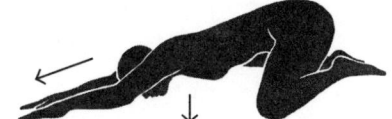

7. KANINCHEN
Kinn gut anziehen.
»Ich lobe und preise den Schöpfer, indem ich der Schöpfung Ehrfurcht entgegenbringe.«

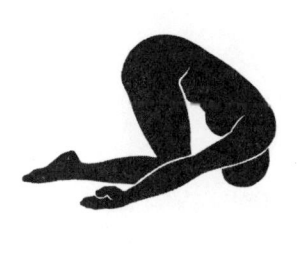

8. MURCHA-PRANYAMA
Tief einatmen, Atem anhalten und Kopf senken; einige Sekunden so bleiben; Kopf heben und danach langsam ausatmen.
»Stille erfüllt mein Herz.«

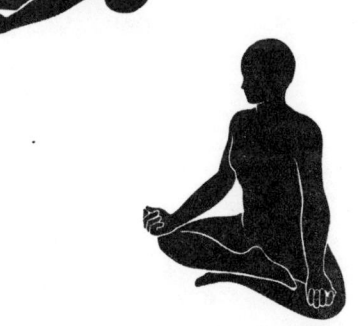

9. RUHELAGE
»Ich bin der Mittelpunkt meines Lebens. Ich schätze mich für alles, was ich bin und habe.«

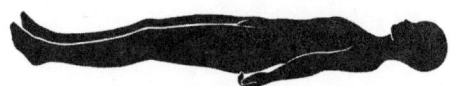

Der Umgang mit unbequemen Charaktereigenschaften

Sogenannte schlechte Charaktereigenschaften und Gewohnheiten können dem Menschen das Leben schwermachen. Es gibt einige Tricks, wie man diese verändern kann.

Gewohnheiten und Charaktereigenschaften, die wir los werden wollen, sollten wir uns zuerst genau ansehen. Es gibt nichts, was nur schlecht wäre, auch dann nicht, wenn es sogar den Tod bringt. Wenn man sich selbst oder seine Verhaltensweisen und Gewohnheiten grundsätzlich ablehnt oder bekämpft, kann keine echte Veränderung stattfinden. Dies führt zu Verdrängungen, die dann bei Gelegenheit wieder an die Oberfläche kommen.

Wie gehen wir bei einer gezielten Gewohnheits- oder Verhaltensveränderung vor?

1. Wir finden den Ursprung der Gewohnheit heraus.
2. Wir überlegen nun ganz ehrlich, welchen Nutzen wir daraus ziehen oder/und welche Bedürfnisse wir damit abdecken.
3. Nun gilt es herauszufinden, wie wir diese Bedürfnisse anders abdecken können. Lassen wir dabei ruhig unseren Humor und unsere Raffinesse zum Zug kommen.
4. Wir sollten dabei auch nicht gleich Hagel und Sturm in Gang setzen, sondern nur ein kleines Lüftchen; das heißt wir gehen nur schrittweise, langsam und sehr behutsam vor.

Die Arbeit an sich selbst lohnt sich immer und kann sogar Spaß machen. Sie schafft innere Freiheit; Talente können sich frei entfalten und neue Möglichkeiten können ausgeschöpft werden. Das Leben wird zu einem spannenden Abenteuer.

Meditation

Aufrecht sitzen, den Atem beobachten und still werden.
Bild: Wir sehen einen Felsklumpen vor uns, den wir mit einem Stein-
schläger behauen. Zum Vorschein kommt ein Diamant, den wir nun mit
Freude schleifen, ganz so, wie es uns gefällt. Er soll uns und die ganze
Welt verzaubern.

Ein Mensch muß stark genug sein,
sich aus der Eigenart seiner
Unvollkommenheit die Vollkommenheit
seiner Eigenart zu schmieden.

Goethe

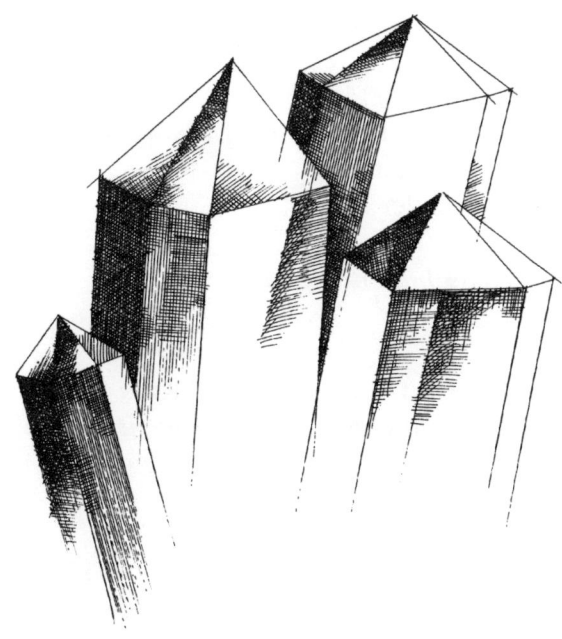

Praxis

Vieler schlechter Gewohnheiten, die uns den Weg zum Glück erschweren, ist man sich leider nicht einmal bewußt. Es geht nicht nur um das Trinken, Rauchen und ungesunde Essen. Wie ist unsere Sprache? Wie verhalten wir uns den Mitmenschen gegenüber? Wie denken wir über sie? Wie sprechen wir über sie? Wie sind unsere ersten Gedanken am Morgen und wie die letzten am Abend? Wie ist unsere Atmung? Wie weit haben wir unnötigen Streß abgebaut? Wie ist unser Verhalten der Umwelt gegenüber? Diese Liste kann beliebig fortgesetzt werden. Versuchen wir es doch zuerst mit ganz kleinen Veränderungen und stellen wir uns vor, wir hätten dabei Erfolg gehabt. Wie fühlen wir uns dann?

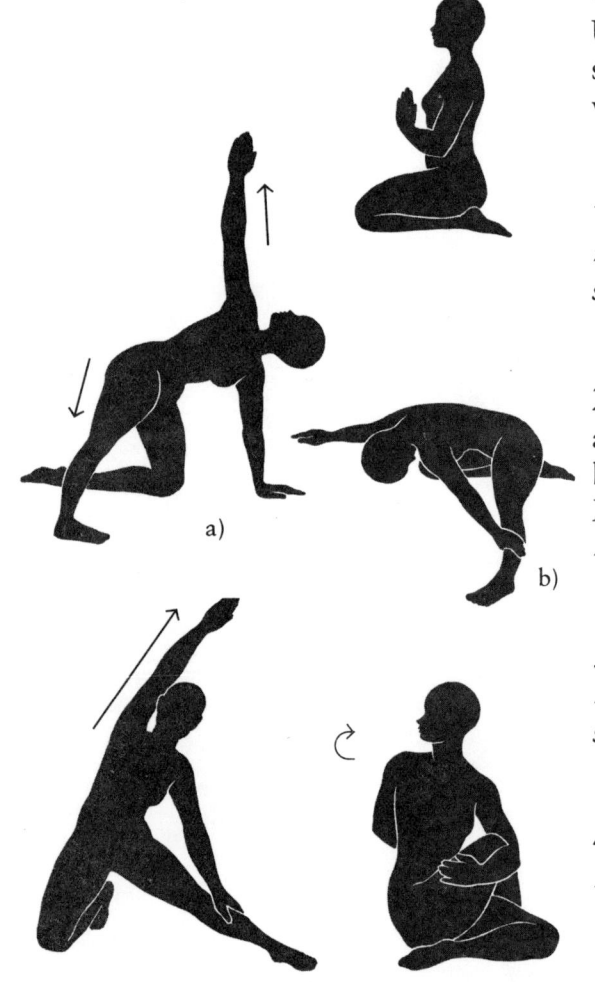

1. SAMMLUNG IM FERSENSITZ
»Meine innere Weisheit macht mich auf negative Gewohnheiten aufmerksam.«

2. BRUSTÖFFNENDE- UND BRUSTSCHLIESSENDE ÜBUNG
a) Sie dehnen sich kräftig durch und
b) lassen jede Spannung wieder los.
Mehrmals wiederholen.
»Es macht mir Spaß, Gewohnheiten zu ändern.«

3. SEITENDEHNUNG AUS DEM QUERBALKEN
»Ich betrachte zuerst eine unbequeme Gewohnheit von allen Seiten. Ist sie wirklich so schlimm?«

4. DREHSITZ MIT ARM AN BEIN
»Ich arbeite an mir mit viel Geduld, voller Verständnis und Liebe.«

5. DYNAMISCHES BEIN- UND ARMHEBEN

Einatmend rechtes Bein und linken Arm heben, ausatmend Bein und Arm wieder senken. Mehrmals wechselseitig wiederholen. Danach ruhen im Gerollten Blatt (siehe Seite 33).

»Ich bin mir der helfenden Kräfte in mir und außer mir gewiß.«

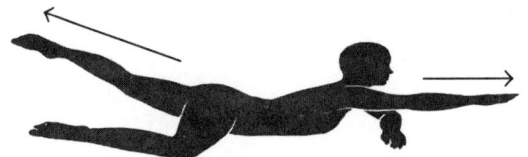

6. QUAKENDER FROSCH

»Ich vertraue meinem Können und Durchhalten.«

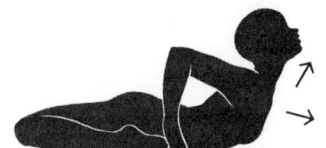

7. VORBEUGE ÜBER GEBEUGTEM KNIE

»Für jeden kleinsten Erfolg bin ich dankbar; er gibt mit Mut für Größeres.«

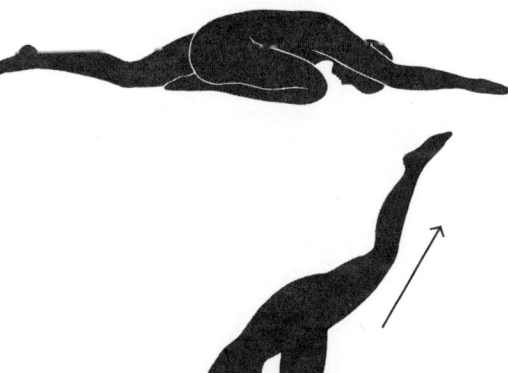

8. FUSS IM MOND

»Übung macht den Meister.«

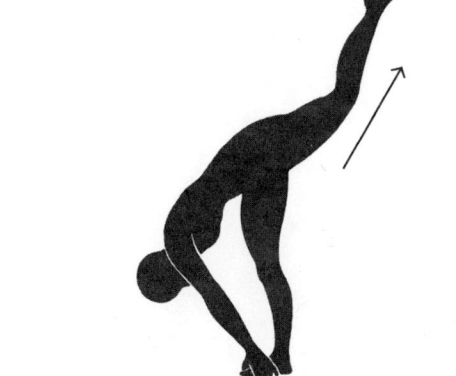

9. RUHELAGE

»Ich habe die Kraft und die Macht, so zu sein, wie ich sein möchte. Ich möchte glücklich sein.«

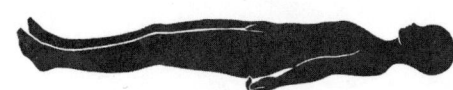

Das Leben spielerisch ernst nehmen

Das Leben ist ein Spiel ... Ist es das wirklich oder ist es eher ein Kampf, »ein Krampf« oder bitterer Ernst? Wie empfinden wir unseren Arbeits-Alltag, die Freizeit, den Umgang mit den Mitmenschen? So wie wir uns das Leben vorstellen, so wird sich das Leben uns präsentieren.

Warum nicht allem, was wir tun und lassen, eine spielerische Note beigeben! Werden wir diesbezüglich erfinderisch! Wenn sogar ich, ein ausgekochter Morgenmuffel, mir den Morgen zu einem vollen Genuß-Erlebnis umgestalten konnte, dann können alle aus ihrem Alltag noch etwas mehr Pfiff und Freude herausholen. Es geht um unser Leben – und was ist wichtiger als unser Leben? Nichts und niemand! Es lohnt sich schon, einige Tage über unsere Haltung dem Leben gegenüber nachzudenken. Aber nicht tierisch ernst, sondern spielerisch!

Die folgenden Betrachtungen können wir jeden Tag von neuem machen. Wir stellen jeden Tag ein neues Programm auf und verwerfen das alte. Es kommt der Tag, an dem wir daran nichts mehr ändern möchten. Dann ist es für uns stimmig.

Meditation

In dieser Meditation wollen wir also einige Betrachtungen anstellen und danach still in uns lauschen, um zu vernehmen, welche Vorschläge unser Innerstes dazu noch machen will. Wir sitzen aufrecht und beobachten unsere Atmung und werden ruhig dabei.

1. Wir betrachten zuerst den Tagesablauf und fragen uns, wo diese spielerische Note eingebracht werden könnte?
2. Wir überdenken neu unsere Beziehungen: mit dem Partner, den Kindern, den Nachbarn, den Arbeitskollegen, den Eltern, den Geschwistern und Freunden.

Nun werden wir still und betrachten jeden Gedanken, der in uns aufsteigt, möglichst neutral (wir lassen auch die negativen Gedanken, Bedenken und Ängste zu) und wägen ab, ob er in unser neues Programm paßt und brauchbar ist.

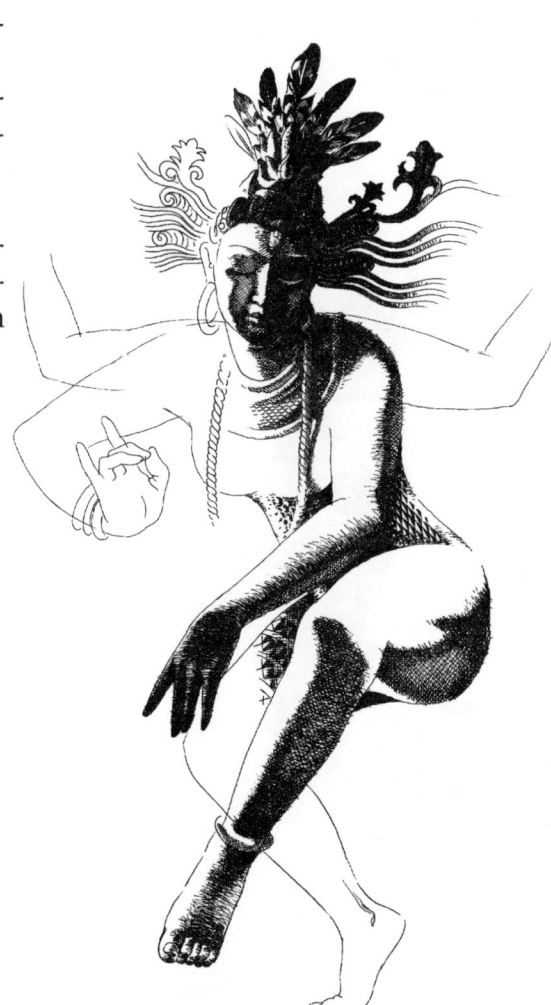

Der Lebenskünstler nimmt die Dinge
und auch die Menschen wie sie sind.
Er liebt das Leben und gewinnt dem Dasein
trotz mancher Widrigkeiten die positiven Seiten ab.

Gerda Ludwig

Praxis

Mit dieser Übungsreihe kommen wir in Schwung; Kreislauf und Atmung werden angeregt. So bringen wir das Spiel in Gang. Den Höhepunkt bildet eine dynamische Variante des Tänzers. Wir achten darauf, daß die Ruhepausen zwischen den Übungen und Stellungen nicht zu kurz kommen.

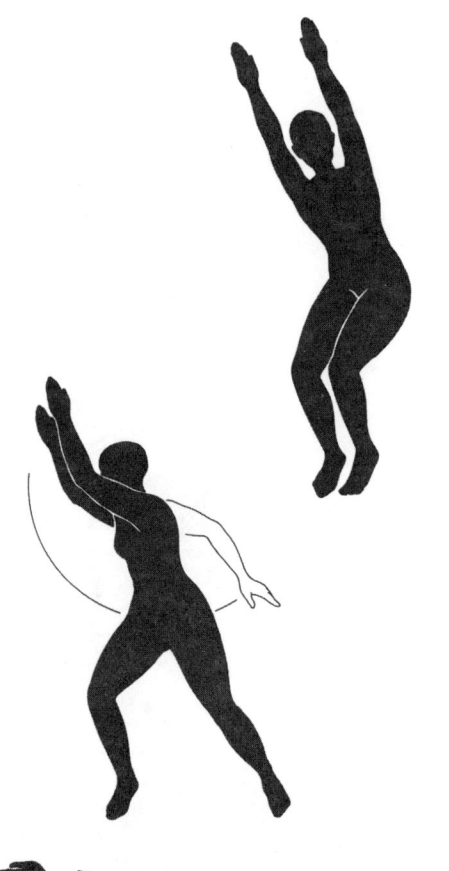

1. AUFWÄRMEN DER FÜSSE
Das Gewicht abwechselnd auf Außen- und Innenkanten, Zehen und Fersen verlagern.
»Ich verbinde mich mit der Kraft der Erde.«

2. LOCKERER SCHWUNG
Einatmen, die Arme seitlich hochwerfen. Ausatmen, die Arme seitlich bis zum Boden senken. Zuerst die eine, dann die andere Seite mehrmals wiederholen.
»Mein ganzer Körper soll schwingen und singen!«

3. DREIECK MIT GEBEUGTEM BEIN
»Das Empfangen und das Geben gehört zum Spiel des Lebens.«

4. Drehung im Stand
Rechte Hand faßt linken Fuß oder umgekehrt. Zuerst Füße und Oberkörper gut drehen, erst dann beugen.
»*Die sicherste und zuverlässigste Stütze bin ich mir selbst.*«

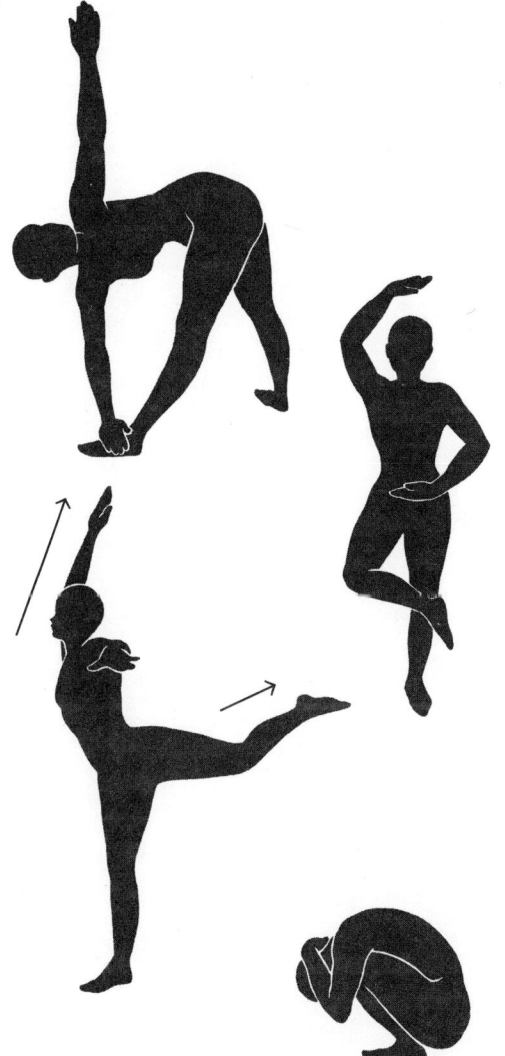

5. Tänzer, dynamische Variante
Einatmend geht der eine Arm nach oben und der andere gleichzeitig nach unten. Ausatmen und dabei bewegungslos die Stellung halten. Im Wechsel 10 bis 20mal wiederholen.
»*Ich liebe das Leben und das Leben liebt mich.*«

6. Heiliger Feigenbaum
»*Ich bin voller Optimismus in jeder Lebenssituation ...*«

7. Kauerstellung mit Händen am Kopf
»*... und immer voller Dankbarkeit für alles Gute.*«

8. Ruhelage
Ausatmen: »*Ich lasse den Körper schwer auf die Matte sinken.*«
Einatmen: »*Ich lasse mich von Leichtigkeit und Licht erfüllen.*«

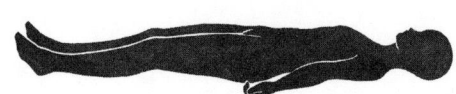

Der Narr in uns – nicht nur zur Faschingszeit

Der Narr ist eine Figur, die vielen Völkern und zu allen Zeiten bekannt war (Hofnarr, Gaukler, Harlekin, Zirkusclown, Fakir, Hanswurst, Schalk). Die Jungsche Psychologie kennt den Narren als Archetyp; das heißt, jeder hat den Typ und die Eigenschaften, die den Narren auszeichnen, in sich.

Ich war viele Jahre mit meinem Narren auf Kriegsfuß. Mein Narr hat mir auch schon einiges eingebrockt und hätte mir sicher wieder elegant aus der Patsche geholfen, wenn ich es nur zugelassen hätte.

Wir sollten also unseren Narren nicht bekämpfen, sondern zum Verbündeten machen. Wie oft kämpfen wir, als würden wir mit dem Maschinengewehr auf Fliegen losgehen. Dabei würde eine kleine humorvolle Bemerkung genügen und viel mehr bewirken. Wir sollten den Narren in uns nicht verdrängen und abblocken, sondern ihn ruhig seine Possen machen lassen. So bringt er uns Farbe und Freude ins Leben, so hilft er uns in jeder Lebenssituation.

Meditation

Aufrecht sitzen, den Atem beobachten und still werden.
Bild: Wir sitzen im Theater. Auf der Bühne lassen wir den Narren erscheinen. Wir schauen und hören ihm eine Weile zu. (Nach einer Gruppenmeditation würden wir feststellen, daß jedes Mitglied einen ganz individuellen Narren projiziert hat.) Nun stellen wir ihm folgende Fragen:

1. Warum bist du so, wie du bist?
2. Was willst du?
3. Was brauchst du?
4. Was möchtest du nicht?
5. Was hast du mir zu geben?

Diese Fragen kann man während der Woche mehrmals stellen. Wenn die Antworten verschieden ausfallen, macht das nichts. Es geht darum, langsam eine Beziehung aufzubauen, die auf gegenseitigem Verständnis, Vertrauen und Wohlwollen basiert.

Ein großer Mensch ist einer,
der sein Kinderherz bewahrt.

Mengtse

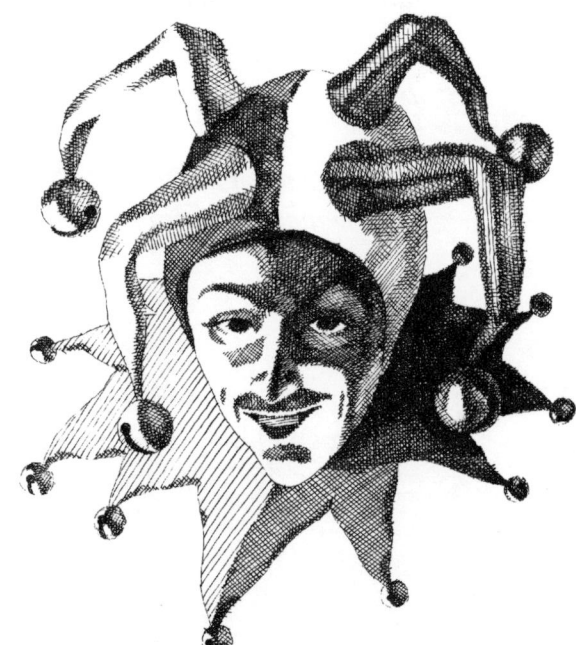

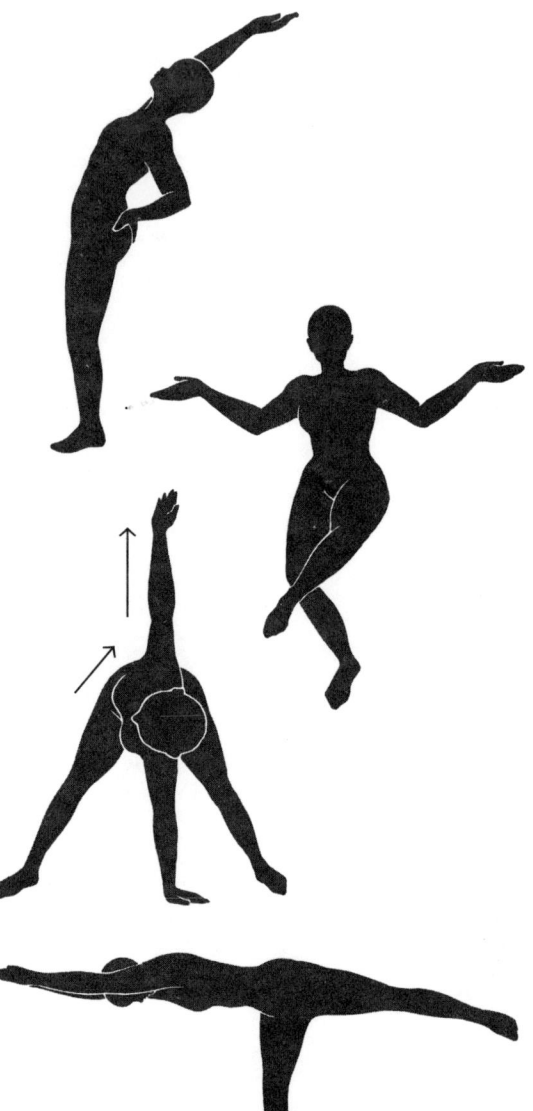

Praxis

Der Narr verkörpert Unabhängigkeit, Beweglichkeit, Tanz, Wanderschaft, Gelöstheit, Frechheit, Traurigkeit, Freude und Ausgelassenheit und so weiter. Wir versuchen, die Eigenschaften des Narren mit dem Körper auszudrücken. Ich wünsche dabei viel Spaß!

1. PENDEL
Den Arm locker nach oben und nach unten schwingen. Zuerst die eine Seite, dann die andere gleich oft wiederholen.
»Ich bin locker im Schwung, das Leben ist schön.«

2. ARME WEIT ÖFFNEN, DABEI BEIN SCHWINGEN
»Wie eine Marionette hänge ich an den Fäden kosmischer Kräfte, die mich liebevoll bewegen.«

3. DREHUNG AUS DER MITTE
»Ich genieße die innere Freiheit.«

4. GLEICHGEWICHTSSTELLUNG
(Eventuell Hände auf dem Fenstersims aufstützen.)
»Ich lasse die Sehnsucht zu, die mich ins Unbekannte zieht.«

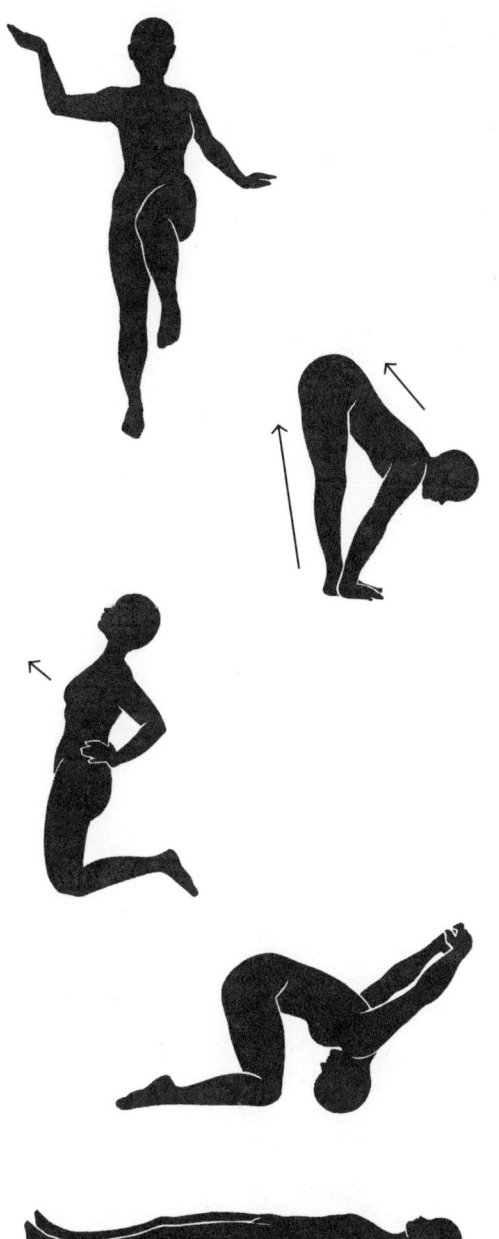

5. TÄNZER-VARIATION
Im Atemrhythmus die Bein- und Handstellung wechseln. Lassen Sie daraus eine fließende Bewegung werden.
»Gott ist der Tänzer, der Kosmos ist der Tanz, und ich tanze mit.«

6. VORBEUGE IM STAND MIT GERADEM RÜCKEN
(Eventuell Hände auf einen Klotz stellen)
»Als Narr darf ich der Welt auch mal meine werte Kehrseite zuwenden.«

7. KAMEL MIT STÜTZENDEN HÄNDEN AM KREUZ
»Ich sorge mich nicht, ich schaue beherzt nach oben und weiß, daß alles gut ist.«
Danach ruhen im Muselmann (siehe Seite 33).

8. KANINCHEN MIT GESTRECKTEN ARMEN
»Meinem Narren danke ich, daß es ihn gibt.«

9. RUHELAGE
»Mein Narr ist das Symbol der Freude und der Sehnsucht nach dem Unfaßbaren. Wir tanzen zusammen in die Welt des Geheimnisvollen.«

Die wahre Geborgenheit finden wir in uns selbst

Viel Kraft und Energie wird investiert, um als Gegenleistung Geborgenheit zu erhalten vom Mitmenschen, Arbeitsplatz, Materiellem und so weiter. Jede Geborgenheit, die man außen statt innen sucht und glaubt, gefunden zu haben, ist trügerisch. So wird beispielsweise die Geborgenheit beim Lebenspartner gesucht. Was ist, wenn er krank wird, wenn er stirbt oder wenn er ganz einfach selber keine Geborgenheit geben kann oder will?

Was und wieviel fordern wir im Alltag von uns? Was fordern wir vom Mitmenschen und welche Forderungen lassen wir an uns vorbehaltlos von der Umwelt stellen? Daß wir unsern Kindern Geborgenheit schenken, ist zum Beispiel notwendig. Aber die Kinder werden erwachsen, und dann sollen sie die eigen Verantwortung übernehmen. »Geschenkte Geborgenheit« kann auch eine Falle sein, mit der man einen Menschen halten, beeinflussen und abhängig machen kann. Kreuzschmerzen und Nierenschwäche sind ein Zeichen von Schwäche und Streß, die das Gefühl von mangelnder Geborgenheit verursachen kann.

Wenn man sich schwach, allein und ausgestoßen fühlt, kann einem das Sitzen im warmen Bad ein Gefühl der Geborgenheit vermitteln.

Meditation

Aufrecht sitzen, den Atem beobachten und still werden.
Bild: Wir stellen uns einen kleinen Teich in einer üppig grünen Landschaft vor. Viele kleine und große Tiere leben da friedlich beisammen
und grüßen uns, jedes auf seine Art. Wir tauchen nun einen Fuß ins Wasser – es ist herrlich warm. Wir legen die Kleider ab und steigen ganz ins
Wasser. Wir schwimmen oder setzen uns auf den sandigen Grund, lassen
uns vom warmen, weichen Wasser liebkosen. Über uns weht ein leichtes
Lüftchen, das mit unseren Haaren spielt und uns streichelt. Das Gesicht
halten wir der Sonne entgegen und genießen ihre Wärme.

Ich möchte einen Kreis ziehen
um die Menschen, die ich liebe –
groß genug, daß sie seine Begrenzung nicht spüren,
klein genug, daß er Geborgenheit geben kann;
und der Kreis soll aus Liebe
und guten Gedanken bestehen.

Isabelle Schröder

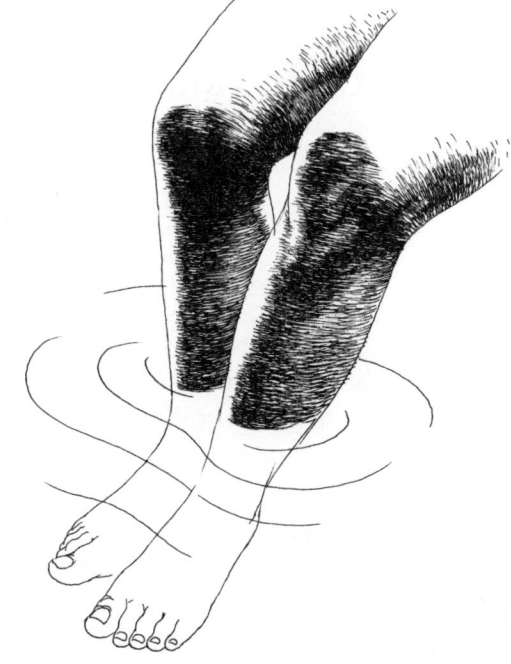

Praxis

Körperlicher, geistiger und seelischer Streß, Überforderungen und Belastungen zeigen sich oft in Kreuzschmerzen. Die folgende Übungsreihe massiert, entspannt und stärkt den Lendenwirbelbereich.

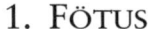

1. FÖTUS
a) Drei Minuten still ins Kreuz atmen.
   »Jeder Atemzug macht mein Kreuz weich und warm.«
b) Sich leicht nach rechts und links wiegen.
   »Ich fühle mich geborgen bei mir selbst.«

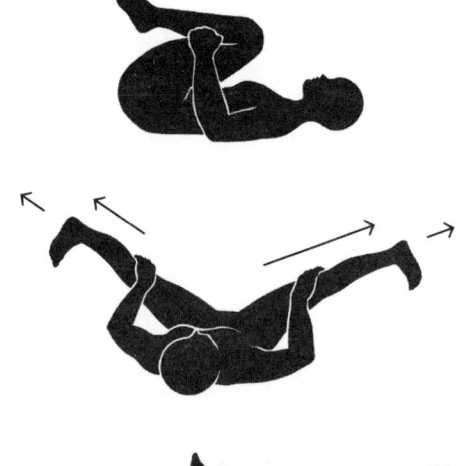

2. BECKENÖFFNENDE STELLUNG
Mit jedem Atemzug die Beine noch mehr nach außen sinken lassen.
»Mein innerer Halt gibt mir Kraft und Mut.«

3. GASLÖSENDE STELLUNG
Knie kräftig an die Rippen drücken und bei der Ausatmung die Bauchdecke einziehen.
»Nur in mir selbst finde ich die Kraft, jeder Lebenssituation zu begegnen.«

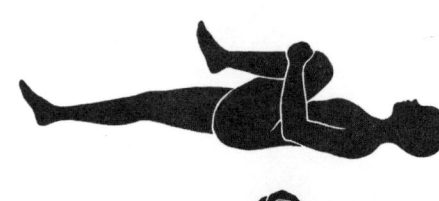

4. DREHUNG AUS DER RÜCKENLAGE
Gebeugtes Knie liegt auf dem Boden auf.
»Ich nehme Anteil am Geschehen in der Umwelt.«

5. SEITENBEUGE AUS DEM QUERBALKEN
»Ich bin aber nicht für meine Mitmenschen verantwortlich.«

6. KOBRA DYNAMISCH

Einatmend Oberkörper heben, ausatmend senken. Mehrmals wieder-holen.

»Ich bin nur vollumfänglich für mich und mein Leben verantwortlich.«

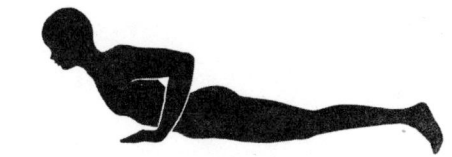

7. HEUSCHRECKE DYNAMISCH

Einatmend Bein heben, ausatmend Bein senken. Wechselseitig mehrmals wiederholen.

»Jedes unnötige Halten lasse ich los.«

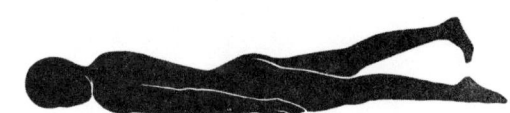

8. VORBEUGEN AUS DEM GEROLLTEN BLATT

Einatmend Arme heben, ausatmend Oberkörper zur rechten Seite sen-ken. Einatmend Arme heben, ausatmend Oberkörper zur linken Seite senken. Mehrmals wiederholen.

»Meine Kraft entwickelt sich mit jeder Bewegung.«

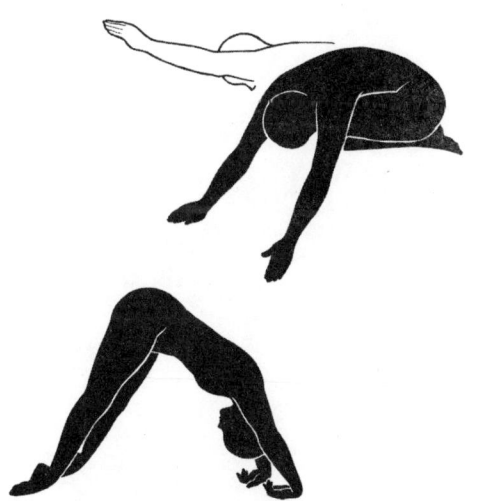

9. PYRAMIDE AUF FINGER UND ZEHENRÜCKEN

»Ich schöpfe die Kraft aus der Ruhe in mir selbst.«

10. RUHELAGE

»Meine inneren Kräfte entfalten sich und erfüllen mich.«

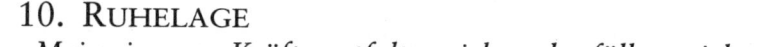

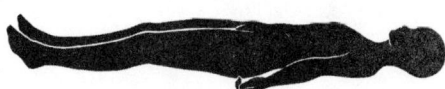

Schutz und Stütze durch ein lebendiges Rückgrat

Rückendeckung bekommen – ein starkes Rückgrat haben – in den Rücken fallen – einen breiten Rücken haben; um nur einige Redewendungen zu erwähnen. Ob man sich angegriffen oder überfallen fühlt (gesundheitlich oder verbal), hängt viel von der eigenen Stärke ab. Ein lebendiger, starker Rücken, insbesondere der Schulterblätter-Bereich, verleiht Mut und Elan zu handeln und notfalls sogar zu kämpfen. Man hat ein gesundes Selbstvertrauen und setzt das Vertrauen auch in eine Situation und den Mitmenschen. Angriffe jeder Art prallen ab wie ein Speer am Schild.

Es ist leicht zu behaupten, daß man heute niemandem mehr trauen kann, daß man jederzeit Angst vor einem Überfall haben muß oder daß doch nur jeder darauf wartet, dem besten Freund in den Rücken zu fallen. Solche Gedanken sollten wir hinterfragen, denn sie sind wirklich gefährlich. Einerseits machen sie uns Angst – und jede Angst schwächt –, andererseits ziehen wir dadurch diese Kräfte und diese Menschen an.

Den ersten Schritt, um uns eine gute Rückendeckung und ein starkes Rückgrat zu schaffen, ist, darauf zu achten, daß wir selber niemandem in den Rücken fallen, sondern achtsam sein sollen, daß wir den andern stützen und ihm ein Gefühl der Sicherheit vermitteln.

Meditation

Aufrecht sitzen, den Atem beobachten und still werden. Die Zunge legen wir an den Gaumen, so weit hinten wie nur möglich. Wir lenken unsere Achtsamkeit auf den Atemvorgang und folgen ihm mit unserem Bewußtsein. Einatmend fühlen wir von der Nase ab durch die Wirbelsäule hinunter ins Steißbein. Ausatmend wandern wir vom Steißbein zurück zum Gaumen. Wir stellen uns nun vor, wie das Rückgrat wärmer, lebendiger und leuchtender wird.

Der unerschütterliche Glaube an die »Kraft in uns«,
der nichts unmöglich ist, verwandelt uns in ein
positives Schicksalskraftfeld,
das alle Dinge, Umstände und Helferkräfte herbeizieht,
deren wir zu einem glücklichen Leben bedürfen.

K. O. Schmidt

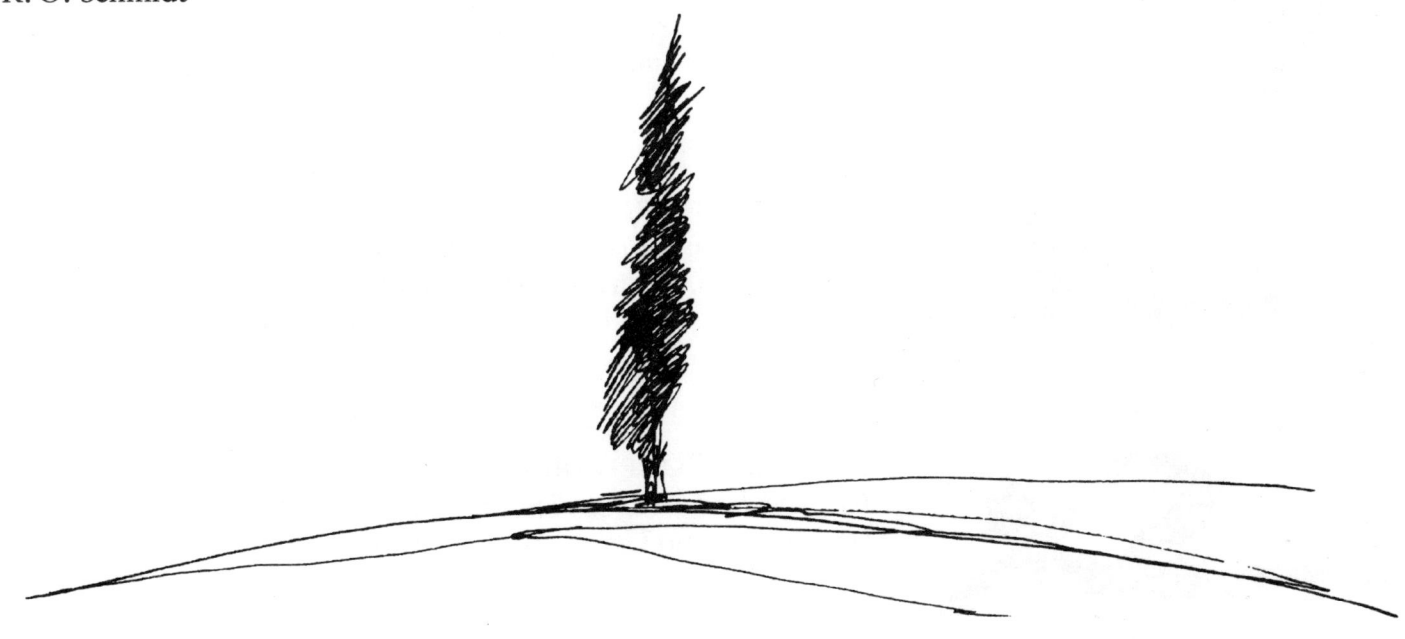

86

Praxis

Bei langem ungünstigen Sitzen, bei Übermüdung oder wenn ein Gefühl der Furcht, Mißtrauen, Tendenz zur Nörgelei und Vorurteil, sei es nun bewußt oder unbewußt, vorherrscht, entstehen Spannungen im Bereich der Schulterblätter. Nach einiger Zeit kann dies zu Rundrücken führen. Die Tendenz zu Rundrücken kann auch vererbt sein. Die folgende Übungsreihe wirkt dagegen.

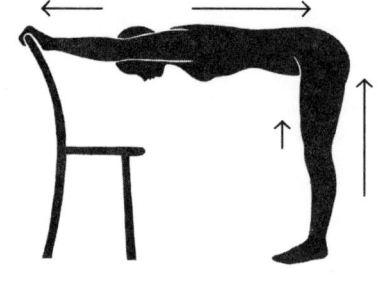

1. Dehnung an der Stuhllehne
»Ich spüre die Lebendigkeit in meinem Rücken.«

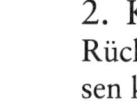

2. Kuhkopf-Stellung
Rücken strecken so kräftig wie möglich. (Falls die Hände sich nicht fassen können, ein Zwischenstück benützen.)
»Die Kraft in meinem Rücken entfaltet sich und erfüllt mich ganz.«

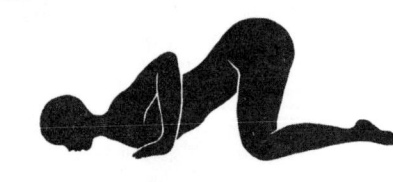

3. Liegestütz im Vierfüßlerstand
Ausatmend das Brustbein Richtung Boden drücken, einatmend wieder hoch kommen. Mehrmals wiederholen.
»Ich unterlasse jedes Urteil, und man läßt auch mich so sein, wie ich bin.«

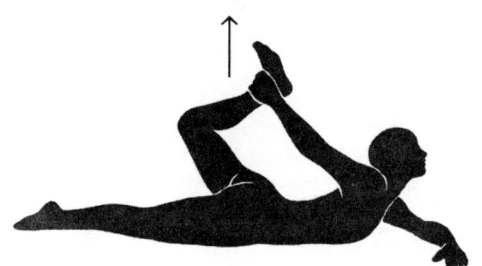

4. Halber Bogen diagonal
»Ich sehe das Gute in jedem Menschen, und er bringt es zum Ausdruck.«
Danach ruhen im Gerollten Blatt (siehe Seite 33.)

5. DREHUNG IM FERSENSITZ MIT HÄNDEN AM HINTERKOPF
»Ich schenke Vertrauen, und man vertraut mir.«

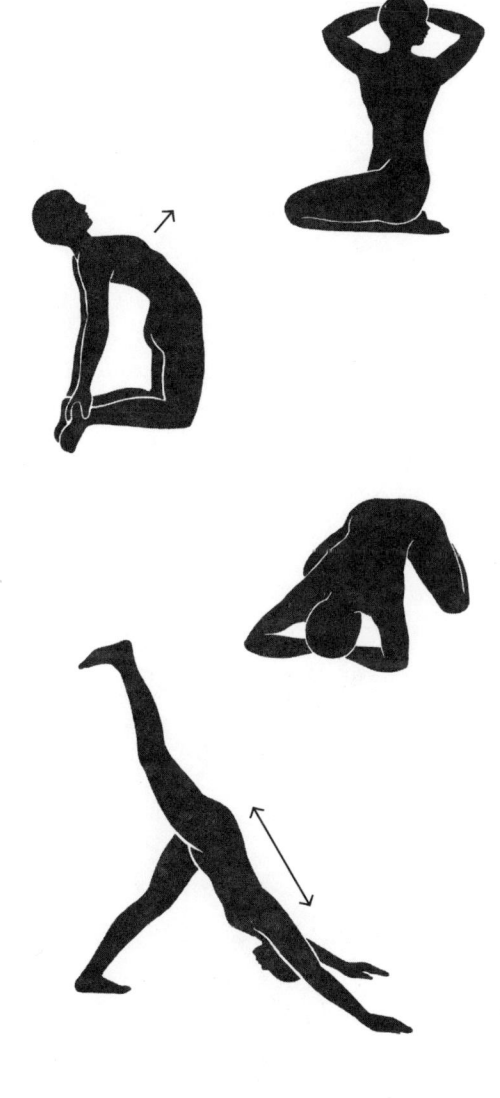

6. KAMEL
Schulterblätter zusammenpressen, Zehen aufgestellt.
»Ich sende Wohlwollen aus, und man ist mir wohlgesinnt.«

7. VORBEUGE AUS FROSCHSITZ MIT AUFGESTELLTEM KOPF
»Ich weiß, daß im Grunde des Wesens jeder Mensch gut ist, auch wenn der Anschein noch so gegenteilig aussieht.«

8. HUND MIT ERHOBENEM BEIN
»Ich bin dankbar für alles Gute und alles Schöne, das ich durch meine Mitmenschen erfahren und erleben darf.«

9. RUHELAGE MIT HANDTUCH-ROLLE UNTER DEN SCHULTERBLÄTTERN
Ausatmen: *»Ich strahle Glaube, Vertrauen und Liebe aus.«*
Einatmen: *»Ich bin offen für den Glauben, das Vertrauen und die Liebe, die meine Mitmenschen mir entgegenbringen.«*

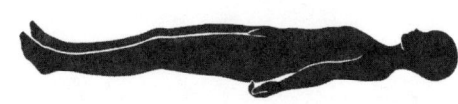

Das Geheimnis des Schenkens

Es ist schon lange kein Geheimnis mehr, daß das Schenken auch dem Schenkenden viel Freude bereitet und daß keine Geschenke aus Berechnung gemacht werden sollten. Wir üben Yoga und sollten mit dieser kleinen Weisheit ernst machen. Ich kann Sie nur ermuntern: Schenken Sie oft und großzügig, ohne etwas zu erwarten. Sie öffnen dadurch ein Tor zu Glück und Freude. Wagen Sie es!

Die Geschenke brauchen nicht immer materieller Art zu sein. Wie wäre es mit ein bißchen Zeit oder der Bereitschaft zuzuhören, einer Ermunterung oder einem lieben Lächeln. Auch eine anonyme Spende oder das Gebet für einen Mitmenschen ist ein Geschenk. Leider schleichen sich ganz schnell wieder die Berechnungen ein. Schenken Sie mit Feingefühl, daß der andere es auch annehmen kann, daß er sich dabei gut fühlt. Hinter vielen Geschenken steckt die Erpressung und die Macht, die selbst der Geber nicht wahrhaben möchte. Schon öfters landete ein Blumenstrauß auf meinem eigenen Stubentisch, weil ich merkte, daß dahinter doch eine Berechnung steckte.

Vergessen Sie auch nicht, sich selber öfters ein Geschenk zu machen. Schenken Sie sich Zeit, Blumen, Bücher – alles, was Sie lieben. Wir können dem anderen nur soviel geben, wie wir uns selbst zugestehen.

Meditation

Aufrecht sitzen, den Atem beobachten und still werden.
Bild: Sie erinnern sich an das Märchen »Die Sterntaler«. Sie sehen das kleine Mädchen, das voller Gottvertrauen in den Wald geht, weil es kein Kämmerlein und kein Bettlein mehr hat. Auf dem Weg verschenkt es sein Stücklein Brot, sein Käpplein, sein Röcklein und auch sein Hemdchen. Da fallen die Sterne vom Himmel, die sich in goldene Taler verwandeln und ein Hemdchen aus feinstem Linnen. Sehen Sie nun sich selbst als dieses Mädchen und fühlen Sie wie dieses Mädchen. Sicher hat dieses Mädchen seine Goldtaler wieder den Armen verschenkt und, oh Wunder – soviel es auch immer schenkte, es wurden nie weniger; es wurden immer mehr.

Das wahre Glück besteht nicht in dem,
was man empfängt,
sondern in dem, was man gibt.

Chrysostomus

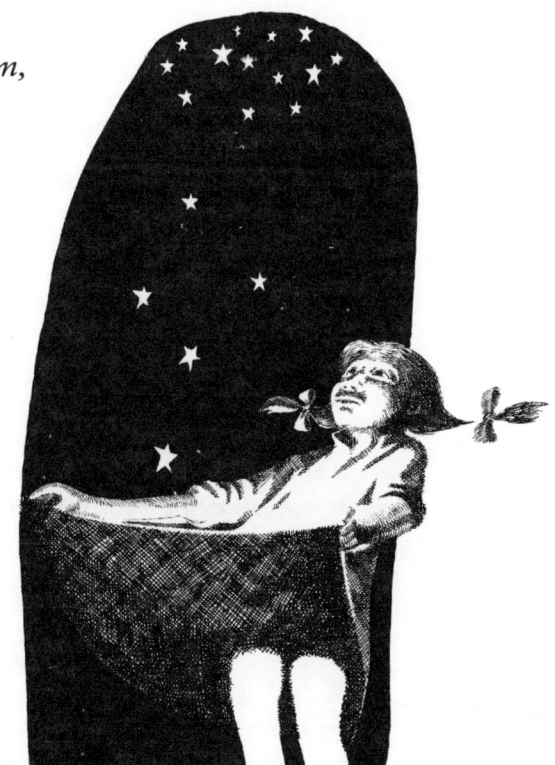

Praxis

Diese Übungsreihe soll ein Geschenk an uns selber sein. Wir lassen uns beschenken von der Erde und den Kräften des Kosmos, und wir sind uns der Großzügigkeit und des Überflusses in der Natur bewußt.

Ein Hinterfragen, wie unsere Einstellung dem Schenken gegenüber ist, ärgert uns vielleicht eher als daß es uns freut. Aber es ist nie zu spät, etwas Neues zu beginnen.

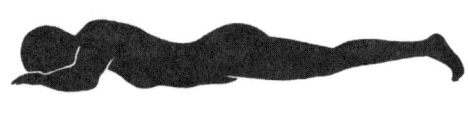

1. INNERE SAMMLUNG IN DER BAUCH-RUHELAGE
»Ich verbinde mich mit den Kräften der Erde, die mir alles Nötige und noch viel mehr zum Leben schenken.«

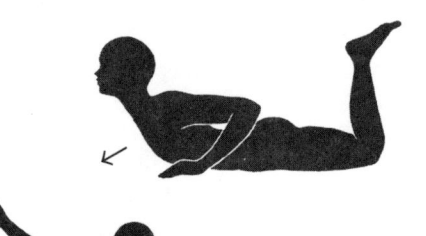

2. KÖNIGSSCHLANGE
»Ich erspüre die Kraft im Rücken, die mir ein weites Herz ermöglicht.«

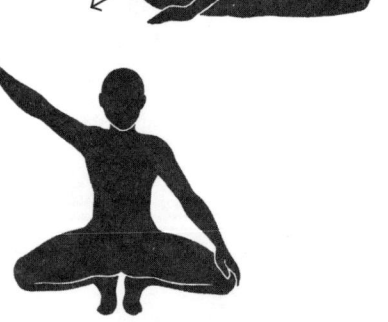

3. BALANCE IN HOCKE
Einatmend rechten Arm senken, linken Arm heben. Ausatmend linken Arm senken, rechten Arm heben. Mehrmals wiederholen.
»Ich schenke im rechten Maß, daß es für mich und den Empfänger stimmt.«

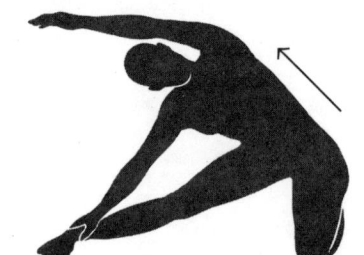

4. SEITENBEUGE AUS DEM QUERBALKEN
»Ich bin offen für die Bedürfnisse der Mitmenschen.«

5. DREHUNG IN DER TAUBENHALTUNG
»Die Geschenke des Lebens erfreuen mich.«

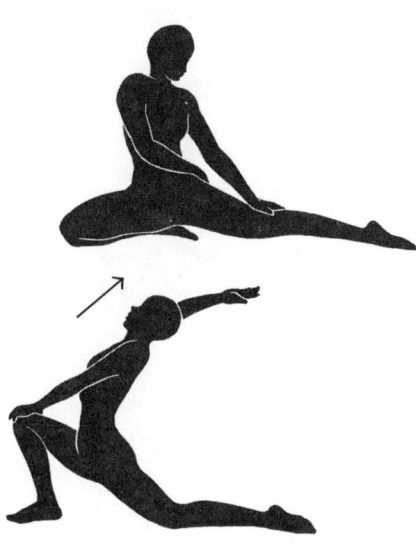

6. AUFGERICHTETE KOBRA MIT RÜCKBEUGE
»Alles was ich gebe, macht mich frei für Neues.«

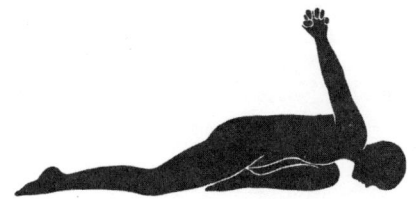

7. VORBEUGE ÜBER GEBEUGTES KNIE MIT BRUSTEXPANDER
Schulterblätter kräftig zusammenpressen.
»Ich bin dankbar, daß ich immer etwas zu geben habe.«

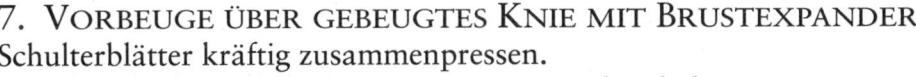

8. HALBER KOPFSTAND
»Mein wahres Glück besteht nicht in dem, was ich empfange, sondern in dem, was ich gebe.«

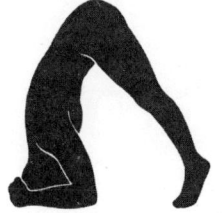

9. RUHELAGE
»Der Atem-Rhythmus lehrt mich das Gesetz von Geben und Empfangen; ich lasse mich von ihm wiegen und beschwingen.«

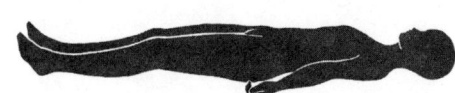

Den Lebensacker für die Saat vorbereiten

Jedes Jahr müssen wir den Lebens-Acker neu bestellen und bebauen, denn Körper, Geist und Seele brauchen immer frische Nahrung. Nur in guter, gelockerter Erde kann die Saat gedeihen. Die großen Steine müssen weggeräumt, die Erdklumpen und alten Wurzelstöcke zerkleinert und unter die Erde gemischt werden.

Für unser Leben heißt das, daß wir unsere Beziehungen, Verpflichtungen und Aufgaben neu überdenken und Verbrauchtes wegräumen beziehungsweise auflösen und loslassen. Wir wandeln uns ständig, so auch unsere Familie und Freunde und unsere Verpflichtungen ihnen gegenüber. Mit Freunden aus alten Zeiten, die uns nicht mehr entsprechen, können wir die Beziehungen lockern; das gibt uns Freiraum für neue Freundschaften. Eine Frau, die nach dem Wiedereinstieg in den Beruf von »Doppelbelastung« spricht, hat diese Aufräumarbeiten nicht geleistet. Ein Haushalt mit vier Personen sollte und kann auf vier verteilt werden. Jede Aufräumarbeit kann vorerst ein Chaos verursachen; und es braucht viel Mut und Kraft, in dieses Chaos wieder Ordnung zu bringen. Aber es lohnt sich immer.

Warum nicht auch die Schränke und Gestelle durchsehen und Altes wegräumen? Auch hier Platz für Neues schaffen. Oft kleben wir an Altem, weil wir uns darin geborgen fühlen. Dieses Gefühl ist trügerisch, denn wie schnell kann Materielles zu einengender Belastung werden. Als ich noch bei der Altersfürsorge arbeitete, sagte ich oft: »Sie sorgen sich, bis sie all den Kram haben; sie sorgen sich, daß er Ihnen erhalten bleibt, und jetzt sorgen sie sich, wie sie ihn wieder los werden können.«

Eine Entschlackungs- oder Fastenkur tut dem Körper gut und bereitet auch ihn für das Neue vor.

Meditation

Aufrecht sitzen, den Atem beobachten und still werden.
Bild: Wir sehen vor uns den Lebensacker, den wir mit Elan frisch bestellen. Wir sammeln zum Schluß die herausgelassenen Steine wieder ein und bauen mit ihnen den Weg in eine beglückende Zukunft.
Wir wollen dem Glück nicht nachjagen, sondern günstige Bedingungen schaffen, daß es sich bei uns einfinden kann.

Öffne dich für alles Neue,
hafte nicht am Alten,
werde neugierig und staune,
denn morgen kann alles anders sein.

Farida Wolf

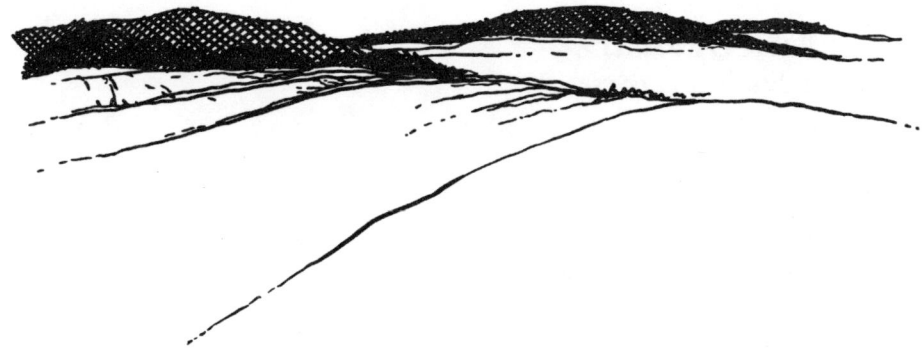

Praxis

Diese Übungsfolge üben wir unter dem Gesichtspunkt der »Reinigung« von Körper, Geist und Seele. Damit wollen wir Freiraum schaffen für das Neue. Wir sind uns bewußt: Im Kosmos gibt es keine Leere; alles was uns leer erscheint, ist mit Energie erfüllt, die wir mit unseren Sinnen nicht wahrnehmen. Diese »Leere« birgt das Leben.

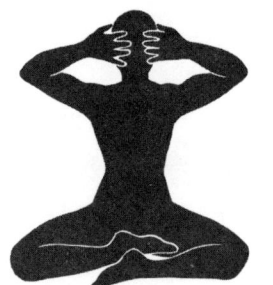

1. BEQUEME SITZHALTUNG EINNEHMEN
Kopfhaut massieren; rund um die Augen, Nase und Mund mit den Fingerkuppen leicht klopfen; Ohren kneten und an den Ohrläppchen kräftig ziehen; Finger tief in Nacken und Hals graben und schulterwärts ziehen. Nun die Arme, Beine und den Rumpf *systematisch* mit der flachen Hand kräftig klopfen. Danach den ganzen Körper mit beiden Händen ausstreichen, ihn von aufgepeitschter, verbrauchter Energie befreien.

Diese Übung wirkt reinigend und regenerierend auf Haut und Lymphsystem. Ihre Wirkung kann mit vermehrtem Wassertrinken noch unterstützt werden. Nicht abends üben!
»Ich befreie mich von allem Verbrauchten, Anhaftenden und Belastenden in meinem Leben.«

2. EINFACHER DREHSITZ
»Meine neue Freiheit genieße ich.«

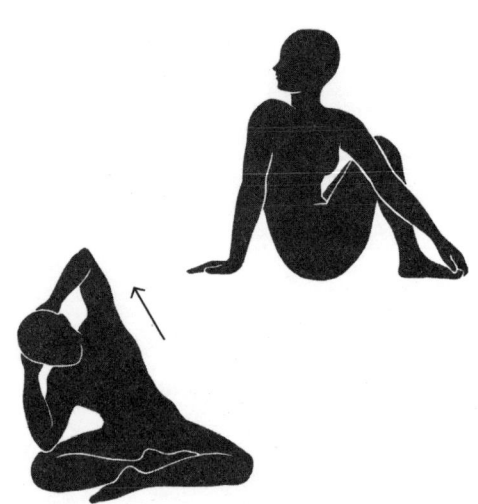

3. SEITENBEUGE MIT HÄNDEN AM KOPF
»Ich bin bereit, Neues zu erleben.«

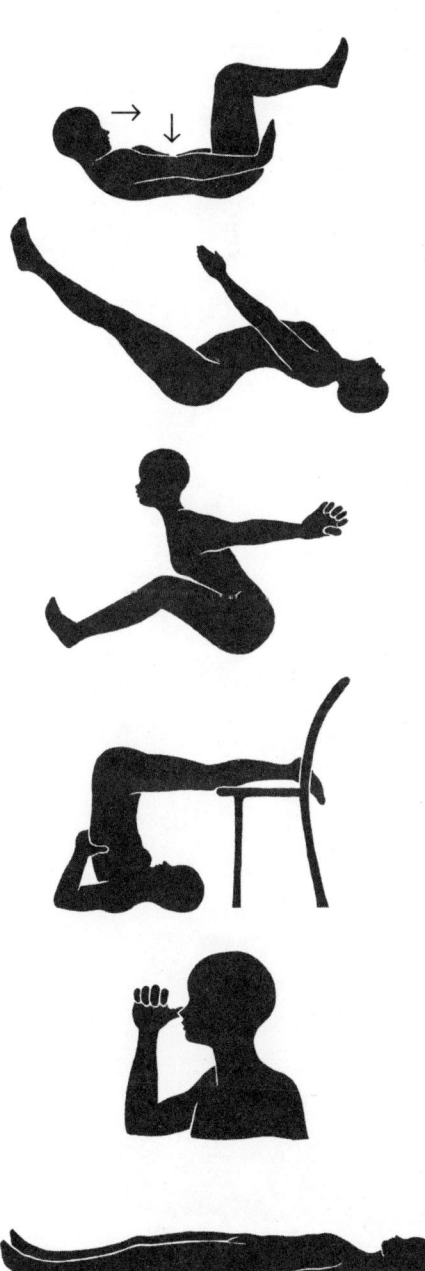

4. EINE DIE BAUCHMUSKULATUR STÄRKENDE ÜBUNG
»Ich sammle Kraft, um jede Situation siegreich zu meistern.«

5. FISCH MIT ERHOBENEM SCHWANZ UND FLOSSEN
Brust so sehr wölben, daß sich der Oberkörper vom Boden abhebt und Sie nur noch mit Hinterkopf und Gesäß aufliegen.
»Ich weiß, daß mir geholfen wird.«
Danach ruhen im Fötus (siehe Seite 32).

6. BEUGE NACH VORN MIT BRUSTEXPANDER
»Meinen Blick richte ich auf die Zukunft.«

7. PFLUG MIT GESTÜTZTEN BEINEN
»Ich bin empfänglich für die Unterstützung, die ich von allen Seiten bekomme.«

8. WECHSELATMUNG II
Bequeme Sitzhaltung einnehmen. Linkes Nasenloch verschließen und rechts ein- und ausatmen. Rechtes Nasenloch verschließen und durch das linke ein- und ausatmen. Mehrmals wiederholen.

9. RUHELAGE
»Loslassen – zulassen – sein lassen.«

Gedanken und Gefühle sind das Saatgut

Jeder Gedanke erzeugt ein Gefühl, und die Gefühle beeinflussen ihrerseits die Gedanken. Gedanken und Gefühle bilden eine Einheit – eine Energieballung. Jede Energie hat die Tendenz zur Verdichtung, das heißt, je nachdem wie wir denken und fühlen, so gestaltet sich unser Leben, so gestalten wir unsere Umgebung, so ziehen wir die entsprechenden Menschen und Situationen an.

Es ist sehr schwer, Gefühle zu beeinflussen. Mit der Beherrschung der Gedanken ist es relativ einfacher. Gedankenstrukturen bilden Muster in das Unterbewußte. Diese sind zu vergleichen mit den Rillen einer Schallplatte. Wie nun die Rillen geprägt sind, davon hängt die Musik ab. Diese Melodie wird sich immer und immer wiederholen, bis die Rillen neu strukturiert sind. Im Yoga werden wir uns negativer Gedankenketten bewußt, und wir lösen sie auf und gestalten sie neu.

Die nächsten Tage halten wir öfters inne, um uns unserer Gedanken und Gefühle bewußt zu werden; und wir lenken die Gedanken geduldig immer wieder in die rechten Bahnen. So schaffen wir uns ein Saatgut, dessen Ernte Geist und Seele nährt, das heißt, uns Kraft, Kreativität, Lust, Freude und inneren Frieden schenkt.

Auch eine Meditation ist ein »Inne-Halten«, egal wie kurz oder lang es ist. Hier haben wir die beste Gelegenheit und die Zeit, die Gedanken, die uns überfallen, zu beobachten, um sie dann unter unsere Herrschaft zu bringen.

Meditation

Aufrecht sitzen, das Atmen beobachten und still werden. Wir sitzen einfach da und beobachten unsere Gedanken. Egal wie unerfreulich zur Zeit gewisse Lebensumstände sein mögen, unsere Gedanken und Gefühle haben sie hervorgerufen. Wir suchen aber keine Schuldigen, nicht bei uns und auch nicht bei den Beteiligten. Statt dessen wollen wir einfach zuerst »loslassen«, alles Negative loslassen. Der nächste Schritt ist, daß wir negative Gedanken in positive umpolen. Das ist ein echter Willensakt und eine Geduldsprobe, aber es lohnt sich.

Fühle und handle, als wär dein Leid
schon entschwunden, als wäre das Glück,
das dein Herz ersehnt, bereits in
deine Seele und dein Leben eingezogen.

K. O. Schmidt

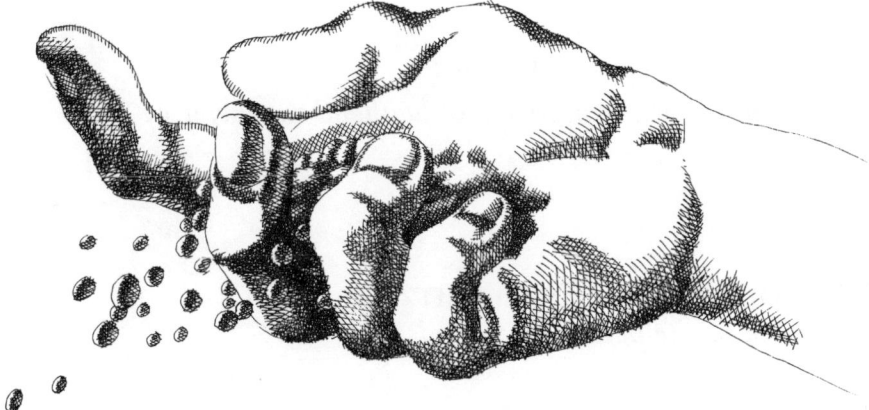

Praxis

Viel Geduld und Kraft brauchen wir, um negative Gedanken durch positive zu ersetzen. Dabei stoßen wir auf ungeahnte Widerstände. Die Macht der Gewohnheit räumt nicht gern das Feld. Aber wir sind nie allein, wir können immer die inneren Kräfte um Hilfe bitten; und keine Bitte, die wirklich zu unserem Wohl führt, bleibt unerhört.

Zwischen den Stellungen ruhen wir in der Bauchlage mit den Worten: »In mir wirkt die Kraft und Macht des Guten.«

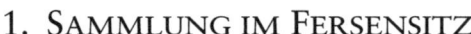

1. SAMMLUNG IM FERSENSITZ
»Ich bin ganz da im Hier und Jetzt mit Körper, Geist und Seele.«

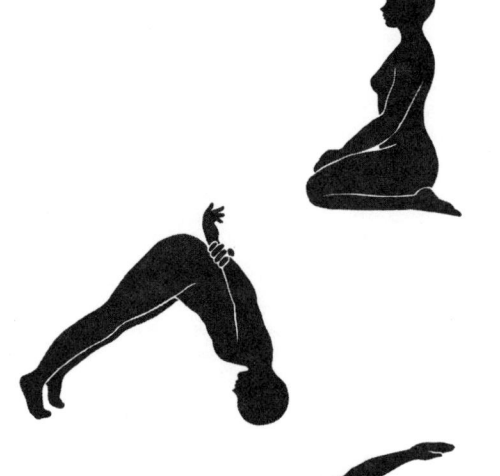

2. HALBER KOPFSTAND MIT HÄNDEN AM KREUZ
»Negative Gedanken werden mir zu jeder Zeit und an jedem Ort sofort bewußt.«

3. AUFGERICHTETE KOBRA
»Ich bin den Mitmenschen wohlwollend zugeneigt.«

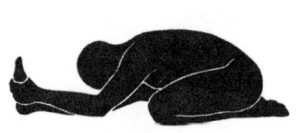

4. VORBEUGE IM FERSENSITZ
»Ich bin mir selber wohlwollend zugeneigt.«

5. DREHUNG IN ARMLEUCHTERSTELLUNG
»Ich sehe die Umgebung, sehe das Gute und das Schöne zuerst.«

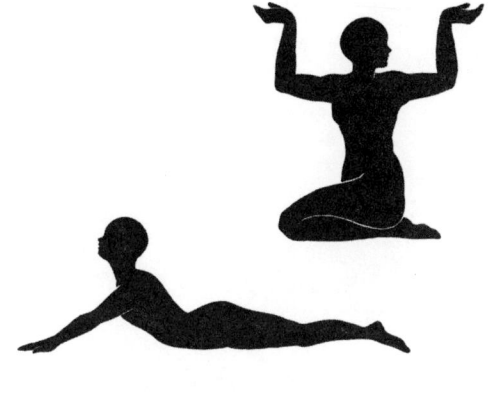

6. KOBRA MIT NACH VORN GESTRECKTEN ARMEN
»Mein Herz ist offen für Gedanken und Gefühle des Guten.«
Danach ruhen im Gerollten Blatt (siehe Seite 33).

7. KLAPPMESSER
»Ich bin der Beherrscher meiner Gedanken.«

8. HALBKERZE MIT HÄNDEN AN DEN KNIEN
«Ich setze die Kraft der Konzentration ein, und diese Kraft entwickelt sich zunehmend.«

9. 3 × OM SINGEN
»Ich erwarte eine reiche Ernte und freue mich darauf.«

10. RUHELAGE
»Ich werde frei (von negativen Gedanken); aus der Freiheit entsteht Friede, und der Friede verwandelt sich in Freude.«

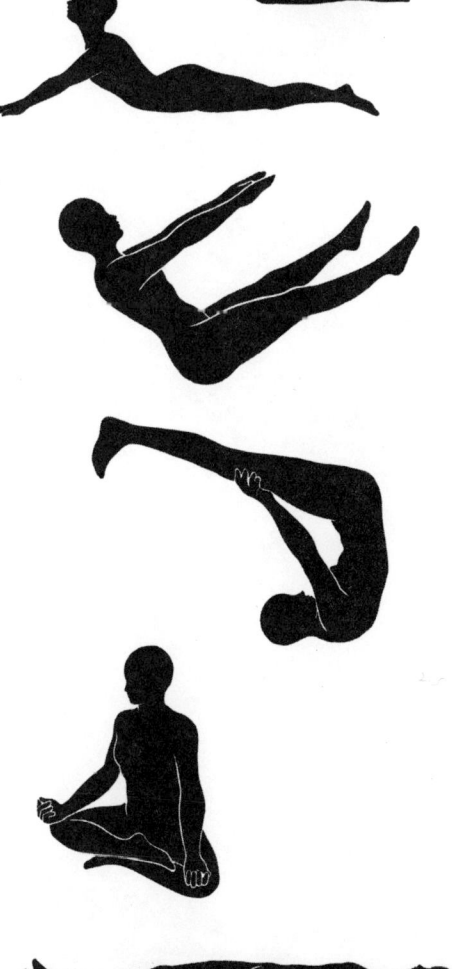

Zuerst das Vertrauen, dann die Gewißheit

Der Same ist der Glaube – der Keimling die Gewißheit.

Haben wir den Acker bereitgestellt, das Saatgut vorbereitet und richtig ausgewählt? Haben wir wirklich alles *Nötige* getan? Entspricht das Gewünschte uns und tut es uns gut? Wir wissen, was wir ernten wollen und sind uns bewußt, daß aus Kürbiskernen keine Lilien entstehen. Nun säen wir.

Wenn etwas Neues in Gang gesetzt wird, hat es oft vorerst den Anschein, daß es besser gewesen wäre, man hätte es beim Alten belassen. So wußte man wenigstens, was man hat (den Samen in der Hand).

Es folgt nun eine Zeit des Wartens. Alles Wachsende ruht zuerst in der Dunkelheit; es braucht die Dunkelheit, um zu keimen. Nur ein schlechter Bauer würde von Zeit zu Zeit den Samen wieder ausgraben und nachschauen, ob er wirklich keimt. Vielmehr lockert er die Erde und begießt, falls nötig, fleißig.

Wie gehen wir mit den Zeiten des Wartens um? Nützen wir sie, um Glaube, Hoffnung und Vertrauen zu üben! Wir können und sollten diese Zeit nicht abkürzen. Wir können sie uns aber wohl mit Sinnvollem verkürzen. Wir können uns vermehrt den Mitmenschen zuwenden, Freude bereiten, Biographien großer Menschen lesen und vermehrt meditieren …

Die folgende Meditation unterstützt das Keimen unserer Saat. Der Glaube, daß sich unsere Wünsche und Pläne verwirklichen, wächst und wird zur Gewißheit.

Meditation

Aufrecht sitzen, den Atem beobachten und still werden.

Bild: Um uns herrscht Dunkelheit. Mit jeder Ausatmung lassen wir Wurzeln aus Gesäß und Beinen in den Boden wachsen, die immer länger, kräftiger und dichter werden. Mit jeder Einatmung lassen wir es aus unserem Oberkörper und Armen keimen. Wir wachsen nach unten und nach oben, und wir kommen ans Licht. Wir gestalten eine Pflanze nach unserer Wahl. Zu dieser Vollkommenheit, welche die Pflanze uns offenbart, soll sich unser Leben, ein glückliches Leben, entwickeln.

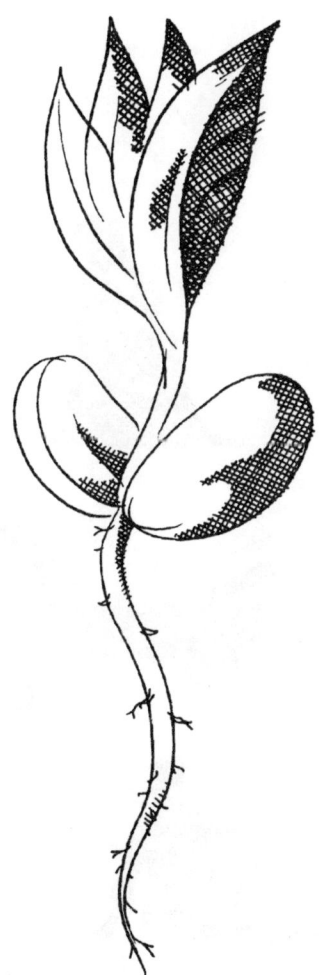

Säe eine Handlung und du wirst eine Gewohnheit ernten;
säe eine Gewohnheit und du wirst einen Charakter ernten;
säe einen Charakter und du wirst ein Schicksal ernten.

Verfasser unbekannt

Praxis

Jedes Säen ist auch ein Akt des Mutes. Die Saat entspricht wohl der Ernte, aber wir ernten nicht den Samen, sondern die Pflanze; und dies in reicher Fülle, falls die Voraussetzungen stimmen. Es bringt Freude und Sinn in unser Leben, aber auch neue Verpflichtungen und Herausforderungen. Dank Yoga sehen wir der Zukunft voller Freude und Elan entgegen. Im Mittelpunkt steht diese Woche der Lotos, der sich nach oben und nach unten entwickelt.

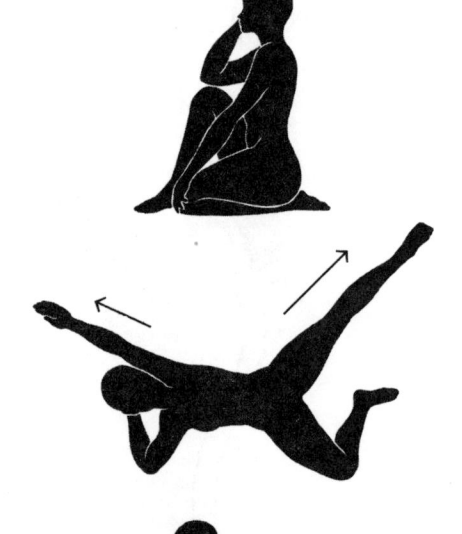

1. SAMMLUNG IN DER LEBENSHALTUNG
»Ich ruhe in mir selbst und genieße es.«

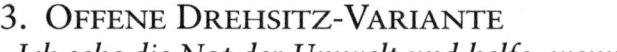

2. BEIN- UND ARMHEBEN IN SEITENLAGE
»Jeder Tag bringt eine neue Chance für meine innere Entwicklung.«

3. OFFENE DREHSITZ-VARIANTE
»Ich sehe die Not der Umwelt und helfe, wenn nötig.«

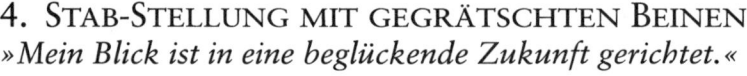

4. STAB-STELLUNG MIT GEGRÄTSCHTEN BEINEN
»Mein Blick ist in eine beglückende Zukunft gerichtet.«

5. KLASSISCHE VORBEUGE
Mit jedem Atemzug die Fersen etwas mehr nach vorn schieben und den
Oberkörper mitziehen.
»Dankbar nehme ich die Hilfe meiner inneren Kräfte an.«

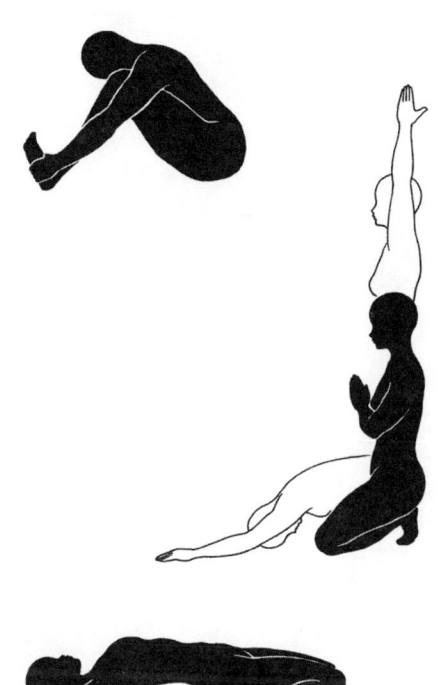

6. LOTOS
Einatmend in den Kniestand kommen und nach oben dehnen, ausatmend
zurück auf den Fersensitz. Einatmend nach vorn beugen und dehnen,
ausatmend zurück auf den Fersensitz. Mehrmals wiederholen.
*»Ich fühle mich verwachsen mit der Mutter Erde und verbunden mit den
kosmischen Kräften des Himmels.«*

7. LIEGENDER HELD
Zuerst auf die Ellbogen stützen, dann nur so weit nach hinten beugen,
daß es noch angenehm ist. (eventuell erhöhte Unterlage unter Kopf und
Arme.)
*»Ich habe die Gewißheit, daß mir immer und überall geholfen wird,
wenn ich es zulasse.«*
Danach ruhen im Muselmann (siehe Seite 33).

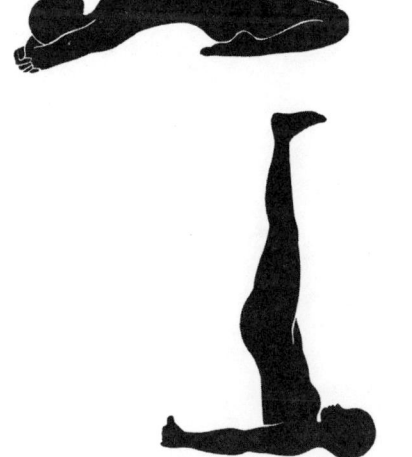

8. KERZE MIT ZUSAMMENGEPRESSTEN SCHULTERBLÄTTERN
*»Mein Leben genießen und dabei dem Licht entgegenwachsen; so soll es
sein.«*

9. RUHELAGE
*»Jeder Atemzug ist ein Dank und ein Lob für alles, was ich bin, für alles,
was ich habe, für alles, was ich tue.«*

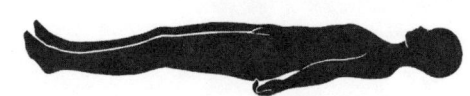

Nur die Ruhe kann es bringen

Ein großes Postulat des Yoga ist die Ruhe. Man übt, die Gedanken und Gefühle zur Ruhe zu bringen. Nur dann offenbart sich die wahre Wirklichkeit in uns – ein Bild ohne Verzerrung kann geschaut werden. Gern wird das beschrieben an Hand des klaren Wasserspiegels, in dem man, sobald die Wogen geglättet sind, sein wahres Gesicht sieht. Dies schenkt ` uns Weisheit, tiefste Zufriedenheit und ein Gefühl der Freude.

Aber nicht nur unser Innerstes können wir dann ohne Verzerrungen wahrnehmen, ebenso unsere Mitmenschen, die Umwelt und unser Leben, das in diesem Umfeld eingebettet ist.

Zeiten der Ruhe wollen wir voll auskosten und sinnvoll nutzen. Äußere Stille kann uns zur Innenschau anhalten. Wir haben dabei nichts zu fürchten, denn: unser innerster Kern – der Kern eines jeden Menschen – ist gut. Zu diesem Kern wollen wir vordringen. Er wird auch als das Innere Licht bezeichnet. Es gilt, dieses zu enthüllen, damit es in uns und durch uns strahlen kann.

In der Innenschau stoßen wir auf Gedanken, Gefühle, Gewohnheiten und Schwächen, die uns belasten und niederziehen und somit unser Leben schwer machen. Sie sind die dunklen Schleier, die unser Licht verhüllen.

Das Aufdecken dieser negativen Muster vollziehen wir liebevoll, geduldig und ohne Kritik oder Selbstverurteilung.

Meditation

Aufrecht sitzen, den Atem beobachten und still werden.
Bild: Wir knien vor einer Wasserpfütze, die unser Gesicht widerspiegelt, und vertiefen uns ganz in dieses Bild. Jeder andere Gedanke ist wie ein kleiner Windstoß, der Wellen entstehen läßt, die das Gesicht im Wasserspiegel verzerren. Ruhig und gelassen sehen wir zu, wie das Wasser wieder still wird. Wir wissen, daß jede kleinste Einsicht ihren Wert hat. Wir bitten unser inneres Licht, daß es sich in seiner reinen Form uns offenbaren möge. Seine Attribute sind Freude, Zufriedenheit und tiefster Frieden.

Das wahre und sichtbare Glück des Lebens
liegt nicht außer uns, sondern in uns.

Hebbel

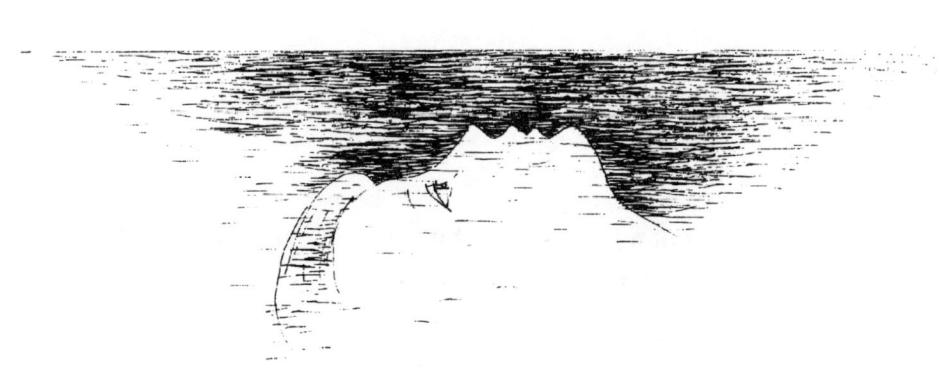

Praxis

Im Mittelpunkt der Woche steht die Schildkröte. Ihr Ursprung verliert sich im Dunkel der Urzeiten. Sie ist schon vor zweihundert Millionen Jahren in der gleichen Gestalt unter den Beinen der Riesensaurier umhergekrochen. Schildkröten lieben und leben die Ruhe und werden zum Teil bis hundertundzwanzig Jahre alt.

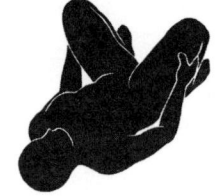

1. Fötus mit den Händen in den Kniekehlen
»Ich lasse es mir wohl sein.«

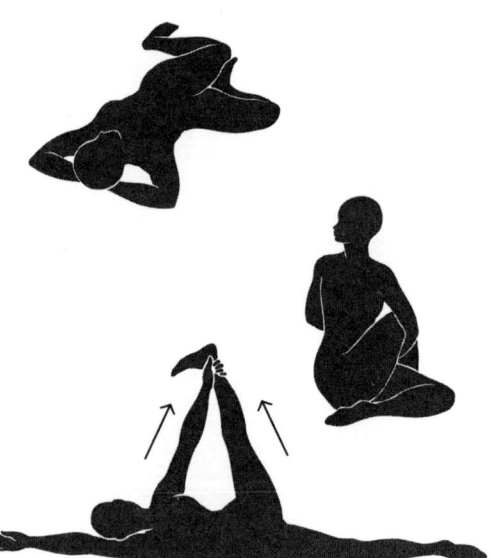

2. Krokodil
Beine locker nach rechts und nach links senken.
»Wie ein Kind wiege ich mich in die Ruhe.«

3. Drehstiz mit Arm unter dem Knie
»Die Ruhe bringt mir Ausgleich und Harmonie.«

4. Bein fassen in der Seitenlage
»Ich nehme die beruhigende Bewegung meiner Atmung wahr.«

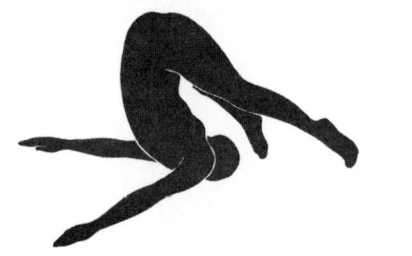

5. Pflug mit gegrätschten Armen und Beinen
»Ich genieße die äußere und innere Stille.«

6. TISCH

»Ich öffne mich ganz den kosmischen Kräften, die mich mein Innerstes sehen lassen.«
Danach ruhen im Fötus (siehe Seite 32).

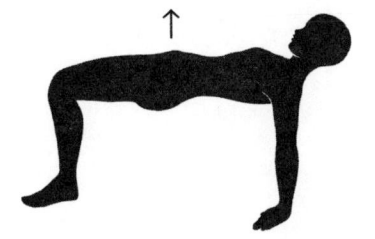

7. VORÜBUNG SCHILDKRÖTE

Einatmend Arme kräftig nach oben strecken, ausatmend nach vorn dehnen und sich locker über die Oberschenkel senken. Mehrmals wiederholen.
»Ich bin gelassen und ruhig.«

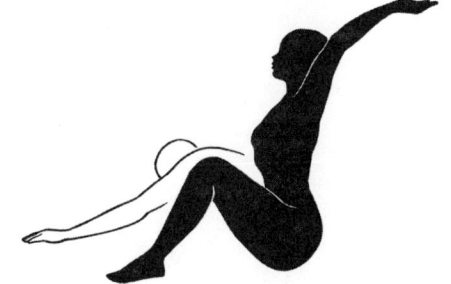

8. SCHILDKRÖTE

(eventuell die Hände statt nach hinten an die Füße legen.)
»Jeder Atemzug bringt mir noch tiefere Ruhe und Einsicht.«

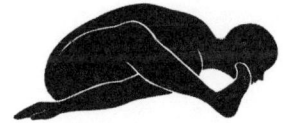

9. BLICKFIXIERUNG

Die Konzentration und den Blick, ohne zu blinzeln, 1–2 Min. auf eine brennende Kerze, die etwa einen Meter vor uns auf Augenhöhe aufgestellt ist.
»Ruhe – Stille – Frieden.«

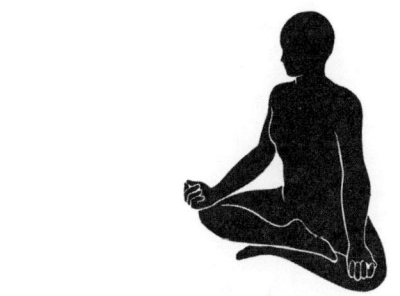

10. RUHELAGE

»Ruhe und Frieden erfüllen meinen Geist. Ruhe und Zufriedenheit erfüllen mein Gemüt. Ruhe und Kraft erfüllen meinen Körper, und er strahlt Gesundheit und Lebensfreude aus.«

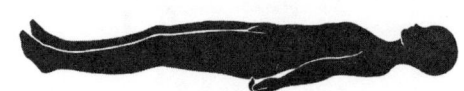

Zeit des Sterbens und des Werdens

Ohne Karwoche keine Ostern! Ohne die Dunkelheit gibt es kein Licht. Egal wie positiv wir eingestellt sind – trotzdem durchleben wir immer wieder dunkle Zeiten. Neben den chronischen Pessimisten gibt es chronische Optimisten. Die einen wollen das Gute nicht wahrhaben, die anderen nicht das Leid und die Dunkelheit. Es gehört aber beides in unser Leben. Mit der Hilfe von Yoga können wir dunkle Zeiten verkürzen, besser verarbeiten und sogar für unsere Weiterentwicklung nutzen. Leidvolle Zeiten wollen uns etwas lehren. Je mehr wir aber in freudvollen Zeiten lernbereit sind, um so weniger brauchen wir das Leid. Wir brauchen nicht mehr einen Schicksals-Schlag, sondern nur noch einen sanften Stups, um auf dem richtigen Weg zu bleiben. Wir werden vom Schicksal nicht hart angepackt, sondern leicht und liebevoll berührt. Wenn großes Leid auf uns zukommt, haben wir die Kraft, dem zu begegnen. Als mein Vater starb, den ich sehr liebte, durchlebte ich in meiner großen Trauer oft Momente einer unbeschreiblichen Glückseligkeit. Oft fühlte ich mich auch getröstet und getragen, einerseits von lieben Mitmenschen, andererseits von etwas, das nicht benennbar ist. Ich möchte die Erfahrungen dieser Trauer-Zeit um nichts auf der Welt missen.

Die folgende Meditation wirkt kraftspendend in allen Zeiten unseres Daseins.

Meditation

Aufrecht sitzen, den Atem beobachten und still werden.
Genauer Wortlaut: Ich lasse jede unnötige Spannung aus meinem Geist,
Gemüt und Körper zur Erde sinken. – Ich lasse jede Schwäche aus meinem Geist, Gemüt und Körper zur Erde sinken. – Ich lasse Disharmonie
und Unruhe aus meinem Geist, Gemüt und Körper zur Erde sinken. –
Nun lasse ich aus den Beinen und dem Gesäß Wurzeln wachsen, die mit
jedem Atemzug dicker, dichter und länger werden. – Einatmend sauge
ich nun die Energie mit Hilfe der Wurzeln aus der Erde, leite sie in das
Becken und lasse sie ausatmend im Becken verstörmen. Der Energie-
pegel steigt mit jedem Atemzug. – Einatmend tauche ich nun einen
Schöpflöffel in die Energiemasse im Becken, schöpfe diese Energie – und
ausatmend übergieße ich mich damit. Diese kraftspendende Energie erfüllt mich ganz.

Zweifle nicht am Blau des Himmels,
wenn über deinem Dach dunkle Wolken stehen.

aus Indien

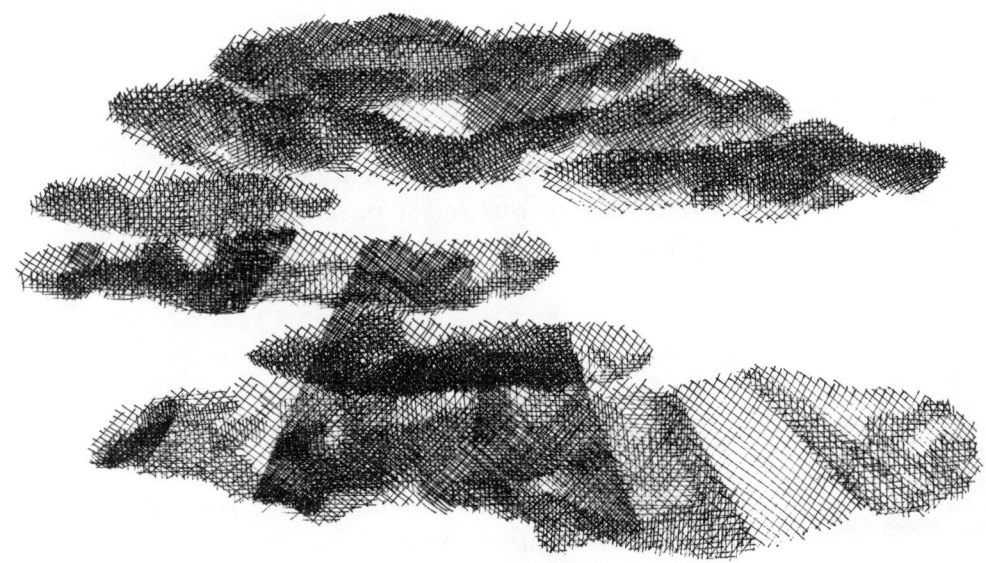

Praxis

Die Pflug-Stellung lenkt die Sinne nach innen. So kann sich ein Gefühl von Ruhe – Stille – Frieden entwickeln. Alles Große wächst in der Stille!

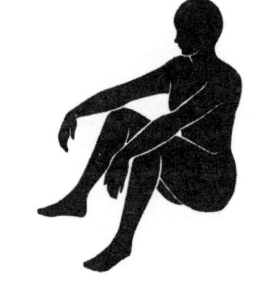

1. SAMMLUNG IN DER KUTSCHERHALTUNG
»Ich bin gesammelt im Bauch und fühle den belebenden Atem.«

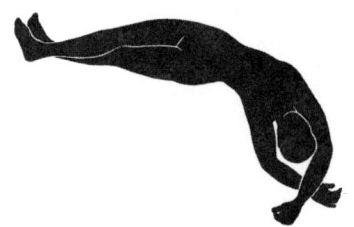

2. LIEGENDER HALBMOND
Beide Gesäßhälften und beide Schultern liegen auf dem Boden auf.
Rechte Seite: *»Ich bin offen und lasse alles Dunkle in mir los.«*
Linke Seite: *»Ich bin offen, um Ruhe, Stille und Frieden zu empfangen.«*

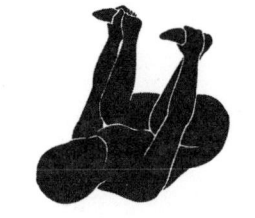

3. FÖTUS MIT GEFASSTEN FÜSSEN
(evtl. Fußgelenke fassen)
Einatmend Beine strecken und ausatmend wieder beugen. Mehrmals wiederholen. Dabei ins Kreuz atmen.
»Ich ruhe in mir selbst in der Gewißheit, daß mir alles Nötige für ein glückliches Leben geschenkt wird.«

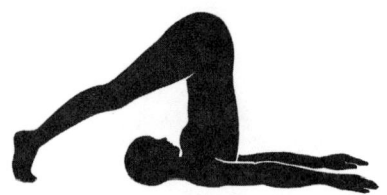

4. PFLUG
(Beine dürfen nicht in der Luft hängen, eventuell Füße auf einen Stuhl stellen).
»Durch jede Pore der Haut atme ich Frieden ein, und er breitet sich aus durch mein ganzes Sein.«

5. OFFENER DREHSITZ MIT AUSGESTRECKTEM BEIN
»Ich lasse das Gefühl des Wohlbefindens zu.«

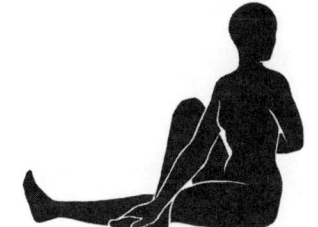

6. BRÜCKE MIT HÄNDEN AM HINTERKOPF
Gewicht auf die Fußaußenkanten verlagern.
»Ich bin voller Erwartung auf jede Chance, die mir tagtäglich neu geboten wird.«

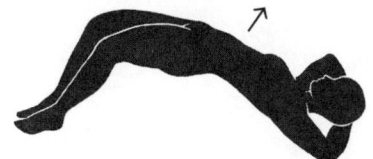

7. KNIEKUSS MIT SENKRECHTEM BEIN
»Dankbarkeit erfüllt mein Herz.«

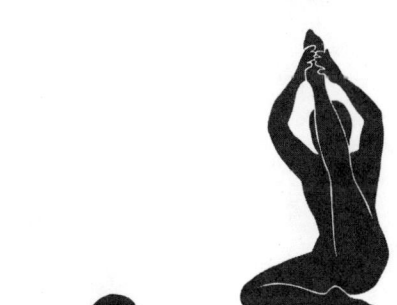

8. SENKRECHTE ZANGE
Zuerst die Beine gebeugt in die Senkrechte bringen, dann langsam strecken und an den Körper heranziehen.
»Ich habe das Vertrauen, daß ich immer getragen werde von den Kräften, die mich erschaffen haben.«

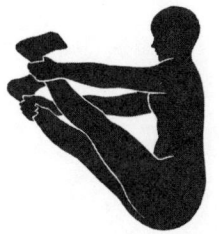

9. RUHELAGE
»Ich habe die Macht – Glaube zu sein.
Ich habe die Macht – Hoffnung zu sein.
Ich habe die Macht – Liebe zu sein.
Ich habe die Macht – Licht zu sein.«

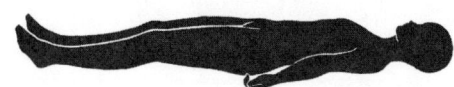

Ostern – das Fest der Auferstehung

Die scherzhafte Bemerkung, wenn man einen Freund nach langer Krankheit wieder sieht: »Schön, daß du wieder auferstanden bist!« trifft den Nagel auf den Kopf.

Aber die Situation ist fatal, wenn der Zeitpunkt der Auferstehung verpaßt wird, denn dann beginnt die Fäulnis und Verrottung. Zeiten der Dunkelheit und des Leides gehen vorüber und viele Menschen merken es nicht.

Egal wie dunkel eine Situation aussieht, wir sollten doch immer die Erlösung, die Auferstehung vor Augen halten und für sie bereit sein. Dies dürfen wir oder sollten wir sogar, selbst wenn wir todkrank sind, denn auch dann sehen wir einem neuen Leben entgegen.

Der Atem ist das Symbol von Leben und Sterben. Der Augenblick der neuen Auferstehung ist da, wenn der Impuls zur Einatmung in Kraft tritt. Diese Kraft ist so gewaltig, daß wir gegen sie nicht mit unserm Willen angehen können. Die gleiche Kraft treibt einen zarten Keimling durch hartes Gestein. Dieser Kraft sollten wir uns immer bewußt sein und ihr voll vertrauen. Diese Kraft erhält uns am Leben oder heilt uns. Diese Kraft ist stärker als wir, weiser als wir und birgt das Glück in sich.

Mit dem folgenden Meditationsbild können wir die treibenden Kräfte in uns mobilisieren, daß sie uns den Weg zeigen in eine reiche, beglückende Zukunft.

Meditation

Aufrecht sitzen, den Atem beobachten und still werden.
Bild: Wir sehen uns in einer dunklen Höhle. Es ist angenehm kühl und feucht. Von rechts oben kommt Licht herein. Zuerst ist es dumpf, aber dann wird es immer heller. Sogar ein neugieriger Sonnenstrahl zwängt sich durch die Öffnung. Der Lichtschein erhellt die Wände der Höhle, und wir schaffen mit unserer Fantasie die schönsten Steinmuster und Skulpturen. Diese sind so angelegt, daß sie wie eine Stiege zur Öffnung führen. Nun fangen wir doch an, die Kälte und Nässe zu spüren, und wir wollen ans Licht. Wir klettern hoch – treten durch die Öffnung, breiten die Arme weit aus, der Sonne, dem Licht entgegen. Vor uns breitet sich die Welt in ihrer Pracht aus, die wir voll auskosten wollen.

Daß die Vögel der Sorge und des Kummers
über deinem Haupt fliegen, kannst du nicht hindern.
Doch kannst du verhindern,
daß sie Nester in deinem Haar bauen.

aus China

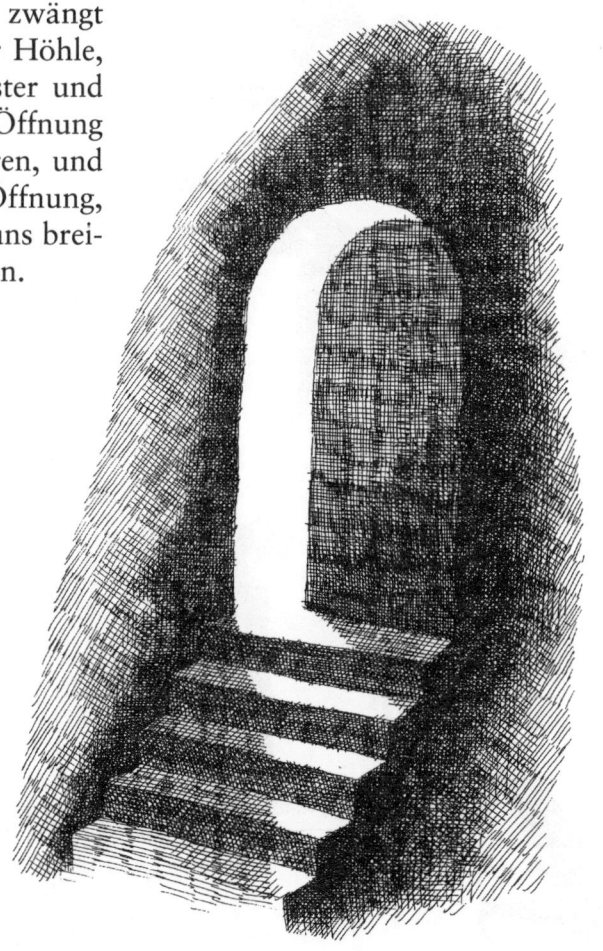

Praxis

Die folgende Reihe hilft, aus schweren Zeiten herauszukommen. Wir halten Ausschau nach dem Licht, das uns den Weg weist und das uns zu sich zieht, um uns alles zu schenken, was wir jetzt und immer brauchen. Und es kann dann sehr wohl passieren, daß wir alles in einem anderen Licht sehen.

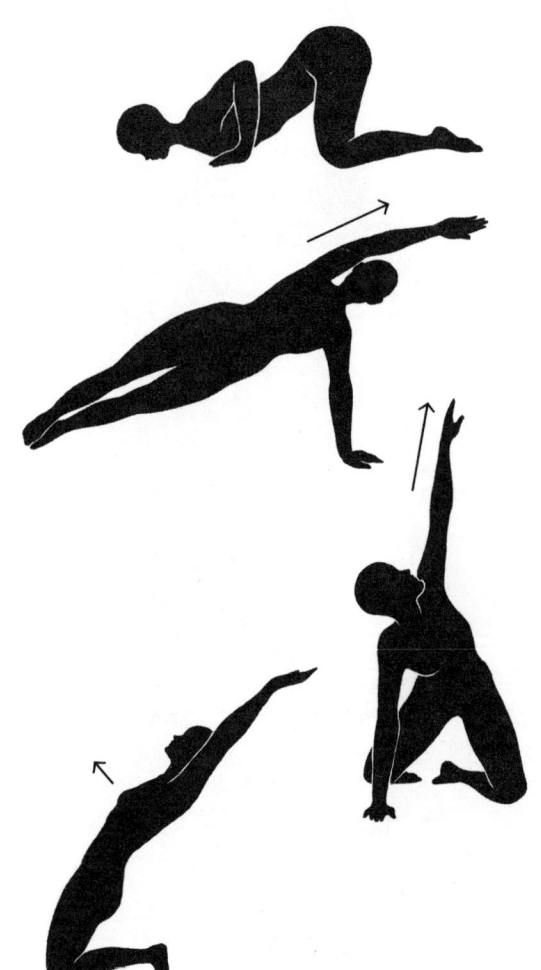

1. LIEGESTÜTZ AUS DEM VIERFÜSSLERSTAND
Ausatmend Ellbogen beugen und Brustbein zum Boden bringen. Einatmend wieder in den Kniestand kommen. Mehrmals wiederholen.
»Ich spüre meine Kraft und lasse sie in mir wirken.«

2. SCHIEFE EBENE SEITLICH
Den oberen Arm kräftig dehnen.
»Jeder Atemzug stärkt mich neu.«

3. DREHUNG AUS DEM VIERFÜSSLERSTAND
»Ich beanspruche und schaffe mir Platz für meine Entwicklung.«

4. HALBMOND IM KNIESTAND
Dehnung nach oben und nach hinten.
»All meine Sinne, mein Denken und Fühlen sind auf das Licht ausgerichtet.«

5. Gerolltes Blatt mit Händen auf dem Kreuz
»Ich überlasse mich ganz der Kraft, die mich aufrichtet.«

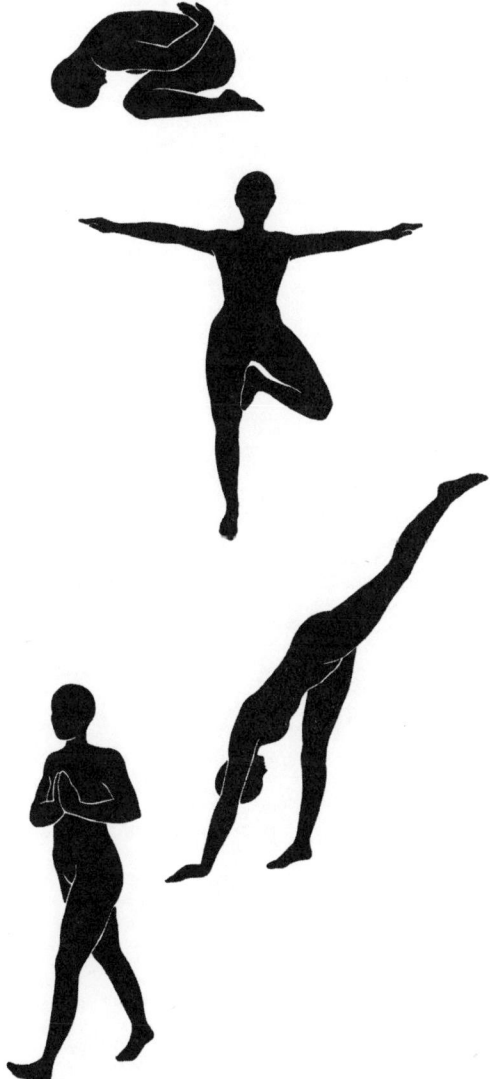

6. Baum mit offenen Armen
»Ich bin die strahlende Sonne meines Lebens.«

7. Fuss im Mond
»Ich akzeptiere im Leben Mond und Sonne, oben und unten. Die Freuden und die Schmerzen, sie gehören zum Leben, sie gehören zu meiner Entwicklung.«

8. Meditatives Gehen
Dabei die Fußsohlen erspüren, wenn der Fuß ab- und aufrollt.
»Ich erwarte die neue Welt, und mit Gott, meinem Partner, schreit ich voran.«

9. Ruhelage
»Mit jeder Einatmung lasse ich Licht in mein Herz strömen, und während der Ausatmung lasse ich es durch meinen ganzen Körper strahlen.«

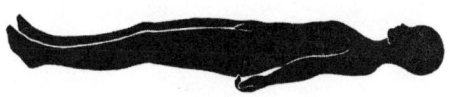

Die Haltung prägt den Menschen

Im ersten Lebensjahr lernt das Kind sitzen, stehen und gehen. Es übt immer wieder, bis es klappt, und dann freut es sich und strahlt. Es übt die Aufrichtung und das Gleichgewicht.

Auch wir wollen wieder einmal unser Sitzen, Stehen und Gehen unter die Lupe nehmen und allenfalls die nötigen Korrekturen vornehmen. Im Laufe der Zeit, besonders in schweren Lebensperioden, schleicht sich gerne eine Schwere in unsere Haltung, und die Haltung reflektiert diese wiederum auf Geist und Gemüt.

Wir wollen wie der Schmetterling, der aus dem Kokon schlüpft, uns auf allen Ebenen »neu entfalten«. Genau wie der kleine Sommervogel können wir uns ein lustiges Spiel daraus machen.

Stellen wir uns doch mal vor, wir hätten uns frisch verliebt und unser Schatz würde an der nächsten Ecke warten. Wir gehen zusammen im Park flanieren, dann in einer Konditorei ein Eis mit Sahne essen und heiße Schokolade trinken. Wie würden wir dann gehen, stehen und sitzen? Warum halten und bewegen wir uns eigentlich nicht immer so?

Nun – sich frisch verlieben, das kann man immer wieder, sogar in den eigenen Partner. Wir können ihn auch gerne ein wenig aus der Reserve locken; das hält jung und macht erst noch Spaß. A propos Haltung – auch in der Liebe kann von Zeit zu Zeit etwas Neues ausprobiert werden. Es liegt an uns, aus diesem Frühling etwas Besonders zu machen.

Meditation

Aufrecht sitzen, den Atem beobachten und still werden.
Bild: Wir visualisieren eine weiße Filmleinwand, und darauf projektieren wir einen Film. Wir sind der Hauptdarsteller. Wir sehen uns sitzen, stehen und gehen; auf der Straße, am Arbeitsplatz und in der Freizeit. Wir sehen uns unglücklich und studieren unsere Haltung. Wir sehen uns glücklich, sehen uns gehen, sitzen, stehen, laufen, tanzen und so weiter. Wir lassen nun der Fantasie freien Lauf, setzen keine Grenzen. Das kann uns niemand nehmen, uns im Geiste glücklich zu sehen. Und unsere inneren Bilder gestalten schließlich unsere äußeren Bilder, unser Leben.

Unsere Strahlung geht nicht ins Leere,
sondern durchdringt sie.
Von überall kommt es
verwirrend zurück.

Martin Liechti

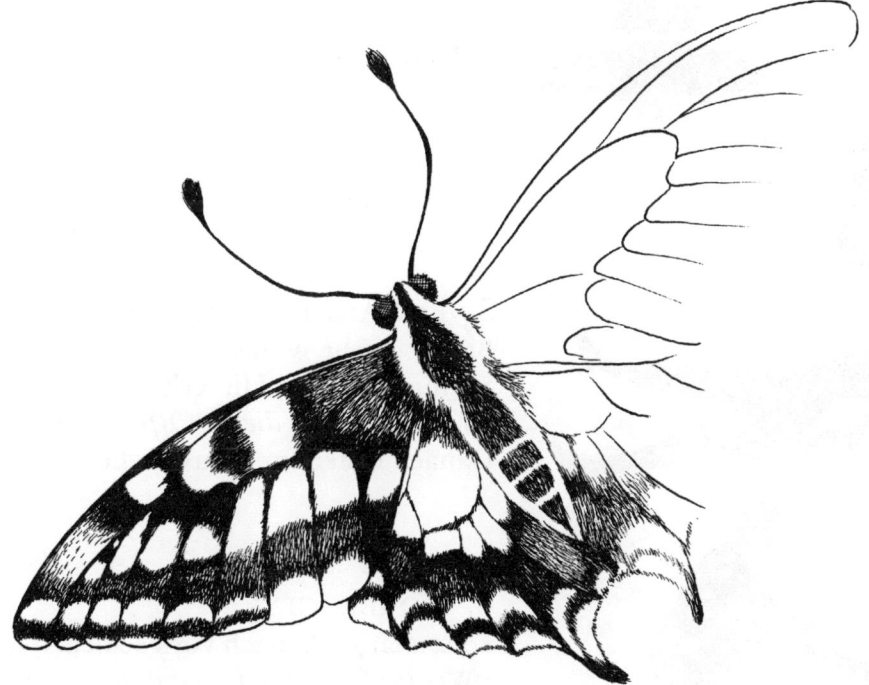

Praxis

Jede Körperhaltung, die wir einnehmen – sei dies im Yoga oder im Alltag – wirkt auf unser Denken und Fühlen, auf Geist und Seele, auf Verstand und Gemüt. Wie ist grundsätzlich unsere Haltung dem Leben, dem Mitmenschen, der Umwelt gegenüber? Die Körperstellungen können in uns Gefühle wecken oder Stimmungen auslösen, die uns Aufschluß über unsere Lebenshaltung geben. Aufschlußreich sind uns Stellungen, die wir besonders gern einnehmen oder die wir innerlich ablehnen, die uns sogar aggressiv machen. Halten Sie diese Woche die Asanas etwas länger und stellen Sie sich dabei folgende Fragen:

Wie alles im Leben, haben auch die Stellungen zwei Seiten, eine negative und eine positive (die Vorbeuge zum Beipsiel kann Bescheidenheit und Demut bedeuten oder Kriechertum und Tiefstapeln). Versuchen Sie, aus jeder Haltung diese zwei Aspekte herauszufinden!

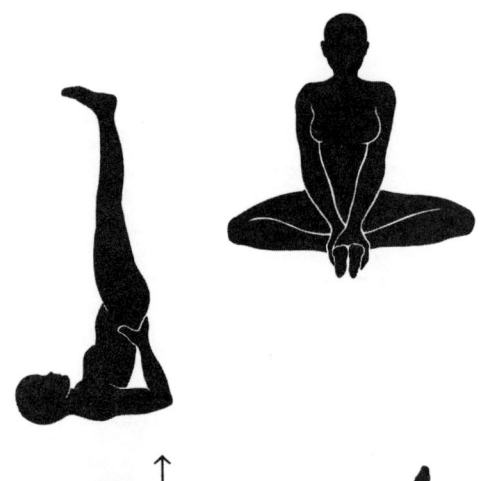

1. SAMMLUNG IM SCHMETTERLINGSSITZ
»Meine innere Weisheit läßt mich wissen, was für mich wichtig ist.«

2. KERZE
»Welch tiefere Bedeutung hat diese Haltung für mich?«

3. EINFACHE FISCH-VARIANTE
Brust so sehr wölben, daß sich der Oberkörper vom Boden abhebt und Sie nur noch mit Hinterkopf und Gesäß aufliegen.
»Wie erlebe ich dieses Offen-sein im Herzbereich?«
Danach ruhen im Fötus (siehe Seite 32).

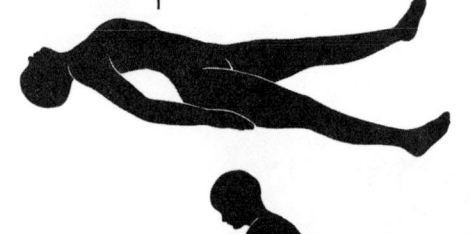

4. VORBEUGE
Fersen langsam nach vorn schieben und so den Rücken nach vorn ziehen.
»Wie fühle ich mich, wenn ich mich nach vorn beuge?«

5. DREHSITZ MIT SICH FASSENDEN HÄNDEN
»Nehme ich die Haltung gern ein?«

6. SEITENBEUGE AUS DEM FREIEN SITZ
»Wie fühle ich mich in dieser Haltung?«

7. BALANCE-SITZ MIT GEBEUGTEN BEINEN
»Wie liegen mir die Gleichgewichtsstellungen?«

8. ZANGE AUF DEM RÜCKEN
»Wie würde ich mich fühlen, wenn mich morgen der Chef in dieser Haltung erwischt?«

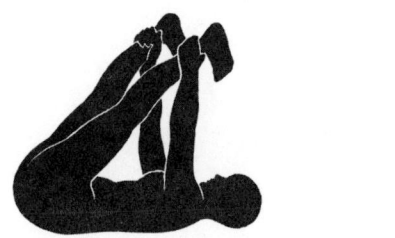

9. RUHELAGE
»Nun übergebe ich mein ganzes Tun und Lassen meiner inneren Weisheit. Ich bin still und lasse es mir wohl sein.«

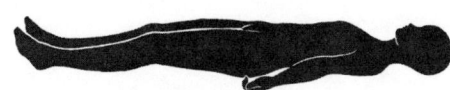

Nur der bewußt gelebte Augenblick birgt das wahre Glück

Was hindert uns im Hier und Jetzt zu leben? Es sind die Erinnerungen der Vergangenheit oder Erwartungen und Hoffnungen auf die Zukunft. Schöne Erinnerungen können uns Kraft geben in einer sorgenvollen Gegenwart, aber nur vorübergehend – sie sind wie »Glück aus zweiter Hand«. Auch die Vorfreude kann die Gegenwart verschönern, aber sie ist nicht die Realität, nicht die Wirklichkeit.

Was hindert uns, ganz in der Gegenwart, ganz im Augenblick zu leben? Es sind die Spannungen aus der Vergangenheit, die in die Zukunft reichen und diese mitgestalten. Spannungen, bewußte und unbewußte, zehren an uns und rauben uns die Energie. Wir wollen uns davon lösen. Wir wollen nicht an die vielen Pflichten, Belastungen und Sorgen denken und meinen, wir müßten sie tragen. Wir lassen sie da stehen, wo sie sind und leben voll dem Augenblick. Ich denke dabei gerne an die Bauersfrauen meines Heimatortes. Sie hatten sechs bis zwölf Kinder, ein großes Haus mit Garten zu versorgen und arbeiteten auf dem Feld und im Stall mit. Wie konnten sie soviel leisten? Sie verschwendeten nicht die Energie, indem sie an das große Arbeitspensum dachten, sie machten einfach das, was der Augenblick erforderte. Schon seit Jahren beobachte ich Menschen, die außerordentlich viel leisten, um das Geheimnis ihrer unerschöpflichen Kraft zu ergründen. All diese Menschen haben etwas gemeinsam: Sie leben voll im Augenblick.

Meditation

Aufrecht sitzen, den Atem beobachten und still werden.
Bild: Wir versenken uns ganz in den Anblick eines geliebten Objektes. Es steht in einem besonderen Licht; und mit jedem Atemzug verändert sich ein wenig die Lichtbestrahlung. Jeder Atemzug ist ein neuer Augenblick, den wir bewußt erleben und gestalten. Wie schon in der Morgendämmerung der neue Tag enthalten ist, so in jedem Augenblick die Ewigkeit.

Wir sind hier, um uns bedingungslos dem
Leben zu verpflichten. Es liegt auf der Hand,
daß sich nur im gegenwärtigen Augenblick
ein schöpferischer Prozeß abspielen kann.

Reshad Feild

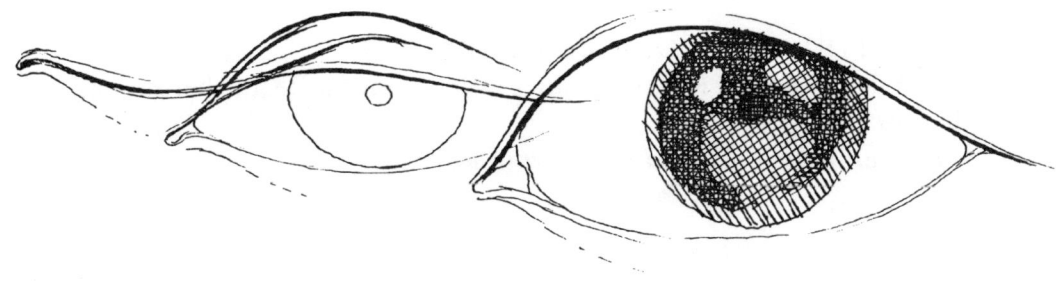

Praxis

Diese Woche sind Augenübungen auf dem Programm. Damit können wir uns die Sehkraft bis ins Alter erhalten oder sogar noch verbessern, da die Alters-Sehschwäche meistens von Verspannungen der Augenmuskeln herkommt. Ebenso können Verspannungen im Bereich des Gehirns gelöst werden, die oft für die Kopfschmerzen verantwortlich sind. Wie Sie sehen, können diese Augenübungen in viele einfache Yogastellungen eingebaut werden, ohne zusätzlichen Zeitaufwand.

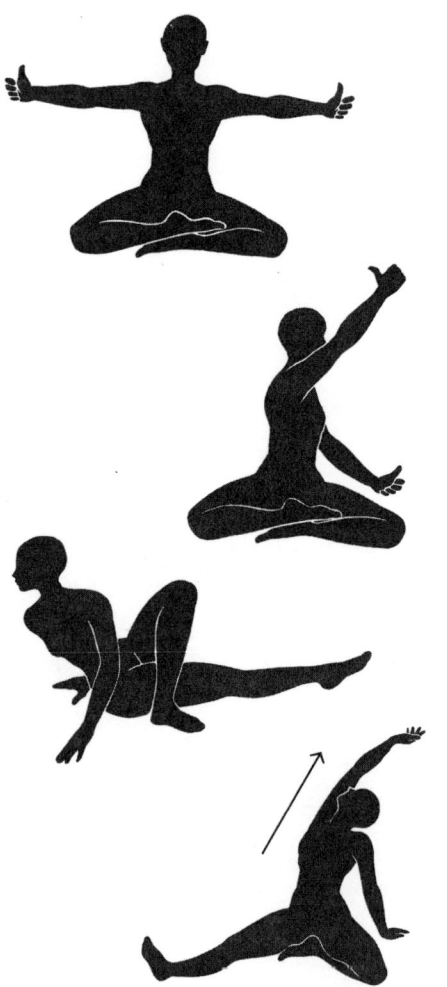

1. AUGENÜBUNG I
Einatmend die Arme langsam weit öffnen. Ausatmend die Daumen wieder zusammenführen. Der Blick folgt den Daumen nach. Mehrmals wiederholen.

2. AUGENÜBUNG II
Einatmend geht der eine Daumen nach oben, der andere nach unten. Ausatmend die Daumen wieder zusammenführen. (Blick folgt) Mehrmals wiederholen.

3. DREHUNG AUS DEM LANGSITZ
Der Blick folgt den Konturen eines Gegenstandes. Rechts herum und links herum.
»Ich betrachte alles und jeden wohlwollend.«

4. SEITLICHE DEHNUNG MIT BLICK AUF DIE NASENWURZEL FIXIERT
»Ich blicke nach innen und werde ruhig«

5. BEUGE NACH VORN MIT BLICK AUF DIE NASENSPITZE FIXIERT

»Die Ruhe erfüllt mein ganzes Sein.«

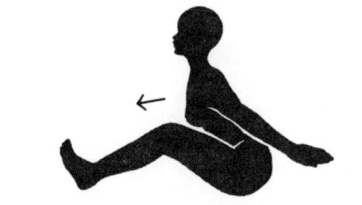

6. BAUCHMUSKULATURSTÄRKUNG

Lendenwirbel auf den Boden pressen und die abgehobenen Beine beugen und strecken. Der Blick ist immer auf die Zehen gerichtet, im Wechsel von nah und fern. Mehrmals wiederholen.
»Ich schaue voller Zuversicht in die Zukunft.«

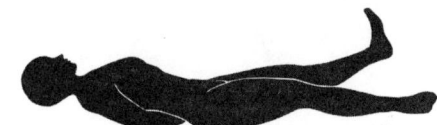

7. AUGENKREISEN IN DER HALBKERZE

»Bewußte glückliche Augenblicke weiten sich zu Minuten und Stunden aus.«

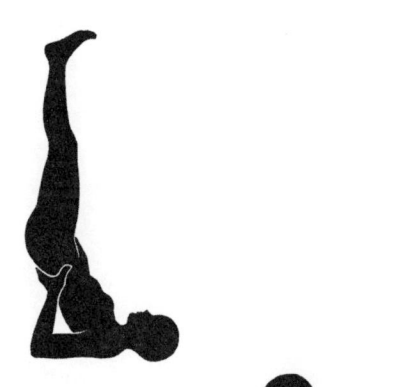

8. BLICKFIXIERUNG

Den Blick ohne zu blinzeln auf ein Objekt so lange wie möglich fixiert halten.
»Die Zeit steht still.«

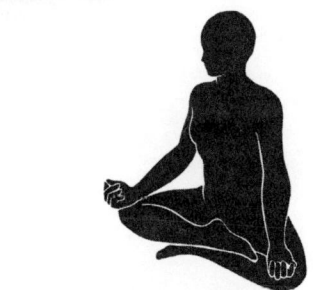

9. RUHELAGE

Die heißgeriebenen Handballen auf die Augen legen.
»Ich lasse mich ganz in die Stille des Augenblicks sinken. Mein Glück wohnt im Hier und Jetzt.«

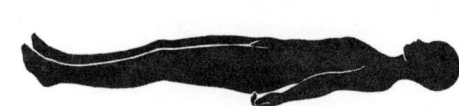

Man sieht immer nur einen Teilaspekt des Ganzen

Die kleine Geschichte der drei Blinden: Der erste berührte den Rüssel und behauptete, der Elefant sei schleimig; der zweite berührte den Schwanz und behauptete, der Elefant sei struppig; und der dritte berührte das Bein und behauptete der Elefant sei runzlig. Diese Geschichte zeigt, daß man vom Ganzen nur immer eine, die »unsere Seite« sieht. Darum sollte man beim Aufstellung von Behauptungen immer sehr vorsichtig sein, auch beim Urteilen und Verurteilen.

Egal wie verworren oder eindeutig eine Situation aussieht auf den ersten Blick oder auch nach längerem Nachdenken; wir sehen nie das Ganze, sondern nur Teilaspekte, und unser Bild ist darum immer einseitig und unvollständig. Wenn wir einem Menschen das erste Mal begegnen oder auch schon zwanzig Jahre mit ihm zusammenleben, ganz kennen wir ihn nie. Unsere Eltern, unsere Kinder – wir kennen und verstehen sie nie ganz, und das ist auch gut so.

Toleranz – Akzeptanz – Distanz

Wenn wir dies wissen, können wir großzügig Toleranz üben, vieles besser akzeptieren oder aber äußere und innere Distanz wahren.

Dieses Wissen macht uns auch bescheiden. Wir sind nicht imstande, zu bestimmen, was gut und was schlecht ist. Aus eigener Erfahrung kann ich sagen: je weniger ich werte und urteile, desto weniger werde ich kritisiert und beurteilt. Machen Sie diesen Versuch selber – er lohnt sich bestimmt. Ganz neu sind diese »Ansichten« nicht, sagte doch schon Nietzsche:

Das Halbwissen ist siegreicher als das Ganzwissen: es kennt die Dinge einfacher, als sie sind, und macht daher seine Meinung faßlicher und überzeugender.

Meditation

Aufrecht sitzen, den Atem beobachten und still werden. Wir haben vor uns eine Blume stehen, auf die wir einen kurzen Blick werfen, die Augen schließen und versuchen, das Bild noch einen Augenblick innerlich zu sehen. Wir öffnen die Augen wieder und drehen die Blume ein wenig, um sie aus einem neuen Blickwinkel zu sehen. Dies wiederholen wir mehrmals. Egal von welcher Seite wir die Blume betrachten, wir würden doch nie an ihrer Vollkommenheit zweifeln und sie verändern wollen. Sie ist so wie sie ist. Diesen Gedanken wollen wir in den Alltag tragen.

Man sieht nur mit dem Herzen gut.
Das Wesentliche ist für die Augen unsichtbar.

Antoine Saint-Exupéry: Der kleine Prinz

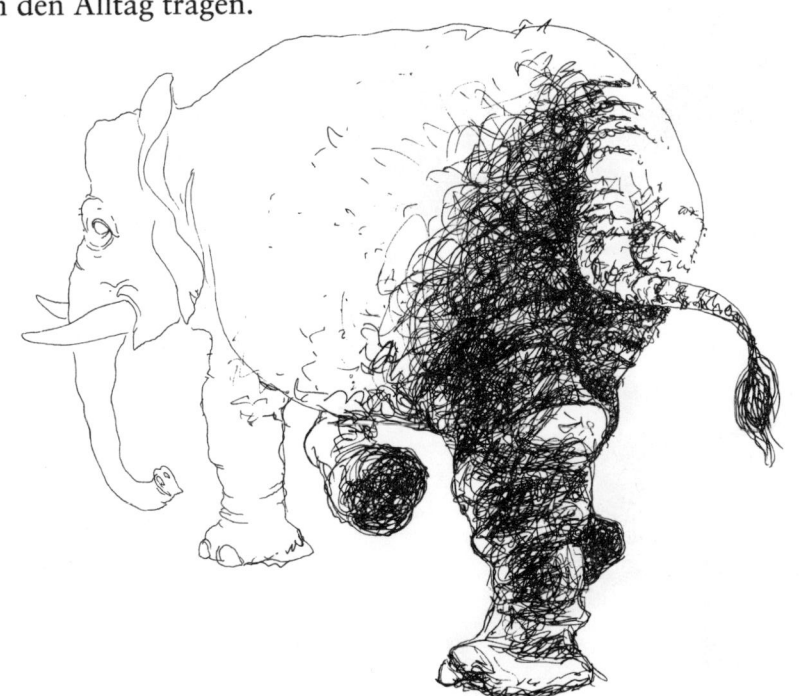

Praxis

Wir üben diese Woche vor einem Spiegel und drehen uns immer so, daß wir uns in der Haltung betrachten können. Auch uns gegenüber wollen wir jede Kritik, jedes Werten und Urteilen sein lassen. Wir suchen nach dem Schönen an uns, das wir sonst so gern übersehen. Der nächste Schritt, und der ist gar nicht mehr so groß, ist, daß wir diese Sichtweise dann auch auf unsere Umgebung übertragen.

1. SAMMLUNG IM STAND
mit gefalteten Händen.
»Ich bin mir bewußt: in meinem Innersten wohnt die Vollkommenheit.«

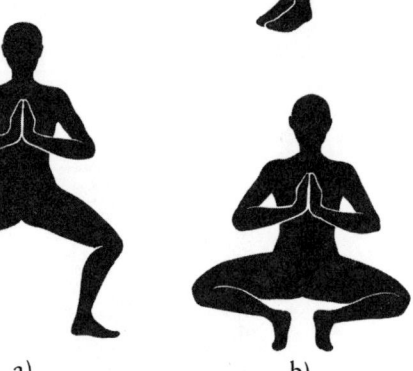

2. OFFENE KNIEBEUGE
Ausatmend in die Knie gehen und einatmend wieder hoch kommen. Mehrmals wiederholen.
»Ich sehe die Welt, so wie sie sich zeigt. Ich bewundere ihre Vielfalt.«

a)   b)

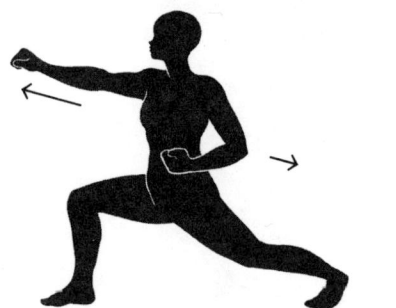

3. ARMBRUSTSCHÜTZE
Das Brustbein strebt nach vorn.
»Wie steht es mit meiner Toleranz?«

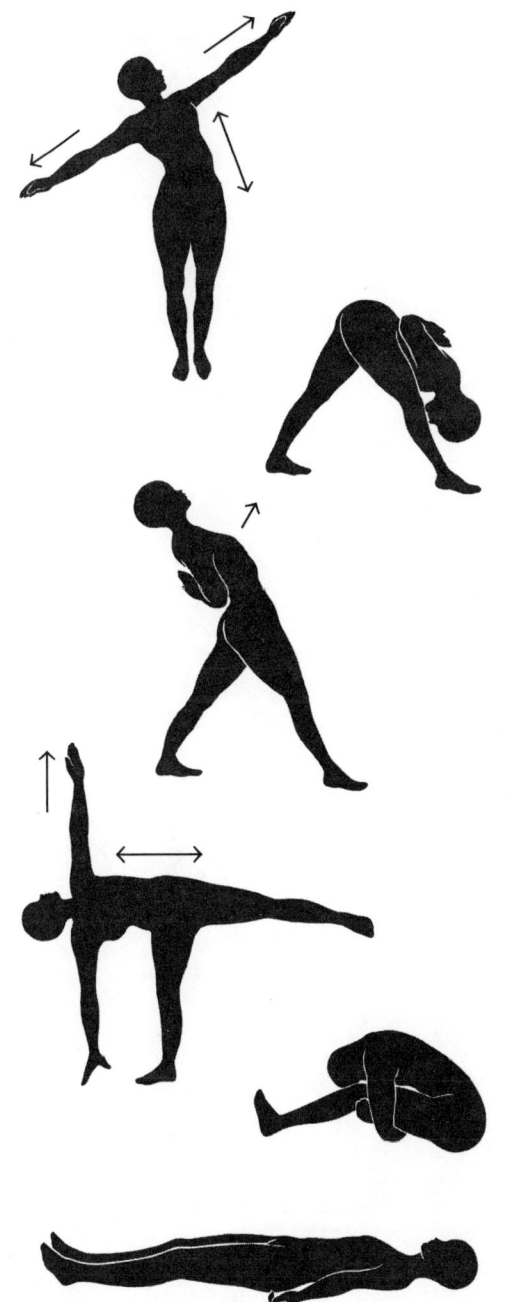

4. SEITENBEUGE
Langsam während 10 Atemzügen zur Seite beugen und zurück wieder während 10 Atemzügen. Beidseitig wiederholen.
»Wie steht es mit meiner Akzeptanz der Dinge und Menschen, die ich nicht ändern kann und soll?«

5. VORWÄRTSBEUGE MIT DREHUNG
Zuerst Füße und Körper ganz zur Seite drehen und erst dann beugen.
»Ganz auf den Grund sehe ich nie, aber immer so viel, wie ich sehen muß.«

6. RÜCKWÄRTSBEUGE MIT DREHUNG
Zuerst gut drehen wie Nr. 5.
»Ich bin immer bereit, den Blickwinkel zu ändern, um etwas in neuem Licht zu sehen.«

7. GLEICHGEWICHTSHALTUNG
»Mein Blick richtet sich immer wieder in die Unendlichkeit …«

8. VORBEUGE MIT BEINUMARMUNG
»… und ich lasse mir alles schenken, was mich weiterbringt und glücklich macht.«

9. RUHELAGE
»Ich lasse die geheimnisvollen Kräfte des Lebens in mir wirken, um mich wirken und durch mich wirken.«

Viele Seelen wohnen, ach, in meiner Brust

Das Wesen des Steins ist Schwere, des Sturms Bewegung,
der Pflanzen Keimen, des Raubtiers Kampf ...
In uns aber ist alles zugleich:
Schwere und Bewegung, Mordlust und stilles Keimen,
Mövenflug, Eisenklirren, schwingende Saiten,
Blumenseele, Austernseele, Pantherseele ...

Hugo von Hofmannsthal

Können wir die verschiedenen Gesichter, Wesensarten, Teilpersönlichkeiten, Charaktereigenschaften oder wie wir sie nennen wollen, akzeptieren und in unsere Ganzheit integrieren? Wenn nicht, machen sie sich zu den ungünstigsten Zeiten und Orten bemerkbar; sie überfallen uns geradezu, wir werden gejagt oder/und gebremst.

Jede Wesensart, ob wir sie als gut oder schlecht bezeichnen, ob sie uns genehm oder unangenehm ist, ist grundsätzlich gut und uns nützlich. Genauso ist kein Tier schlecht, unberechenbar oder brutal, solange es nicht angegriffen, verjagt, bedrängt, in Angst versetzt oder modern ausgedrückt gestreßt und frustriert wird.

Wir können die Charaktereigenschaften, die uns Mühe machen, auflisten, sie genau unter die Lupe nehmen und herausfinden, was sie uns nützen.

Meditation

Aufrecht sitzen, den Atem beobachten und still werden.
Bild: Vor uns steht ein blühender Baum, den wir betrachten. Seine Konturen und Farben sehen wir genau. Wir riechen den Baum und hören die Blätter rauschen. Nun betasten wir die Blüten – sie sind weich und zart. Wir betasten die Knospen – sie sind hart und fest – die verwelkten Blüten ..., die grünen Blätter ..., die knorrigen Äste ..., den rauhen Stamm ..., das klebrige Holz voller Harz ..., die erdigen Wurzeln ...

Wenn wir Blüten und Früchte wollen, müssen wir den Baum in seiner Ganzheit akzeptieren.

Die Dinge sind nie so wie sie sind.
Sie sind immer das,
was man aus ihnen macht.

Jean Anouilh

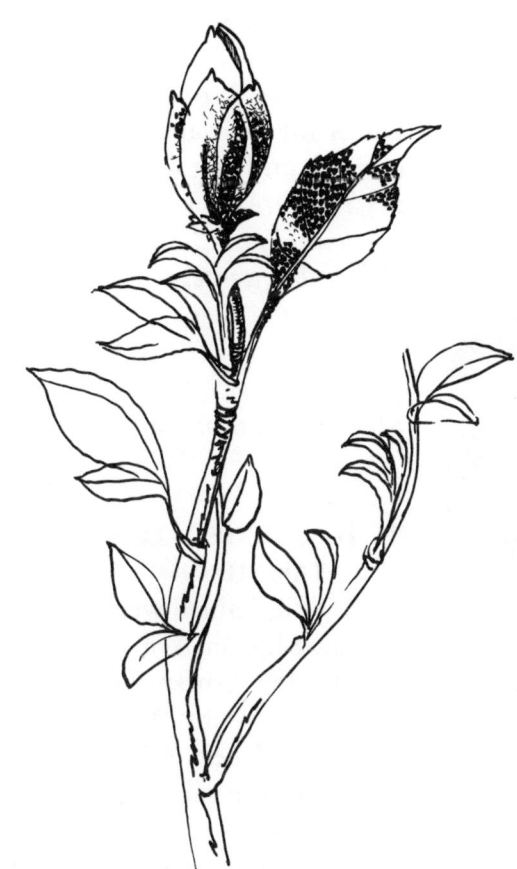

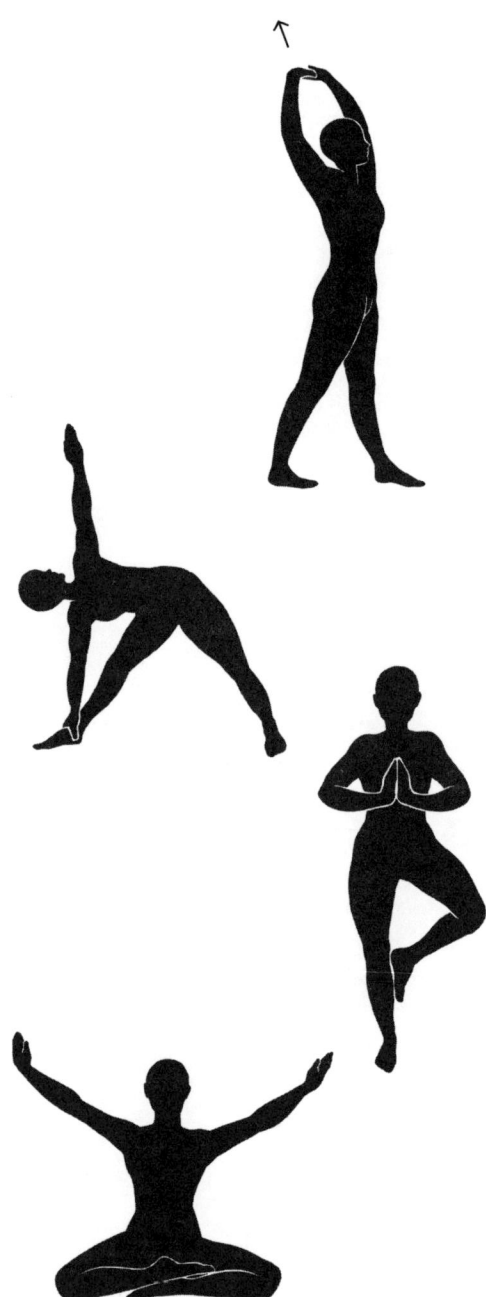

Praxis

In den folgenden Stellungen können wir einige unserer verdrängten Eigenschaften erleben und leben. Lassen wir sie ruhig zu ... und auch wieder los. Im Mittelpunkt stehen Übungen für Schultern, Arme und Hände, durch die wir täglich handeln und wirken.

1. KRÄFTIGES STRECKEN IM STAND
»Ich bin mir meiner inneren und äußeren Größe bewußt.«

2. DREIECK MIT DREHUNG
Die Arme weit ausstrecken, den Oberkörper nach rechts drehen, so weit es geht, und erst dann beugen. Die linke Hand faßt den rechten Fuß und der rechte Arm wird nach oben gedent.
»Jede meiner Charaktereigenschaften hat zwei Seiten, eine bequeme und eine unbequeme.«

3. BAUM
»Ich stehe zu mir und liebe mich so, wie ich bin.«

4. BEQUEME SITZHALTUNG EINNEHMEN UND TIERE NACHAHMEN
a) Kräftig Fäuste wegwerfen (im Kampf gegen Wespen)
b) Ganz locker Arme heben und senken (Affe)
c) Mit den Armen Wellenbewegungen machen (Tintenfisch)
d) Schultern und Arme kreisen (Raubtier)
e) Arme öffnen, Schulterblätter zusammenpressen (Vogel)
Jede Variante führen Sie mehrmals aus. Nicht schnell bewegen, aber voller Inbrunst.
»Nur nichts tierisch ernst nehmen – Spaß soll es machen!«

5. KERZE MIT ZUSAMMENGEPRESSTEN SCHULTERBLÄTTERN
»Ich suche und finde das Gute in jeder Eigenschaft.«

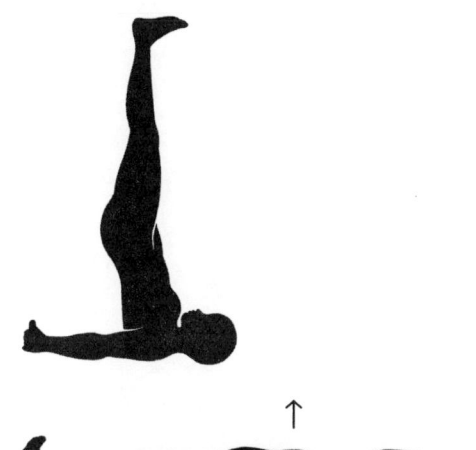

6. FISCH MIT GESTRECKTEN ARMEN UND BEINEN
Brust so sehr wölben, daß sich der Oberkörper vom Boden abhebt und Sie nur noch mit Hinterkopf und Gesäß aufliegen.
»Wie der Fisch vertraue ich mich ganz dem Strom des Lebens an.«
Danach ruhen im Fötus (siehe Seite 32).

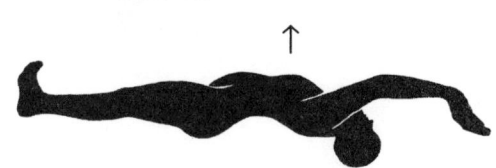

7. STERN
»Ich neige mich mir selbst zu in Liebe.«

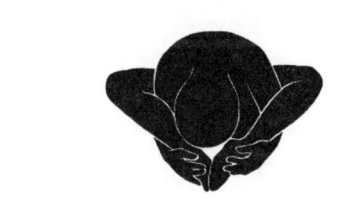

8. LÖWE
Zunge raus, Augen weit aufreißen – wild schauen!
»Wie eine Raubkatze sich zähmen und leiten läßt, so mache ich mir meine animalischen Kräfte zu meinen Verbündeten.«

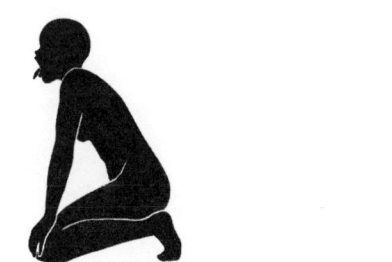

9. RUHELAGE
»Ich lasse meine verschiedenen Kräfte in mir und für mich wirken, und das ist gut so.«

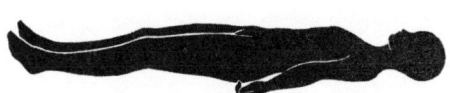

Die Liebe ist ein seltsames Spiel

Im Wonnemonat Mai wollen auch wir uns mit der Liebe beschäftigen und über sie nachdenken.

Die Liebe ist der verbindende Aspekt der kosmischen Kraft. Nichts wirkt für sich allein, alles kommuniziert zusammen, arbeitet zusammen oder vereinigt sich sogar, um Neues zu schaffen. Auch wir stehen mit jedem Lebewesen in Verbindung. Mit vielen sind wir dies nur schwach, da sind wir neutral und gleichgültig. Sobald uns aber jemand beschäftigt, im positiven wie auch im negativen Sinn, sind wir mit ihm in Verbindung. Haß ist darum auf der gleichen Skala zu finden wie die Liebe; er ist der Gegenpol. Menschen gegenüber, die in uns negative Gefühle hervorrufen, sollten wir eine Gleichgültigkeit entwickeln. Nur so brechen wir die Verbindung mit ihnen.

Aber wenden wir uns wieder der Liebe zu. Die Liebe hat viele Gesichter. Wir können jemandem zugeneigt, wohlwollend gesinnt oder eben in Liebe verbunden sein. Wir können hundert Menschen gleichzeitig lieben, aber die Liebe wird zu jedem von spezieller Art sein. Auch eine Mutter mit sieben Kindern liebt jedes ein wenig anders, und das ist auch gut so. Es geht nicht um mehr oder weniger, sondern um die Einzigartigkeit einer Verbindung.

Wir denken diese Woche darüber nach, wie wir mit unseren Lieben verbunden sind und schicken ihnen unsere liebenden Gedanken und Gefühle. Es ist falsch, wenn wir glauben, die Liebe raube uns die Kraft, denn gerade das Gegenteil ist der Fall. Diese sogenannte Liebe, die uns auslaugt, stellt an den andern Bedingungen, ob man das nun wahrhaben will oder nicht. Die wahre Liebe ist bedingungslos.

In der Meditation strahlen wir Wohlwollen und Liebe aus in unsere Umwelt, zu Menschen, zu Tieren, zu Pflanzen und zur ganzen Erde.

Meditation

Aufrecht sitzen, den Atem beobachten und still werden.
Bild: Einatmend lassen wir die Energie im Schädeldach einströmen, und ausatmend strahlen wir Wohlwollen und Liebe aus unserem Herzen in die ganze Umgebung. So einfach ist das!

*Glücklich ist der Mensch, der den Zusammenhang
mit allem Lebendigen fühlt
und deshalb das Leben und die Menschen liebt.*

Albert Schweitzer

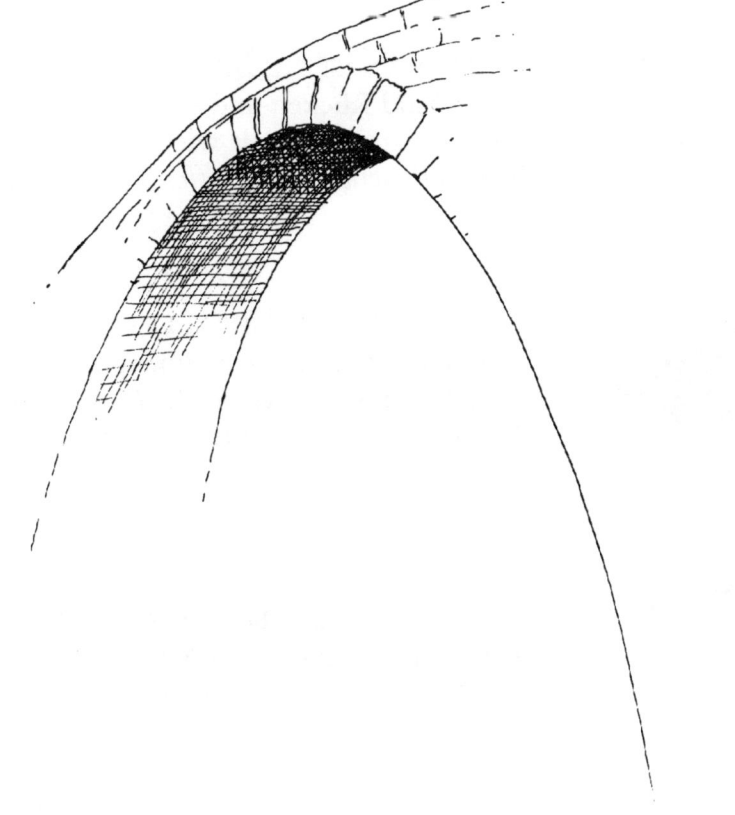

Praxis

Im Mittelpunkt dieser Übungsreihe steht die Brücke. Wir wollen für den Mitmenschen eine Brücke sein, die ihm als Weg dient und die ihm über die Tiefen des Lebens hinüber hilft. Noch keine guterbaute und instandgehaltene Brücke ist, weil sie zu viel begangen wurde, zusammengebrochen! Haben nicht alte Brücken, die schon viele Stürme überstanden haben, einen eigenen Charme?

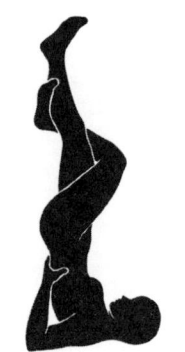

1. KERZE MIT GEKREUZTEN BEINEN
»Ich dringe immer tiefer in das Geheimnis der echten Liebe ein.«

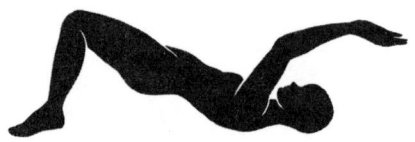

2. DYNAMISCHE BRÜCKE
Einatmend Rücken und Arme heben, ausatmend Rücken und Arme wieder senken. Mehrmals wiederholen.
»Mein liebendes Herz offenbart sich oder wirkt in der Stille.«

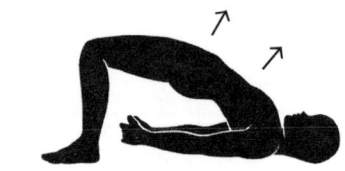

3. BRÜCKE MIT GEFALTETEN HÄNDEN
Schulterblätter gut zusammenpressen.
»Ich bin eine Brücke der Liebe mit Körper, Geist und Seele.«
Danach ruhen im Fötus (siehe Seite 32).

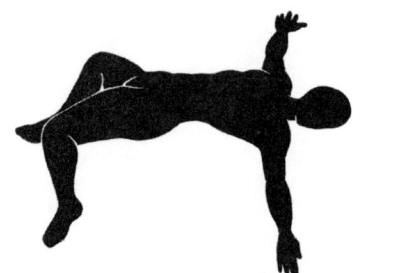

4. KROKODIL MIT GEGRÄTSCHTEN BEINEN
Beine aufstellen und zur Seite senken.
»In Liebe kann ich ja sagen aber auch nein sagen, wenn nötig.«

5. SEITENBEUGE AUS DEM ORIENTSITZ
»Ich bin immer bereit, um Liebe zu schenken, ich bin immer offen, um Liebe zu empfangen.«

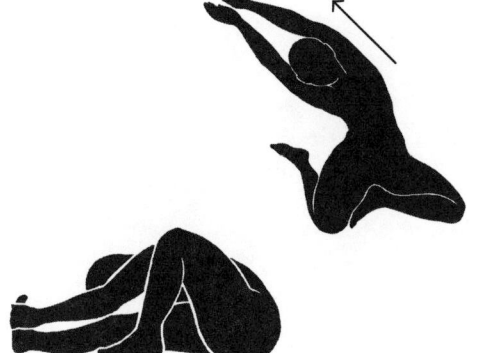

6. VORBEUGE MIT AUFGESTELLTEM BEIN
»Ich bin meine eigene liebende Kraft, die sich ständig erneuert und die mir alles schenkt, was mich glücklich macht.«

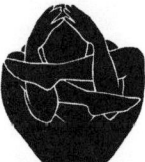

7. WINKELHALTUNG
»Ich horche in mein liebendes Herz.«

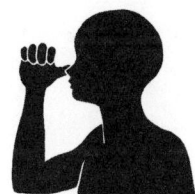

8. WECHSELATMUNG III
Bequem und aufrecht sitzen. Mit dem Finger das rechte Nasenloch verschließen, durch das linke einatmen. Das linke Nasenloch jetzt verschließen, das rechte öffnen und rechts ausatmen. Nun rechts einatmen. Mehrmals wiederholen.
»Frieden und Harmonie erfüllt mein ganzes Wesen.«

9. RUHELAGE
»Ich bade im Strom der Liebe und lasse es mir wohl sein.«

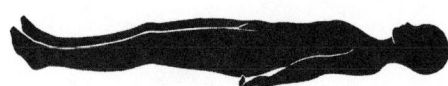

Ich zähle täglich meine Sorgen

Was denken wir eigentlich tagein, tagsaus? Was denken wir dann, wenn wir nichts Spezielles denken? Wie oft hängen wir dann Sorgen kleinen und größeren, nach; wir merken es kaum. Damit schleichen negative Gefühle und Stimmungen zur Hintertür herein und verderben uns den schönsten Tag.

Wir wollen diese Woche immer wieder kurz innehalten und uns fragen: Wo sind meine Gedanken? Wie fühle ich mich – wie ist meine Stimmung? Diese Achtsamkeit bringt uns dem Glücklichsein einen großen Schritt näher. Wenn wir versuchen, den Auslöser der negativen Gefühle nicht außer uns, sondern in uns zu finden, dann werden wir die interessantesten Entdeckungen machen.

Menschen, die uns negative Gefühle verursachen, indem sie uns mit ihren überflüssigen Sorgen belasten, sollten wir so wenig wie möglich und dann nur an neutralen Orten treffen. Betrifft das nun aber ein Familienmitglied, dann ist eine Aussprache unerläßlich. Dabei sollte kein Schuldiger, sondern die Lösung des Problems gesucht werden.

Vielleicht machen Sie sich »berechtigte« Sorgen um einen Mitmenschen, der unglücklich, krank oder drogenabhängig ist. Das ist sicher Ihr gutes Recht. Aber Sie müssen wissen, daß all Ihre Sorgen dem Betreffenden nichts nützen, sondern schaden. Statt dessen stellen sie sich ihn glücklich vor.

Sie sehen ihn/sie mit strahlendem Gesicht und leuchtenden Augen. Wie das geschehen wird, das überlassen Sie höheren Kräften. Daß alles gut geworden ist und alle Beteiligten glücklich sind, das stellen Sie sich jede freie Minute vor, oder/und in Ihrer täglichen *Meditation*. Dies ist eine wirksame Art, für jemanden zu beten. Da passieren Wunder, das habe ich schon mehrmals erlebt. Man sollte Menschen nie manipulieren, egal wie gut man es meint. Gegen die Vorstellung, daß der Mitmensch glücklich ist, kann sicher niemand etwas einwenden. Leider meinen wir oft, wir wüßten was für unsere Lieben gut ist und was sie glücklich macht. Das ist falsch.

Ich weiß, es braucht sehr viel Disziplin und Kraft, sorgende Gedanken loszuwerden. Yoga lehrt uns, voll dem Augenblick zu leben. Wenn wir das üben, dann haben wir für negative Gefühle und Gedanken kaum mehr Zeit, und nach einer Weile läuft unser innerer Computer nach einem neuen Programm.

Wenn wir einen Menschen glücklicher
und heiterer machen können,
dann sollten wir es in jedem Fall tun.

Hermann Hesse

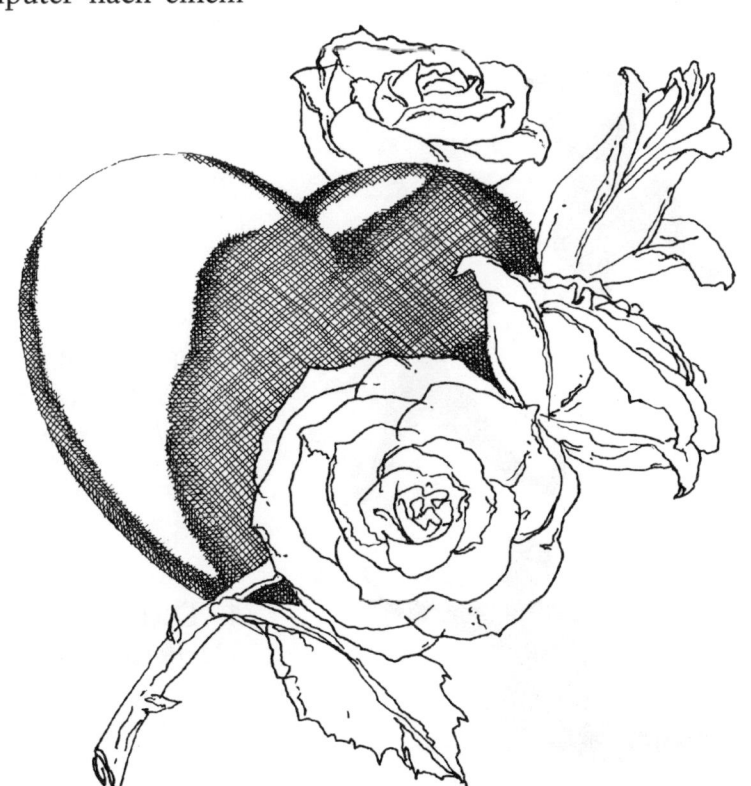

Praxis

Auch die folgende Übungsreihe soll unser Wochenthema unterstützen. Bewußt habe ich bekannte Stellungen gewählt, die wir so gut beherrschen, daß Gedanken und Gefühle da gern spazieren gehen. Wir nützen wieder die Gelegenheit, um sie zu beobachten. Jede Stellung kann ein Gefühl hervorrufen, wenn wir sie einige Zeit innehalten. Wir lassen die Gefühle zu, betrachten sie und lassen sie wieder los.

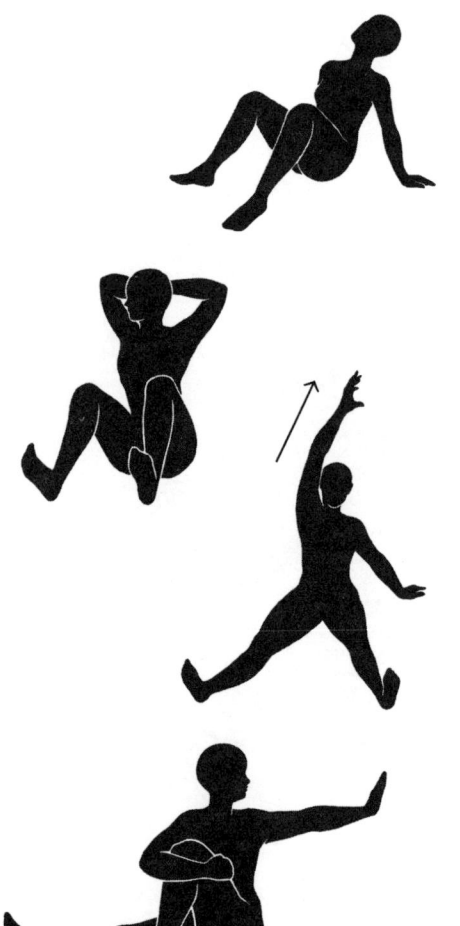

1. SAMMLUNG IN OFFENER SITZHALTUNG
Bild: Mit jedem Einatmen packe ich etwas, das mich beschäftigt, in eine Schachtel, und ausatmend lasse ich diese in die Atmosphäre fliegen, zum ewigen Licht, wo sie gut aufgehoben ist. Nach einigen Atemzügen bin ich leer und frei für die nächsten Minuten des Übens.

2. STOCKHALTUNG
mit den Fäusten am Hinterkopf. Das Brustbein strebt nach vorn.
»Ich bin aufrecht, aufgerichtet und aufrichtig.«

3. SEITENDEHNUNG AUS GESPREIZTEM LANGSITZ
»Gedanken und Gefühle, die meinem Glück im Wege stehen, zeigen sich, und ich lasse sie los.«

4. DREHSITZ MIT UMARMTEM KNIE
»Meine Arbeit wird zum Segen für mich und die Umgebung.«

5. VORBEUGE MIT FUSS AM GESÄSS

»Dankend verbeuge ich mich vor meiner inneren Weisheit, die mich zu Freunde und Frieden führt.«

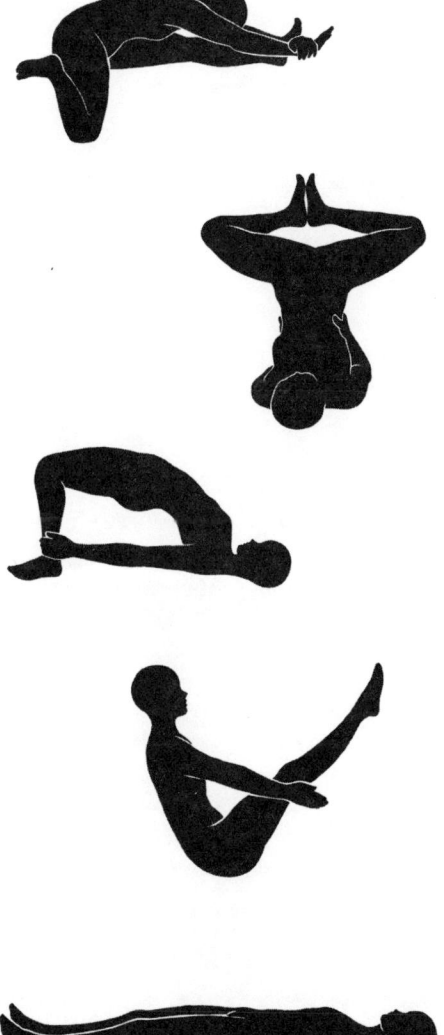

6. KERZE MIT FUSSOHLEN ZUSAMMEN

»Ich lasse die Gedanken kommen und gehen, ohne sie zu werten.«

7. BRÜCKE MIT UMFASSTEN FUSSGELENKEN

(evtl. auf den Zehen stehend)

»Ich bin immer bereit, das Gute zu sehen.«

Danach ruhen im Fötus (sieh Seite 32).

8. BOOT

»Ich weiß, daß sich jede Mühe lohnt.«

9. RUHELAGE

»Ich lasse alles Negative in meinem Geist, Gemüt und Körper los.«
»Ich bin offen für alles Positive, das meinen Geist, mein Gemüt und meinen Körper erfüllen soll.«

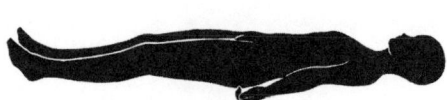

Die Pflichten uns und der Umwelt gegenüber

Jede Pflanze hat ihre Bestimmung und ihre Aufgabe. Sie unterstützt mit ihrem Dasein das Wachstum der andern oder schafft Platz für neues Leben. Jedes Tier hat seine Aufgaben im Leben und nützt der Gesellschaft und Ordnung. So hat auch das Dasein des Menschen eine besondere Bedeutung.

Indem wir die Aufgaben, die die Welt an uns stellt, erfüllen, wachsen wir innerlich. Wir brauchen die täglichen Herausforderungen. Die innere Entwicklung wiederum erleichtert uns deren Bewältigung. Es hat einen Sinn, daß wir diesen Platz im Leben einnehmen und uns den Aufgaben und Pflichten stellen. Unser Alltag ist wie ein Mosaik. Lauter kleine Steinchen sind aneinandergereiht und ergeben ein Bild. Mit jedem Steinchen, das fehlt, wird das Bild häßlicher. Wir können aber auch nicht Steinchen dazusetzen.

Wir wollen diese Woche all unsere Pflichten und Aufgaben unter die Lupe nehmen, und zwar die, die wir der Umgebung, und die, die wir uns selbst gegenüber zu erfüllen haben. Wie oft übernehmen wir die Pflichten der Mitmenschen und haben dann keine Zeit für uns.

Wir gehen den Tag Stunde für Stunde durch und planen neu, wenn nötig. Wir planen so, daß wir jeden Tag etwas Zeit für uns haben. So gehen wir der Zufriedenheit, dem inneren Frieden – einem Gebot des Yoga – mit Riesenschritten entgegen.

Die folgende Meditation soll der Erholung dienen, denn nur erholt und gestärkt können wir den nötigen Anforderungen des Alltags begegnen. Bringen Sie im Bild die Farbe Grün in allen Variationen ins Spiel, da diese einerseits die Ruhe und andererseits die Vitalität steigert.

Meditation
Aufrecht sitzen, den Atem beobachten und still werden.
Bild: Wir erschaffen uns eine Traumlandschaft. Wir bewundern die Schönheit der Natur, lauschen himmlischer Musik, tanzen, falls wir Lust haben. Wir lassen vor unseren Augen all das entstehen, was uns Freude macht.

Kehr in dich still zurück,
ruh in dir selber aus,
so fühlst du höchstes Glück.

Friedrich Rückert

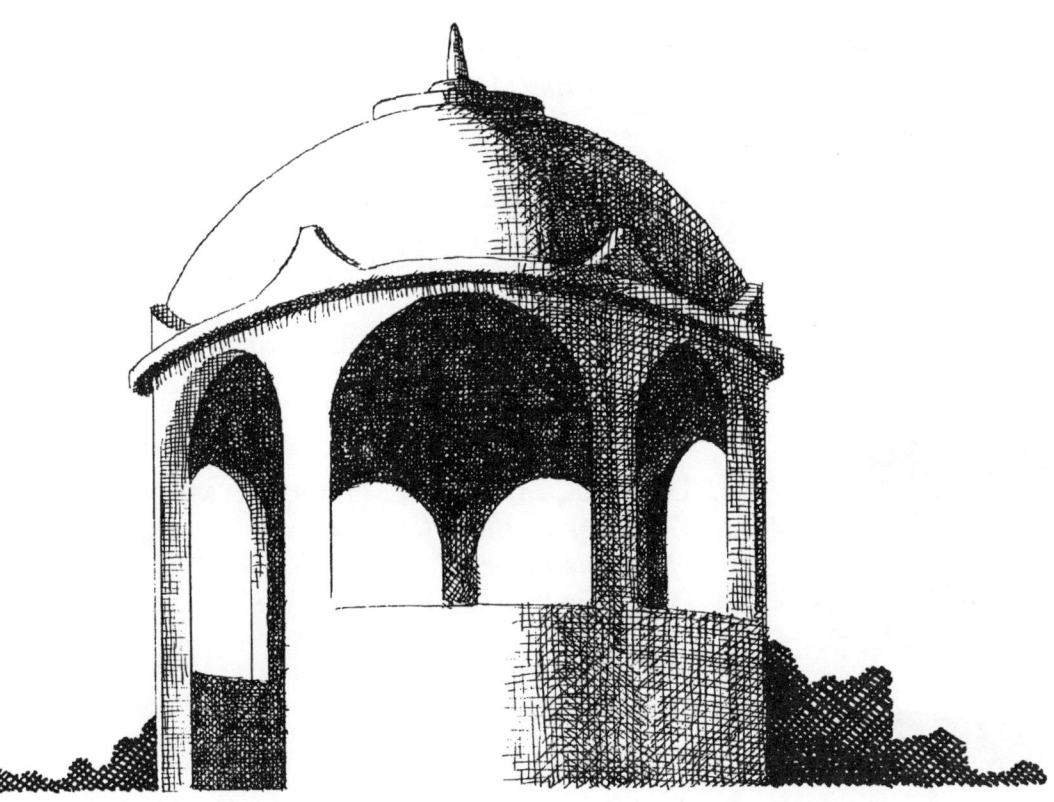

Praxis

Daß wir alles tun, um unsern Körper gesund zu erhalten, ist ebenfalls eine liebe Pflicht, der wir diese Woche äußerste Sorgfalt entgegenbringen wollen. Vielleicht können wir auch unsere Eßgewohnheiten noch etwas verbessern und hin und wieder einen Spaziergang einplanen.

Tu deinem Leib Gutes, damit deine Seele
Lust bekommt, darin zu wohnen.
Theresa von Avila

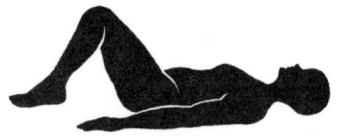

1. SAMMLUNG IN RÜCKENLAGE MIT AUFGESTELLTEN FÜSSEN UND DIE HANDTELLER ZUM BODEN GEKEHRT
»Ich bin ganz da und werde die nächsten Minuten ganz für die Bedürfnisse des Körpers leben.«

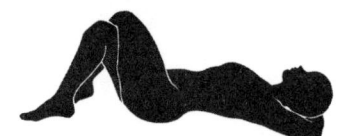

2. DYNAMISCHES KROKODIL MIT GEFALTETEN HÄNDEN AM KOPF UND ÜBERSCHLAGENEM BEIN
Die Beine ganz locker von der einen zur anderen Seite senken. Mehrmals wiederholen.
»Ich lasse es mir wohl sein, als würde ich am sonnigen Meeresstrand im Sand liegen.«

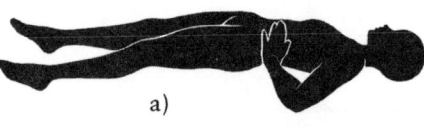

a)

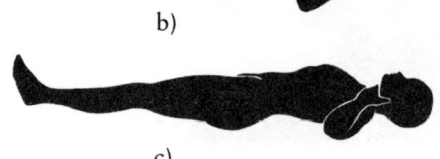

b)

c)

3. UNTERE, MITTLERE, OBERE ATMUNG
a) *»Ich atme Kraft in den Bauch.«*
b) *»Ich atme Liebe in die Brust.«*
c) *»Ich atme Weisheit in die Lungenspitzen.«*

4. BRÜCKE MIT UMARMTEN KNIE
»Ich spüre die Lebendigkeit meines Körpers, der mir viel Freude bereitet.«

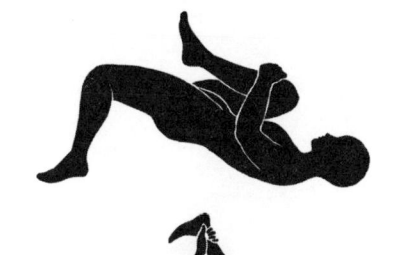

5. BEINFASSEN IN SEITENLAGE
»Meine Arbeitszeiten und meine Ruhezeiten halten sich das Gleichgewicht.«

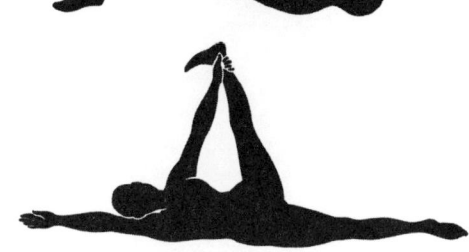

6. BAUCHMUSKULATURKRÄFTIGUNG
»Ich fordere meinen Körper mit Maß.«

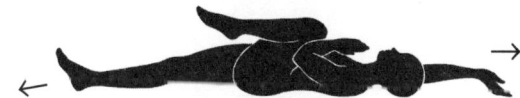

7. FÖTUS MIT GESPREIZTEN BEINEN UND HÄNDEN IN DER KNIEKEHLE
»Ich gönne meinem Körper die nötige Ruhe.«

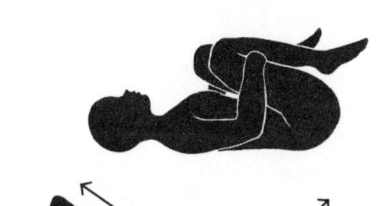

8. KERZE MIT GESPREIZTEN BEINEN
»Ich achte seine Bedürfnisse und komme ihnen nach.«

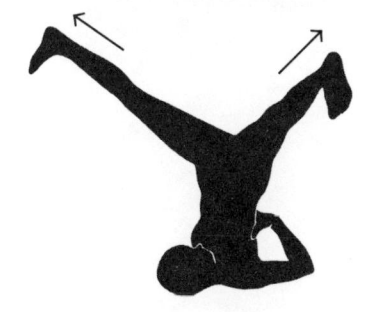

9. RUHELAGE
»Kraftvolle Ruhe und ruhvolle Kraft erfüllen mein ganzes Sein.«

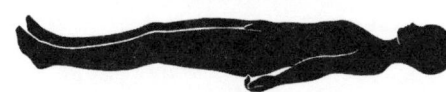

Deine Talente sollst du nicht vergraben

Jeder Mensch ist einzigartig, und so auch seine Begabungen. Im Universum gibt es keine Zufälle; und es ist darum auch kein Zufall, daß uns diese Talente zugefallen sind. Wir müssen sie in uns entdecken. Wir dürfen unsere Talente nicht vergraben, sondern müssen sie zur Vollkommenheit entwickeln, denn durch sie wachsen wir selber und erfüllen den Sinn des Lebens. Wenn wir bis ins hohe Alter an Körper, Geist und Seele gesund bleiben wollen und obendrein auch noch glücklich, dann nur, wenn wir unsere Talente entwickeln.

Wo stecken Ihre besonderen Begabungen und Neigungen? Sind Sie sicher, daß Sie wissen, was in Ihnen alles steckt? Viele haben diesbezüglich eine ganz miese Meinung von sich und blockieren so den Durchbruch der Kreativität. Leider wird heute die Kunst total vermarktet. Nur was Geld bringt zählt. Dabei sollten Begabungen und Neigungen uns selber und den Mitmenschen Freude bereiten. Sicher können wir unsere Talente ausüben und damit den Lebensunterhalt verdienen. Aber wir sollten einen Teil davon auch immer verschenken. Entspricht der Beruf unserer inneren Neigung, können wir uns da entfalten, oder brauchen wir ein Hobby, das uns echt fordert?

Was zeichnet eine Begabung, ein Talent aus? Zum Beispiel der gekonnte Umgang mit Pflanzen und Tieren, das Kochen, das Schmücken der Wohnung, jedes Handwerk, der Umgang mit Kindern, mit alten Menschen, mit Kranken und Behinderten; Geschichten erzählen, malen, musizieren, singen, schreiben, forschen, Sport betreiben, Feste, Veranstaltungen oder Reisen organisieren und dergleichen.

In jedem Menschen steckt also ein besonderes Talent. Welches ist das Ihre? Halten Sie diese Woche immer wieder inne und stellen Sie sich in der Stille folgende Fragen:

Was soll ich tun, um den Sinn meines Lebens zu erfüllen?

Was soll ich tun, um glücklich zu sein?

Wie schaffe ich Zeit und Raum, mein Talent auszuüben und zu entwickeln?

Haben Sie Ihr Talent aber schon entdeckt, dann lassen Sie in der *Meditation* innere Bilder entstehen, wie Sie Ihre Begabung zur Meisterschaft und Vollkommenheit entwickeln.

*Glück ist, in schöpferischer Arbeit sich verströmen,
im Einklang mit der inneren Veranlagung leben.*

Zenta Maurina

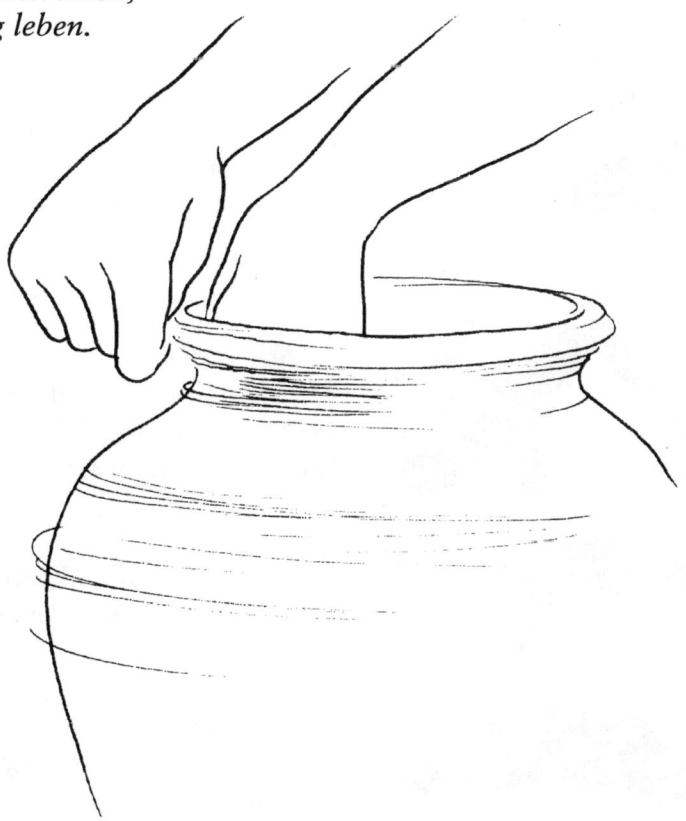

Praxis

Auch die Yoga-Körperarbeit ist eine Kunst, die uns täglich herausfordert und die wir bis zur Vollkommenheit entwickeln können. Wir werden damit nie am Ende sein, denn wir können uns immer wieder schwierigere Asanas aussuchen und/oder noch mehr in die Tiefe der einzelnen eindringen. Diese Woche wollen wir dieses »Vertiefen« besonders üben.

Wir werden, nachdem wir die Stellung eingenommen haben, mit unserem Bewußtsein von den Zehen durch Füße und Beine, durch den Leib, durch Arme und Hände bis zu den Fingern wandern und überall, wenn nötig, Feinkorrekturen vornehmen. Wir beachten dabei auch die korrekte Haltung des Halses und des Nackens, des Kopfes und der Gesichtsmuskulatur.

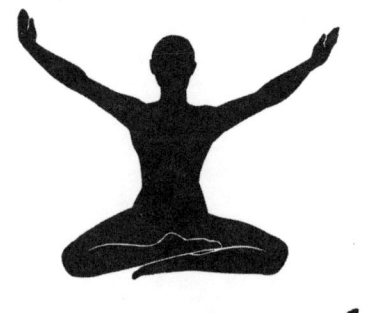

1. SAMMLUNG IM FREIEN SITZ
Einatmend Arme weit öffnen. Ausatmend Hände wieder zur Brust, mehrmals wiederholen.
»Ich bin ein Buch mit sieben Siegeln, die sich langsam öffnen.«

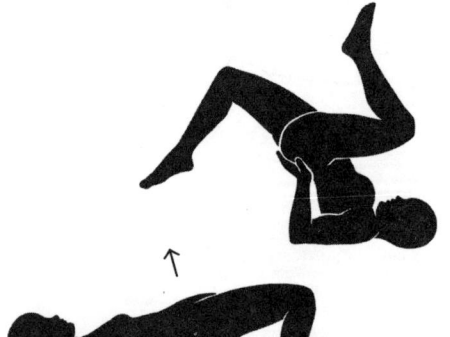

2. WINDRAD
Mit jedem Atemzug die Beine wechseln.
»Ich hebe die beglückenden Geheimnisse aus meiner Tiefe.«
Danach ruhen im Fötus (siehe Seite 32).

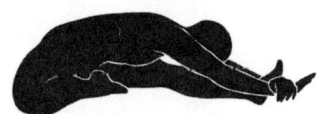

3. BRÜCKE MIT HÄNDE AM KOPF
»Sie sind meine Brücke zu Freude und Glück.«

4. VORBEUGE ÜBER EIN BEIN
»Für all meine Fähigkeiten und Möglichkeiten danke ich von ganzem Herzen.«

5. DREHSITZ MIT ÜBERGESCHLAGENEN BEINEN

»Ich fühle mich als Spirale, die sich nach oben öffnet.«

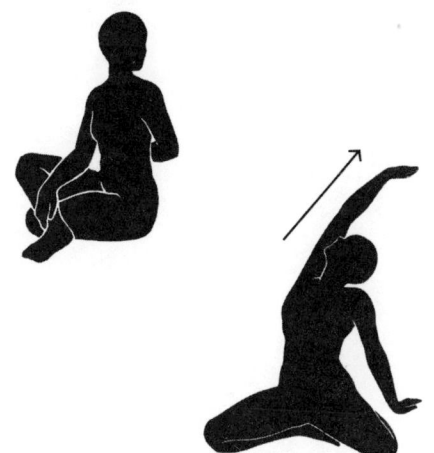

6. SEITENDEHNUNG AUS DEM ORIENTSITZ

»Meine Talente sind empfangene Geschenke; und das, was daraus entsteht, schenke ich wieder an meine Umwelt.«

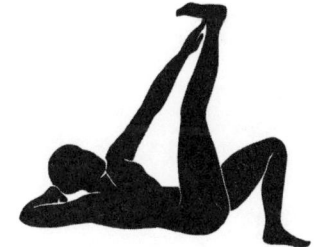

7. BAUCHMUSKULATUR-STÄRKUNG

Einatmend Bein und Arm heben und strecken, ausatmend Bein und Arm wieder senken.

»Ich habe die Kraft und leiste mein Bestes.«

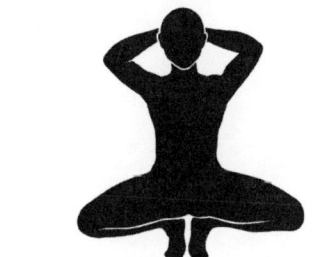

8. BALANCE IN DER HOCKE

»Alles Große entwickelt sich aus meiner inneren Stille.«

9. RUHELAGE

»Ich vertraue meinen schöpferischen Kräften, die in und durch mich wirken.«

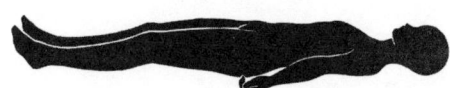

Die Botschaft des Lotos

So wie Schönheit und süßer Duft der Lotusblume sich erst entfalten, wenn sie aus dem Schlammwasser aufsteigt und sich der Sonne zuwendet, entwickelt sich unser Leben nur dann in Schönheit, wenn wir die Welt der Illusion hinter uns lassen und in der Meditation zu Gott schauen.

Vishnu Devananda

Ich sitze oft an einem Waldteich, auf dessen Wasserspiegel Seerosen blühen (sie gehören, wie der Lotus, zur Familie der Nymphaea) und meditiere über ihr Dasein. Von den Blumen habe ich viel gelernt. Sie erfüllen ihre Lebensaufgabe, indem sie sich bei Sonnenschein öffnen, sich von der Sonne bescheinen und vom Wind bewegen lassen. Mit ihrem Duft und ihrer Farbe locken sie die Insekten, die sie bestäuben. Bei Nacht, Wind und Wetter können sie nicht weglaufen. Sie schließen ganz einfach ihre Blütenbätter, lassen sich von den Wellen schaukeln und warten, bis die Sonne wieder scheint. Eine einzige Seerose kann den Teich mit ihrer Schönheit verzaubern.

Wie die Seerose nicht weglaufen oder handeln kann, um etwas in ihrer Umwelt zu verändern, wie sie den Stürmen ausgesetzt ist und sich mit den Umständen arrangieren muß, so geht es auch uns oft im Leben. Hier gilt es herauszufinden, wie die Situation erträglich gemacht werden kann, um trotz allem das Leben zu genießen. Wir sollten es nie aufgeben, nach Lösungen zu suchen. Oft bringt die Zeit die Lösung; es löst sich von selbst. Diese Zeiten des Wartens können wir für uns selber nützen und immer tiefer in unsere Innenwelt eindringen. Oder wir wenden uns nach außen, der Sonne zu. Der Sommer in all seiner Fülle und Pracht findet trotzdem statt. Jedes Blümchen, und ist es auch noch so klein, trägt eine Botschaft in sich, die uns bei feinem Lauschen und Beobachten offenbar wird. Lassen wir uns diese Woche ein wenig von der Blumenwelt verzaubern! Merken Sie sich ein scheinbar unscheinbares Blümchen auf dem Spaziergang, damit Sie es sich in der Meditation gut vorstellen können.

Meditation

Aufrecht sitzen, den Atem beobachten und still werden.
Bild: Sie visualisieren Ihre Blume, die Farbe, Größe, Blattform, Staubblätter, Stempel, Weichheit, Duft und so weiter. Betrachten Sie sie von allen Seiten und in verschiedenen Lichtverhältnissen. Sie sehen sie immer wieder in einem neuen Licht und wissen, daß das auch Ihr Leben erhellt.

Glücklich sein kann ich nur heute. Heute ist der einzige Tag meines Lebens, an dem ich das Glück ganz an mich herankommen lassen kann. Heute darf ich glücklich sein und immer wieder heute.

Rainer Haak

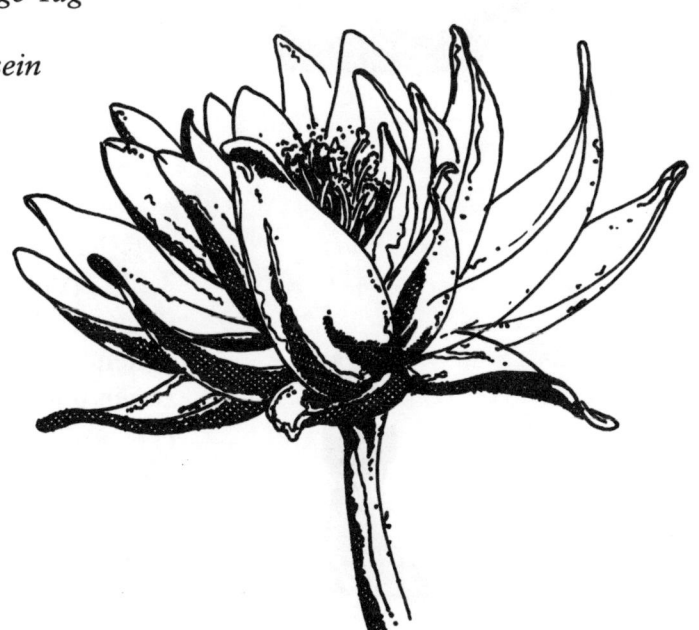

Praxis

Auch wir schließen uns, wenn die Stürme des Lebens über uns hinwegfegen, und öffnen uns, wenn die Sonne wieder durch die Wolken bricht. Wir passen uns an, wir lassen es kommen und warten einfach, bis es wieder geht. Wir üben diese Gleichmut in den Körperhaltungen und in unserer Lebenshaltung, – freuen uns, wenn es gelingt und ärgern uns nicht, wenn es mißlingt.

Genießen wir doch das Wechselspiel zwischen Tun und Ruhen. Beides ist wichtig und sollte im Gleichgewicht sein.

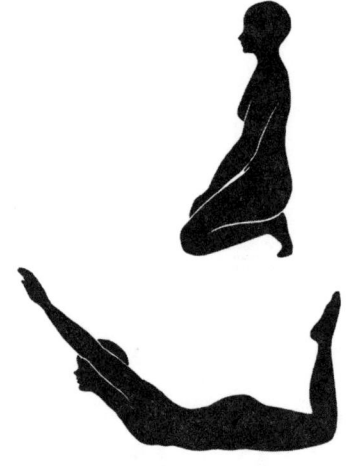

1. SAMMLUNG IM FERSENSITZ MIT AUFGESTELLTEN ZEHEN
»Ich bin ganz da und lebe den Augenblick.«

2. KÖNIGSSCHLANGE MIT ERHOBENEN ARMEN
»Ich bin mir meiner körperlichen, geistigen und seelischen Kraft bewußt.«

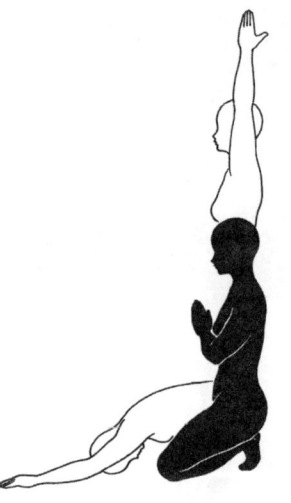

3. LOTOSBLUME
Einatmend in den Kniestand kommen und nach oben dehnen, ausatmend zurück in den Fersensitz und Hände an die Brust. Wieder einatmen und sich nach vorn beugen und dehnen, ausatmend zurück in den Fersensitz und Hände an die Brust. Mehrmals wiederholen.
»Ich verbinde mich mit den Kräften der Erde und mit den Kräften des Himmels.«

4. DREHUNG AUS DEM FERSENSITZ
»Ich kann die Umwelt nicht ändern aber mich um so mehr – und die Umwelt ändert sich mit.«

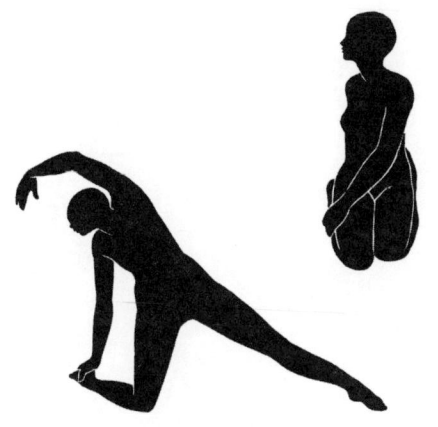

5. SEITENBEUGE AUS DEM QUERBALKEN
»Meine Einstellung ist grundsätzlich immer positiv.«

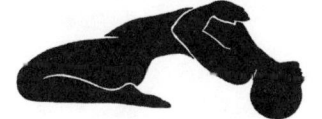

6. LIEGENDER HELD MIT GEFALTETEN HÄNDEN
(eventuell Kissen unter den Kopf)
»Ich kann die Zeiten des Wartens genußreich gestalten.«

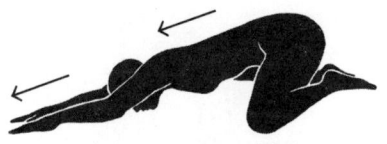

7. VORBEUGE AUS DEM FROSCHSITZ
»Ich lasse alles sein und ruhe in mir.«

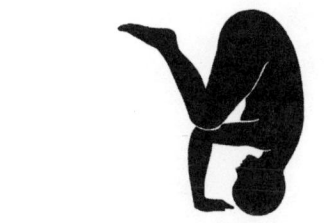

8. DREIFUSS
Ganz einfach! Die Oberarme sind waagrecht, die Unterschenkel sind darauf gestellt.
»Vieles im Leben ist nur scheinbar unmöglich; ich glaube immer an das Mögliche.«

9. RUHELAGE
»Ich öffne das Tor meines Herzens, um der Gegenwart göttlicher Kräfte Einlaß zu gewähren, die mich in jeder Situation schützen und stützen.«

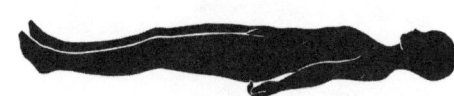

Rühren – verrühren, berühren und berühren lassen

Diesen drei kleinen Wörtchen liegen Grundzüge der kosmischen Gesetz-
mäßigkeit zugrunde, die in unserem Leben eine große Rolle spielen.
Rühren heißt sich bewegen, und wo sich etwas bewegt, da ist Leben.
Leben ist ein laufender Prozeß, wo sich etwas vermischt und ausdehnt
(verrühren) und mit der Umgebung in Berührung kommt. Yoga unterstützt unsere Lebendigkeit, bringt immer etwas in Gang und macht uns
durchlässig. Vermehrte Durchlässigkeit schenkt uns mehr Mitgefühl und
Verbundenheit mit den Mitmenschen und der Umwelt. Alles um uns
»berührt« uns mehr.

Ein Mensch, der jede Berührung abblockt, den nichts mehr berührt
und der keine Berührungspunkte im Gespräch mit dem Mitmenschen
mehr findet, der hat viel von seiner Lebendigkeit eingebüßt. Jede
Berührung ist mit einem Gefühl verbunden, das neutral, freud- oder
schmerzvoll ist. Alles, was schmerzen kann, kann auch Freude bereiten.
Wir wollen Berührungen nicht ausweichen, aber ...

Es berührt mich, aber es belastet mich nicht.

Meditation

Aufrecht sitzen, den Atem beobachten und still werden.
Bild: Wir sehen vor uns einen Stein, so groß wie ein Hocker. Wir berühren ihn und spüren seine Festigkeit. Wir setzen uns darauf und spüren ihn unter dem Gesäß. Rund um den Stein hat es Grasbüschel und Wiesenblumen. Wir berühren die Blätter, die Stengel und die Blumen. Links ist ein verdorrtes Grasbüschel, das wir abtasten. Wie ist der Unterschied zwischen den wachsenden und den verdorrten Pflanzen? – Es gesellt sich ein Tier zu uns, und wir berühren und streicheln es. Wir erspüren seine Wärme, seinen Atem und seinen Herzschlag. – Nun setzt sich ein Mensch zu uns. Wir berühren seine Hände und schauen ihm in die Augen. – Wir sind wieder allein und lassen uns berühren vom Wind, der Sonne und den kosmischen Kräften. Wir spüren uns selbst und unsere Verbundenheit mit allem, was um uns ist. – Wir sind offen für Freude – Frieden – Glückseligkeit.

Der Umgang mit Menschen gipfelt da,
wo Seelen sich in ihrer Tiefe begegnen.

Eduard Spranger

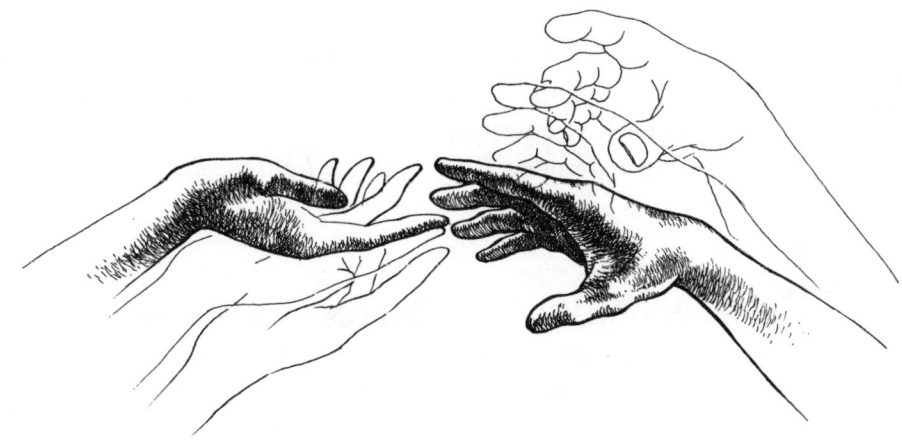

Praxis

Mit uns selber in Berührung sein, uns selber spüren; den Körper, die Stimmungen, Gefühle und Gedanken, die hochkommen, so unterstützen wir die Arbeit unserer Lebenskräfte, dann sind wir lebendig.

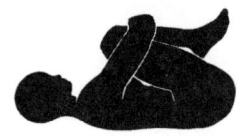

1. FÖTUS
a) In das Kreuz atmen und es warm und weich werden lassen.
b) Einige Atemzüge das Gewicht auf die rechte Seite des Rückens und den Bodenkontakt wahrnehmen, dann links.
c) Sich locker nach rechts und links wiegen.
»Ich spüre unter dem Rücken den Boden, der mich trägt.«

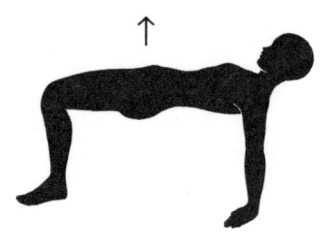

2. TISCH
Füße und Hände kräftig in den Boden pressen.
»Ich spüre die Kraft in Händen und Armen, die für mich arbeiten; und ich spüre die Kraft in Füßen und Beinen, die mich durch das Leben tragen.«

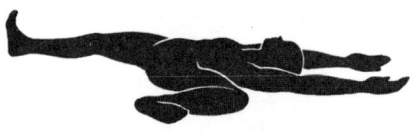

3. BEINE IM WECHSEL AUSGLEITEN LASSEN
Knie zur Brust ziehen, zur Seite legen und Bein ausgleiten lassen. Mehrmals wiederholen.
»Ich spüre meine Beine, sie sind entspannt, warm und schwer.«

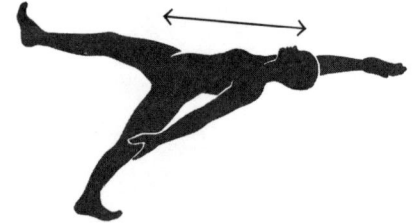

4. KRÄFTIGE SEITENDEHNUNG IN DER RÜCKENLAGE
»Ich spüre die Dehnung durch meine ganze rechte, bzw. linke Seite, vom Handgelenk bis zur Ferse, und lasse diese Weite zu.«

5. KROKODIL MIT KNIE AN DEN ACHSELHÖHLEN

»Ich spüre meine selbstgeschaffene Enge. Welches Gefühl kommt mir dabei hoch?«

6. KERZE MIT BALL AUF FUSSOHLEN

»Ich spüre und liebe meinen ganzen Körper.«

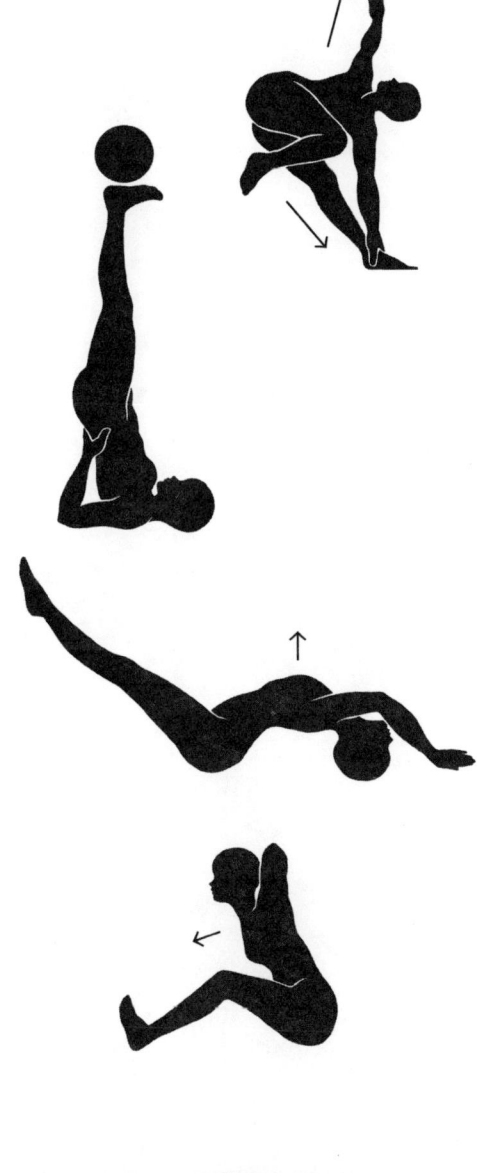

7. FISCH MIT ERHOBENEM SCHWANZ

Brust so sehr wölben, daß sich der Oberkörper vom Boden abhebt und Sie nur noch mit Hinterkopf und Gesäß aufliegen. Knie zuerst beugen und dann strecken.

»Ich lasse mich berühren, aber es belastet mit nicht.«

Danach ruhen im Fötus (siehe Seite 32).

8. VORBEUGE MIT HÄNDEN AN DEN SCHULTERN

»Ich vertraue voll meiner Lebenskraft, die mir alles Nötige und noch viel mehr immer wieder schenkt.«

9. RUHELAGE

»Jeder Atemzug schenkt mir neue Energie, die mir Gesundheit, Freude und Glück bringt.«

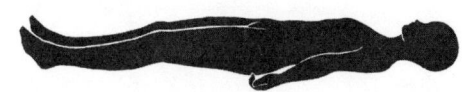

Sie kommen und gehen wie die Wellen des Meeres

Sie kommen und sie geh'n.
Sie bäumen sich auf und verschwinden wieder.
Das Meer bleibt besteh'n,
nur die Oberfläche, nicht die Tiefe,
ist ewigem Rhythmus und Wandel unterworfen.

Alles ist dem Wandel unterworfen und eine Manifestation des ewig Unvergänglichen. Yoga gibt uns den Rat, sich nicht an das Vergängliche zu klammern, denn was kommen muß, das wird kommen und was vergehen muß, wird vergehen. Wir sollen angenehme oder unangenehme Menschen, Situationen oder Dinge auf uns zukommen lassen und sie wieder gehen lassen. Wir sollten für beides offen sein, uns nicht sträuben, wenn etwas auf uns zukommt, und nichts halten wollen, das sich von uns entfernen will. Es gibt Zeiten, da fühlen wir uns unseren Mitmenschen sehr nah, und dann entfernen wir uns oder sie sich innerlich oder/und äußerlich wieder. Wir sollten es zulassen.

Schließlich sollten wir auch keiner Situation und keinem Menschen die Macht einräumen, uns restlos glücklich oder unglücklich zu machen. Richten wir statt dessen unsern Sinn immer wieder auf das Unvergängliche, die ewige Wirklichkeit – auf Gott. Von da erhalten wir die Kraft, allem zu begegnen, was kommt, und die Trauer zu überstehen, wenn etwas uns verläßt.

Die folgende Meditation hilft mir immer, wenn ich mir um Dinge oder Menschen Sorgen mache. Ich kann so alles den liebenden Händen Gottes übergeben. Das Meer, ein Symbol des Göttlichen, hilft mir dabei.

Meditation

Aufrecht sitzen, den Atem beobachten und still werden.
Bild: Wir sitzen am Meer im warmen Sand. Wir spüren die wärmende Sonne und den Wind, der leicht über uns streicht. Wir sehen zu, wie die Wellen entstehen, auf uns zukommen, wieder zurückfließen und vergehen. Jede Welle spült Sorgen und belastende »Anhaftungen« weg und bringt uns Freude und Frieden. Sie ist ein Bote des ewig Unvergänglichen.

Ich werde frei, und aus der Freiheit
entsteht Frieden, und der Friede
verwandelt sich in Freude.

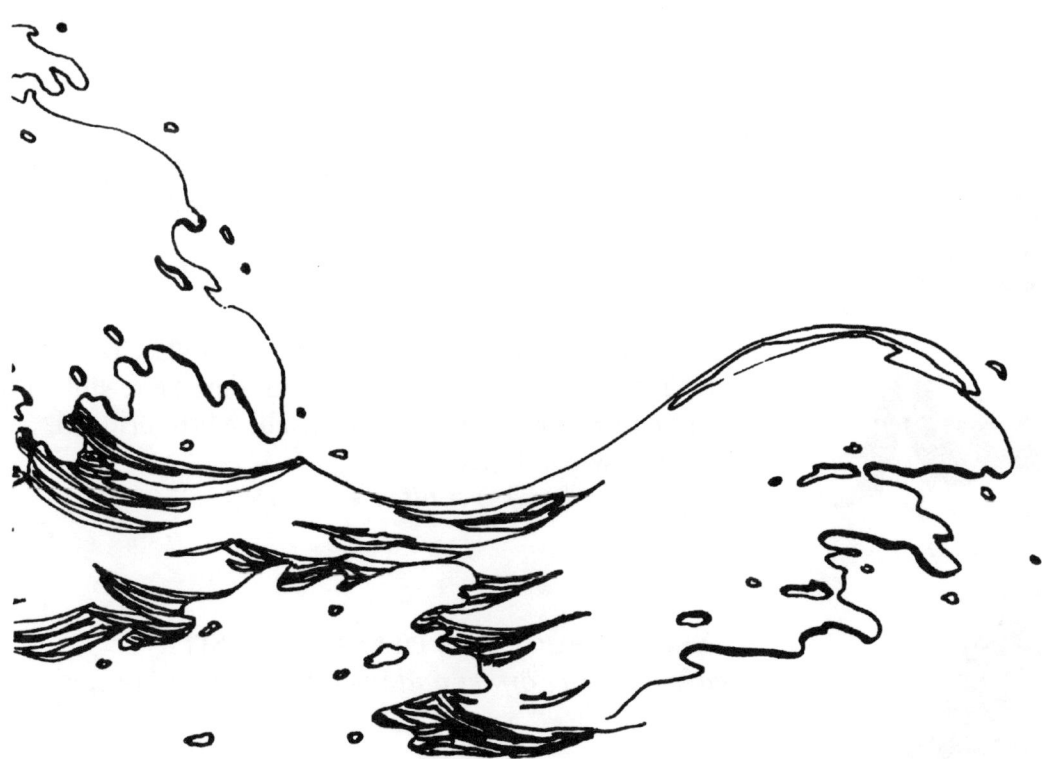

Praxis

Wir erreichen und verwirklichen, was wir wünschen und wollen,
soweit wir glauben, daß wir es können.
K. O. Schmid

Sich wohlfühlen wie ein Fisch im Wasser! Frei sein von jeder Sorge! Voll den Augenblick genießen! Sich ganz den Bewegungen des Körpers hingeben! Auch das kann man üben.

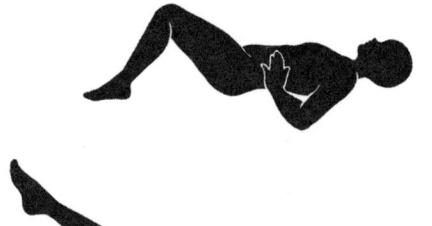

1. EINATMEND BAUCH UND BRUST WÖLBEN
ausatmend Bauch einziehen und Brust senken. Mehrmals wiederholen.
»Ich werde selber zur Welle, die entsteht und vergeht.«

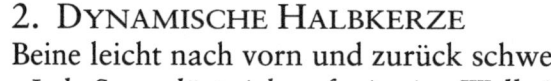

2. DYNAMISCHE HALBKERZE
Beine leicht nach vorn und zurück schwenken.
»Jede Sorge löst sich auf wie eine Welle im Meer.«

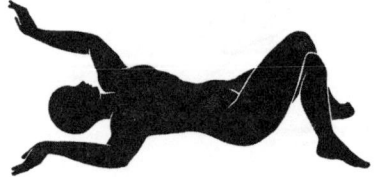

3. KROKODIL MIT ÜBERGESCHLAGENEN BEINEN
Beine auf die eine und Kopf auf die andere Seite sinken lassen.
Einatmend Kopf und Beine wieder zur Mitte bringen.
Mehrmals wiederholen.
»Ich genieße den Augenblick.«

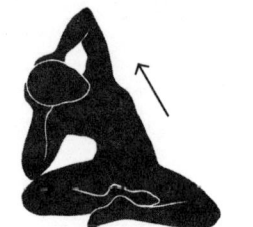

4. SEITENBEUGE AUS DEM FREIEN SITZ
»Jeder Atemzug öffnet und weitet, öffnet und weitet mir das Herz.«

5. FISCH MIT GEFALTETEN HÄNDEN AUF DER BRUST

Brust so sehr wölben, daß sich der Oberkörper vom Boden abhebt und Sie nur noch mit Hinterkopf und Gesäß aufliegen.

»Die kosmischen Kräfte lenken mein Leben und das Leben meiner Mitmenschen.«

Danach ruhen im Fötus (siehe Seite 32).

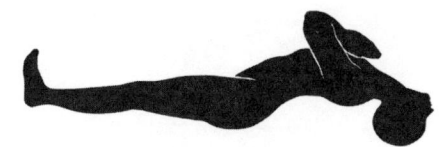

6. VORBEUGE MIT BEINE-UMARMEN

»Ich danke für alles, was ich bin und habe.«

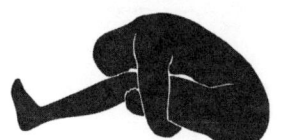

7. KLAPPMESSER

Ein klein wenig schaukeln dabei, indem die Gewichtsverlagerung von der einen Gesäßhälfte auf die andere erfolgt.

»Ich genieße das Freisein.«

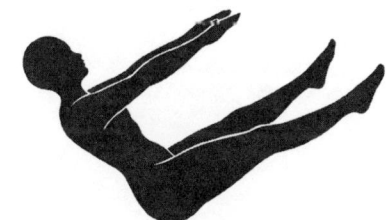

8. WINKELHALTUNG

»Ich suche und finde die Ruhe in meinem Innersten.«

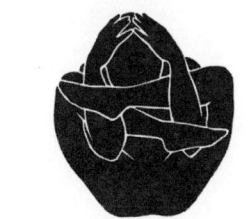

9. RUHELAGE

»Ich fühle mich wohl wie ein Fisch im Wasser. Ich schwimme in der Energie, die mir innerlich und äußerlich alles schenkt, was mich glücklich macht.«

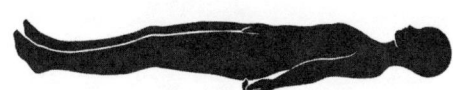

Freuden und Leiden einer Wettertanne

Wir können es uns überlegen: Wollen wir im Leben eine Wettertanne darstellen oder wollen wir geschützt im dichten Wald wachsen?

Als Wettertanne stehen wir alleine am Hang. Unser Wurzelstock kann sich ausdehnen in alle Richtungen, und auch die Äste können sich voll entfalten. Wir haben genug Platz in die Tiefe, in die Höhe und in die Breite zu wachsen. Uns ist nichts im Wege, und die Sonne kann uns von allen Seiten bestrahlen. Dies ist aber nur die eine Seite. Wir sind auch Wind und Wetter ausgesetzt. Aber nach jedem überstandenen Sturm sind wir noch stärker, denn die Erschütterung des Baumes wirkt sich bis in den Wurzelstock aus, der sich mitbewegt und die Erde etwas auflockert. Dies bringt vermehrt Sauerstoff in den Boden, und die Wurzeln werden noch stärker und tiefer wachsen. Einer Wettertanne werden ganze Äste abgerissen oder andere Wunden zugefügt. Sie läßt sich von Wind und Wetter formen und wächst still und unbeirrt weiter. Sie ist ein erfreulicher und imposanter Anblick und strahlt Kraft aus. Um voll auszuwachsen, braucht sie zweihundert Jahre.

Es ist interessant, sich mit dem Wesen und den Eigenschaften der verschiedenen Baumarten auseinanderzusetzen. Jede Art hat ihr eigenes Energiefeld. Das weiß sogar der Volksmund, wenn er bei Gewittern rät: vor Eichen sollst du weichen, Buchen sollst du suchen. So wie wir die verschiedenen Baum-Arten respektieren und bewundern, so respektieren wir auch den Menschen in seiner Einzigartigkeit.

Merken Sie sich beim nächsten Spaziergang einen Baum, der Sie besonders beindruckt, um ihn in der täglichen Meditation besser visualisieren zu können.

Meditation

Aufrecht sitzen, den Atem beobachten und still werden.
Bild: Zuerst stellen Sie sich Ihren auserwählten Baum vor. Sie sehen ihn
ganz klar in Form und Farbe. Sie hören sein Holz knacksen und seine
Blätter rauschen. Sie riechen seinen Duft. Sie erspüren seine Rinde und
die Blätter. Nun schlüpfen Sie in das Bauminnere wie in einen Mantel
und erleben sich selber als Ihren Baum. Sie spüren seine Kraft des Wach-
sens, seine Schönheit und seine Einmaligkeit und lassen sich das alles
von ihm schenken.

Alles wahrhaft Große vollzieht sich
durch langsames, unmerkliches Wachsen.

Seneca

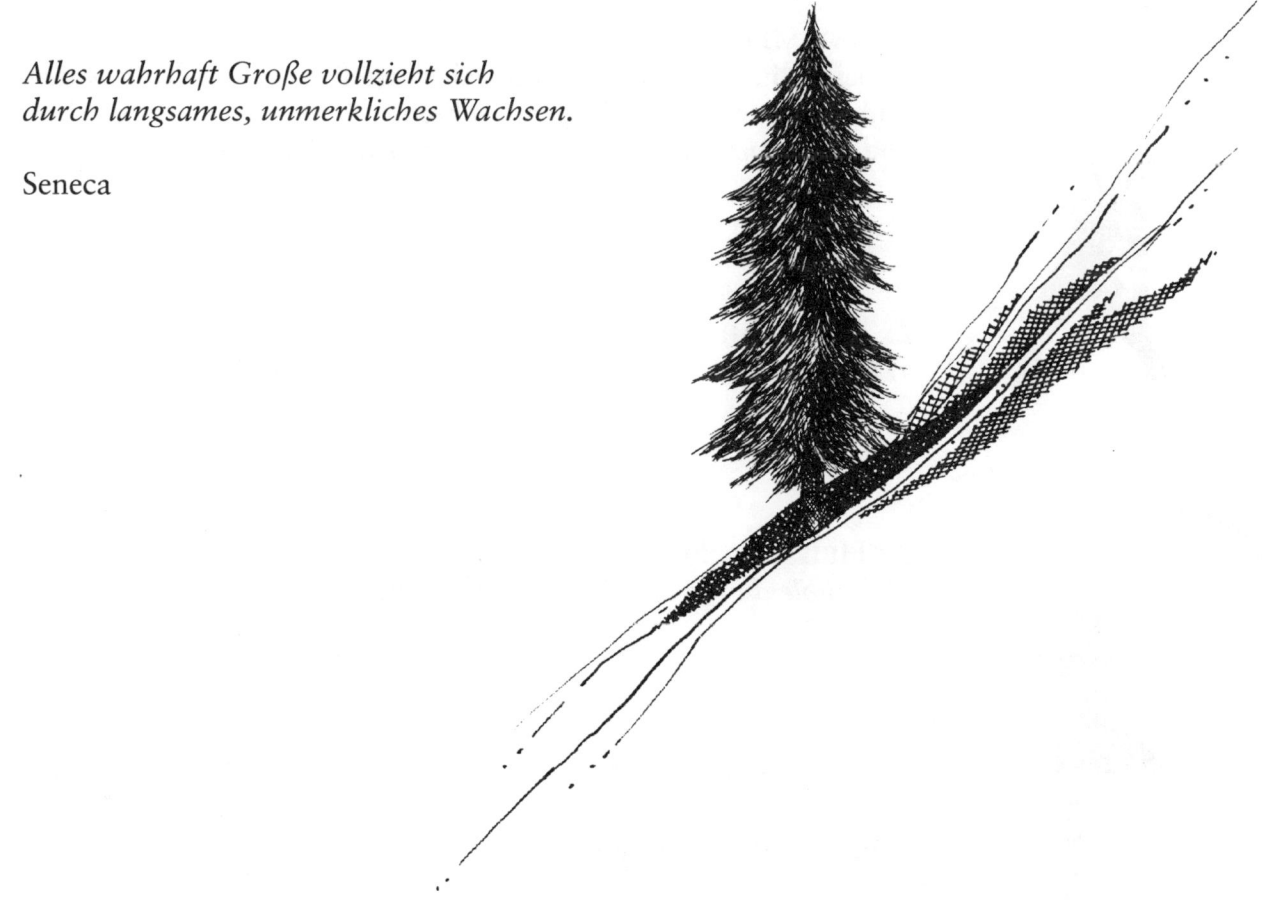

Praxis

Eine der bekanntesten Yoga-Haltungen ist der Baum. Es gibt viele Baum-Varianten, und die Wirkung einer jeden ist ein wenig anders. Gemeinsam ist allen, daß die Beine gestärkt und der Gleichgewichtssinn verbessert werden. Geistig-seelisch bedeutet dies mehr Halt und Standhaftigkeit, Vertrauen und ein Gefühl der Sicherheit; daß wir die besten Voraussetzungen in uns haben zu wachsen, zu gedeihen und Früchte zu tragen.

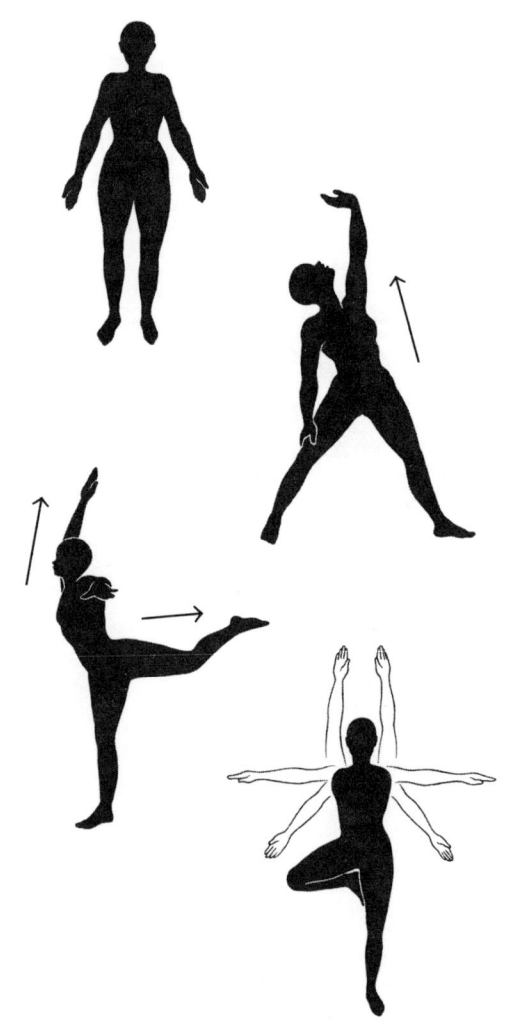

1. SAMMLUNG IM STAND
Dabei in die Füße spüren und sich vorstellen, es würden aus den Fußsohlen Wurzeln in den Boden wachsen.
»Ich baue mir einen Wurzelstock, der jedem Sturm trotzt.«

2. SEITLICHE DEHNUNG
»Die Elemente der Erde brauche ich zum Wachsen.«

3. HEILIGER FEIGENBAUM
»Ich fühle die Verbindung mit den Kräften des Kosmos.«

4. BAUM
Sie stellen nun ihren Meditationsbaum dar, und die Armstellung zeigt seine Form.
»Die lebendige Kraft erfüllt mein ganzes Sein.«

5. VORBEUGE MIT BEIN-UMARMEN
»Ich danke.«

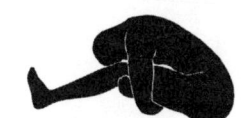

6. AUFGERICHTETE KOBRA MIT DREHUNG
»Die Kraft des Baumes unterstützt meine innere Entwicklung.«

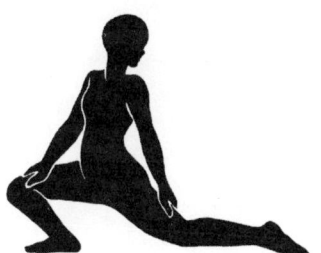

7. BRÜCKE MIT ERHOBENEM BEIN
»Ich bin im Herzen gesammelt und bin verbunden mit jedem Kräutchen, das wächst und seine Bestimmung erfüllt.«
Danach ruhen im Fötus (siehe Seite 32).

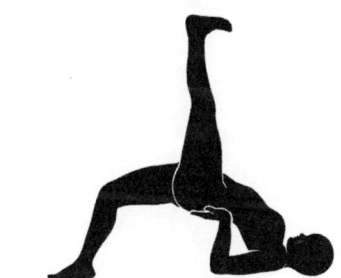

8. VORBEUGE MIT AUFGESTELLTEM BEIN
»Vor der ganzen Schöpfung verneige ich mich in tiefster Ehrfurcht.«

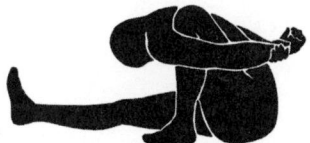

9. RUHELAGE
»Ich lasse die Kraft der Ruhe in mir wirken. Ich lasse die Ruhe zu und genieße sie.«

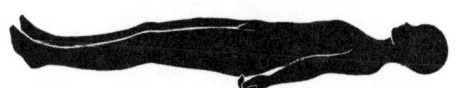

Nichts ist zu klein, das Größte zu sein

Groß und imposant können die Bäume sein, klein und unscheinbar ist das Moos am Boden, an Baumstämmen und Ästen. Aber ohne Moos gibt es keine Bäume. Es ist für die Vegetation von größter Wichtigkeit, denn es bereitet den Boden vor für das Wachstum der größeren Pflanzen. Es speichert das Wasser in seinen Blättchen, die es während des Regens flach ausbreitet und bei Trockenheit eng an die Stielchen legt, damit die Wasserverdunstung möglichst gering ist. So klein ist es, und doch so raffiniert! Seiner Aufgabe wird es gerecht, indem es einfach existiert, sich vermehrend ausbreitet (auch eine ganz interessante Geschichte) und nach seinem inneren Gesetz lebt.

Das Moos ist ein Bote der Urzeit; Moos gibt es seit zweihundertfünfzig Millionen Jahren. Man unterscheidet rund 22 000 Arten. Diese kleine Pflanze trägt einen Hauch der Zeitlosigkeit und des Augenblicks, der unvorstellbaren Vielfalt und der Einheit in sich.

Wenn wir uns mit yogischer Achtsamkeit und Sensibilität ganz auf die Wunder der Natur einlassen, auf die kleinsten, die die größten sind; und uns von ihnen erfassen lassen, dann kann das unser Bewußtsein so erweitern, daß wir das Einssein mit der Schöpfung und ihrem Schöpfer erleben. Dann sind wir voller Frieden, zufrieden und glücklich.

Meditation

Aufrecht sitzen, den Atem beobachten und still werden.
Bild: Wir sitzen im Wald auf einem trockenen, warmen Plätzchen. Vor uns sehen wir Moos, das wir längere Zeit betrachten. – Nun stellen wir uns vor, daß wir selbst zu Moos werden. Wir legen uns auf den Rücken und lassen aus unserer Unterseite unzählige, kleine Wurzeln in den Boden wachsen. Nun überziehen wir die Oberfläche mit dem grünen, sehr weichen, leicht feuchten Mooskleid. Wir spüren die Sonne, die uns wärmt, den Wind, der über uns streicht, Regentropfen, die auf uns fallen. Wir fühlen die Verbundenheit mit den Elementen, dem Vergänglichen, dem Ewigen und der Einheit in der Vielfalt.

Es macht den Wert und das Glück des Lebens aus,
in etwas Größerem aufzugehen, als man selber ist.

Teilhard de Chardin

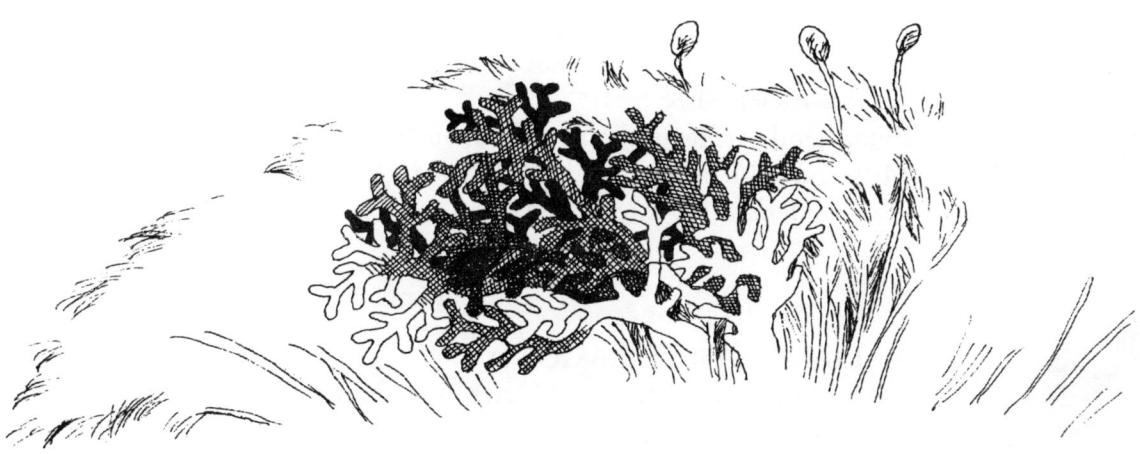

Praxis

Moos wächst nicht in die Höhe, sondern es breitet sich aus. Auch das Krokodil hat sich in die Breite und Länge entwickelt. Diese Pflanzen und Tiere beanspruchen Platz, viel Platz. Auch wir sollten uns Platz verschaffen und den Platz, den wir zur Verfügung haben, voll ausnützen. Falsche Bescheidenheit kann hemmend sein und macht unzufrieden. Wir erleben diese Woche die Krokodilhaltung besonders intensiv.

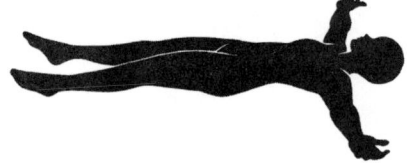

1. SAMMLUNG IN RÜCKENLAGE MIT AUSGEBREITETEN ARMEN
»Ich spüre mich in meiner Länge und Breite.«

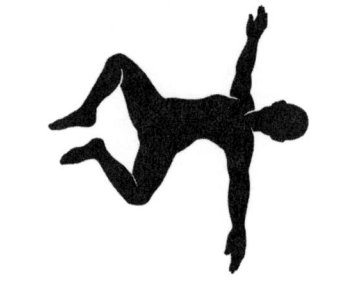

2. BEINE WEGSCHIEBEN
Einatmend Knie beugen, ausatmend Beine ausgleiten lassen. Mehrmals wiederholen.
»Ich verschaffe mir oder verteidige meinen nötigen Platz.«

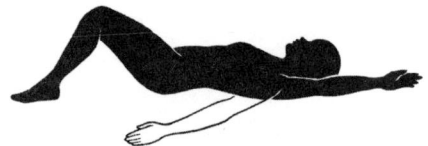

3. ARMKREISEN
Einatmend Arme seitlich nach oben führen, ausatmend Arme über die Mitte zurücknehmen. Mehrmals wiederholen.
»Ich genieße die Weite ...«

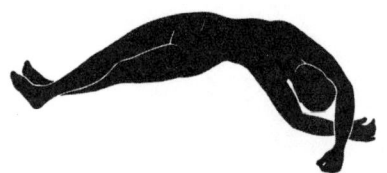

4. LIEGENDER HALBMOND
Beide Schultern und beide Hüften liegen auf dem Boden auf.
»... und lasse sie auch innerlich zu.«

5. KROKODIL

Ausatmend Beine auf die eine und Kopf auf die andere Seite senken. Einatmend Beine und Kopf zu Mitte führen, wechselweise nach rechts und nach links wiederholen.

»Ich nehme meinen Platz im Leben ein und fülle ihn aus.«

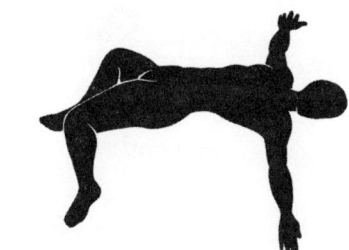

6. ZANGE AUF DEM RÜCKEN

Ausatmend die gestreckten Beine mit den Händen nach unten ziehen. Einatmend die Spannung loslassen.

»Ich habe die Wahl, mich klein oder groß zu fühlen.«

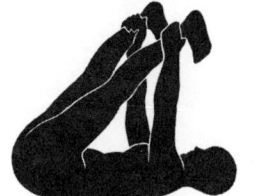

7. BRÜCKE MIT HÄNDEN AM GESÄSS

»Ich vertraue mich dem Leben an ...«
Danach ruhen im Fötus (siehe Seite 32).

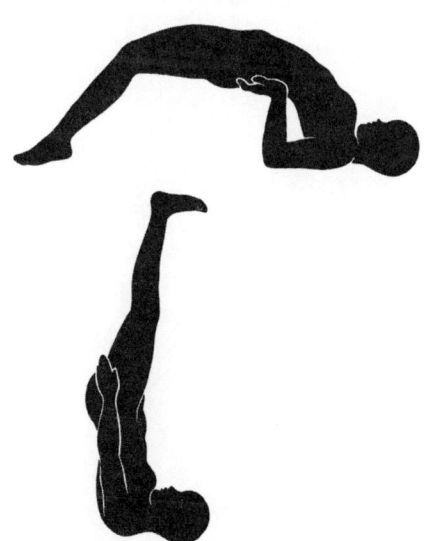

8. KERZE ALS BALANCE-AKT

»... und mache das beste daraus.«

9. RUHELAGE

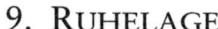

»Ich fühle mich verbunden mit allem, was klein ist. Ich fühle mich vereint mit allem Großen. Das Große ist im Kleinen und das Kleine im Großen enthalten.«

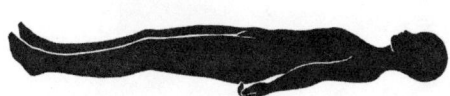

Wir haben die Kraft in uns

Nehmen wir an, wir würden einen Wunderbrunnen besitzen. Sein Wasser ist von ganz besonderer Kraft. Wenn wir es trinken, schenkt es uns alles, was uns glücklich macht. Ja, so ein Brunnen wäre wunderbar! Aber was würde er uns nützen, wenn wir sein Wasser nicht schöpfen und trinken? Abgestandenes Wasser verliert mit der Zeit seine Kraft und wird faul.

Laut Yoga haben wir alle Kraft, die wir benötigen, um glücklich zu sein; aber wir müssen sie einsetzen, voll und ganz, und so oft wie möglich. Dies machen wir, wenn wir einerseits den Körper stärken mit den vielen Kraft- und Ausdauerstellungen und andererseits in den stillen Augenblicken, in denen wir unsere Sinne zurückziehen, unser Bewußtsein in unsere Mitte lenken und uns ganz in den Rhythmus des Atems versenken.

Viel Kraft gibt uns auch eine positive Lebenseinstellung, der Glaube an das Gute und die Begeisterung. Alles beruht auf dem Gesetz der Wechselwirkung. Je positiver wir eingestellt sind, um so mehr Kraft haben wir, und je mehr Kraft wir haben, um so leichter fällt uns die positive Einstellung – brechen wir doch in diesen Kreis ein! Je mehr Kraft wir haben, um so leichter empfinden wir die täglichen Herausforderungen, die das Leben für uns bereit hat.

Meditation

Aufrecht sitzen, den Atem beobachten und still werden.
Bild: Wir sitzen an einem windgeschützten Platz an herrlichster Aussichts-
lage. Es stürmt. Wir genießen das Schauspiel eines gewaltigen Herbst-
sturms, der die ganze Natur bewegt, ergreift, erschüttert und aufwühlt.
Diese unsichtbare Kraft, die da ist und deren Wirkung so offensichtlich
ist, macht uns die Gewalt des Unsichtbaren bewußt, das letztendlich alles
Sichtbare im Griff hat. Auch die Kraft in uns soll alles Negative und Verbrauchte in uns aufwühlen und wegfegen, sie soll uns helfen in allem
Handeln und Wirken. Sie soll unsern Körper, Geist und Gemüt bewegen
und erfüllen.

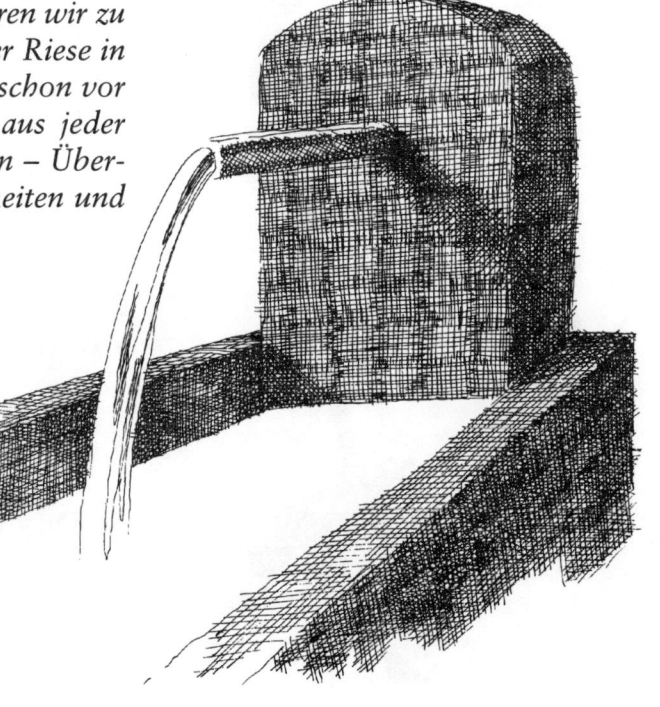

*Der unerschütterliche Glaube an die »Kraft« in uns, der nichts
unmöglich ist, verwandelt uns in ein positives Schicksalskraftfeld,
das alle Dinge, Umstände und Helferkräfte herbeizieht, deren wir zu
einem glücklichen Leben bedürfen ... Die Innenkraft – der Riese in
uns – weiß jederzeit, was uns nottut. Sie kennt das Ende schon vor
dem Anfang und ist immer am Werk, uns zu helfen, aus jeder
Erfahrung eine Lehre zu ziehen und an allem zu wachsen – Überlassen wir es dem Riesen in uns, Hemmnisse, Schwierigkeiten und
Leiden in Glück und Segen zu verwandeln.*

K. O. Schmidt

Praxis

Die Stellungen dieser Woche helfen uns bei der Entwicklung und Entfaltung der körperlichen Kraft. Die Kraft in Armen und Händen läßt uns die Herausforderungen voll anpacken, und wir handeln gezielt. Die Kraft in den Beinen und Füßen läßt uns kräftig und bestimmt voranschreiten und Berge erklimmen. Die Kraft im Rücken verleiht uns ein Gefühl der Sicherheit und schenkt uns Mut und Ausdauer.

Ich bin meinem innersten Wesen nach durch und durch Kraft, Willenskraft, Lebenskraft, Verwirklichungskraft, die mich befähigt, alles zu werden und zu erreichen, was ich ersehne und wünsche, gläubig bejahe und wahrhaft will.
K. O. Schmidt

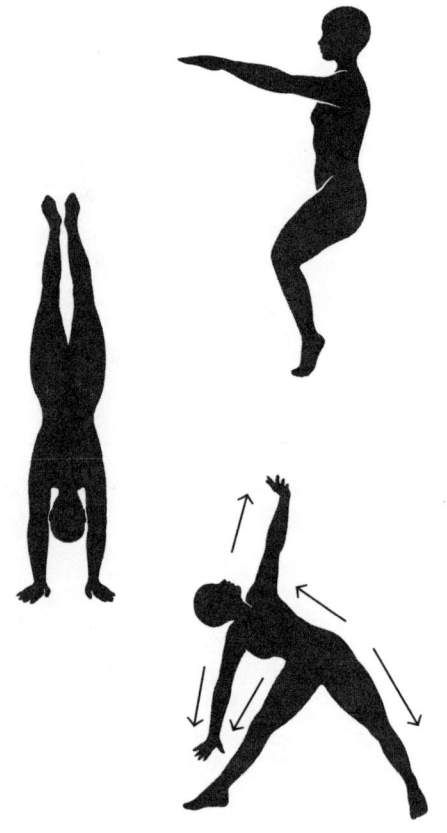

1. UTKATASANA
(*Utkata* bedeutet wild und mächtig).
»*Ich bin mir meiner Kraft bewußt und setze sie gezielt ein.*«

2. HANDSTAND (AN DER WAND)
»*Ich genieße die Kraft der Arme.*«

3. DREIECKSTELLUNG OHNE STÜTZE
»*Ich übe die Ausdauer, und sie macht mich erfolgreich.*«

4. DREHUNG IN KAUERSTELLUNG
»Meine inneren und äußeren Kräfte wirken zusammen.«

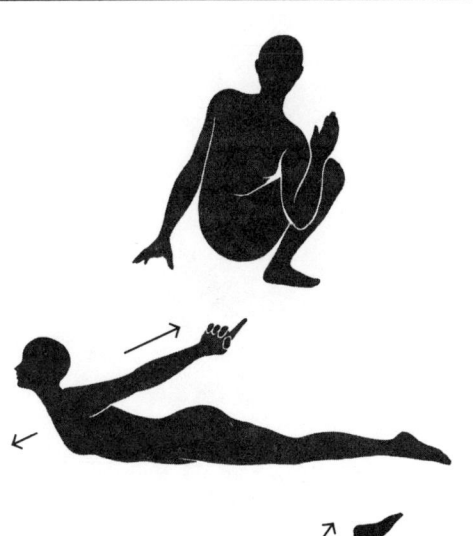

5. KOBRA MIT HANDSCHLAUFE
Sich mit jeder Einatmung noch mehr aufrichten.
»Ich richte mich immer wieder auf aus eigener Kraft.«

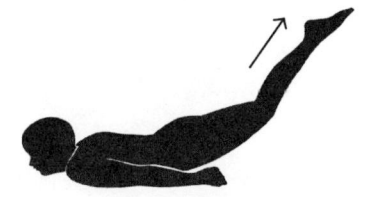

6. HEUSCHRECKE
»Die Willenskraft erfüllt mein ganzes Sein.«

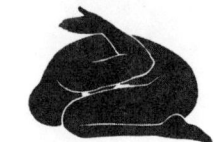

7. GEROLLTES BLATT MIT HÄNDE AM RÜCKEN
»Voller Dankbarkeit liebe ich meine Stärke – meine Kraft – meinen Willen.«

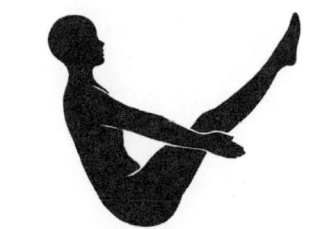

8. BOOT
»Ich kann – ich kann – ich kann.«

9. RUHELAGE
»Ich bin meinem innersten Wesen nach durch und durch Kraft, die mir jederzeit und allerorts hilft zu Freude und Glück.«

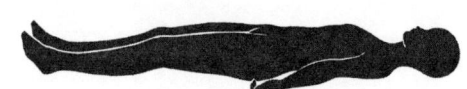

Auf die Einstellung kommt es an

Zu einem Asana gehören zwei Aspekte: 1. das Einnehmen der Stellung und 2. die Fein-Abstimmung in der Stellung.
Das sagt B. K. S. Iyengar.

Man stellt sich also innerlich ganz auf das äußere Tun ein. Diese Haltung sollten wir immer mehr auch in den Alltag übertragen. Wir sind achtsam, was äußerlich geschieht, was von der Außenwelt an uns herangetragen wird, und wir stimmen zuerst unsere äußere und dann unsere innere Haltung darauf ein. Wir sind also ganz auf das eingestellt, was wir gerade sehen oder hören, tun und nicht-tun. Langeweile oder leere Wartezeiten kennen wir nicht mehr. Die kleinste Begebenheit sehen wir im Zusammenhang mit unserer Entwicklung. Wir sind dabei viel gelassener und offener für das, was uns geschieht, wenn wir den Humor mit ins Spiel bringen.

Wir üben tagsüber bei der Arbeit, aber auch, wenn wir uns abends auf einem Fest amüsieren, tanzen und lachen.

Diese Feineinstimmung können wir auch im Kontakt mit den Mitmenschen üben. Ich wundere mich immer wieder, wie zur rechten Zeit und am rechten Ort mir jemand etwas sagt, das mich genau an dem Punkt trifft und weiterbringt. Je mehr wir die kleinen Winke verstehen, desto weniger brauchen wir die großen Anstöße.

Wie Träume, so steigen auch Bilder aus unserem Unbewußten hoch. Wenn sich fünf Menschen eine Wiese vorstellen, werden fünf verschiedene Wiesen gesehen werden. Diese Bilder geben uns Aufschluß, wie unsere innere Einstellung aussieht, wie positiv oder negativ, freudvoll oder traurig, zerstörend oder aufbauend und so fort.

Meditation

Aufrecht sitzen, den Atem beobachten und still werden.
Bild: Wir gehen einem recht holperigen Bergpfad entlang und betrachten
die verschiedenen Steine auf dem Weg, die Unebenheiten und das, was
sich am Wegrand befindet. Alles, was wir sehen und dabei empfinden, ist
für uns von Bedeutung. Versuchen wir nun, uns wie ein übermütiges
Kind zu fühlen, das sich allein oder mit anderen auf einer Bergtour befindet. Wie empfinden wir nun die Steine auf dem Weg? Wie empfinden
wir das Gehen auf dem Weg? Wie ist der Unterschied, wenn wir densel-
ben Weg als Erwachsener oder als Kind erfahren?

Freude ist eine Liebeserklärung an das Leben.

A. C. Balling

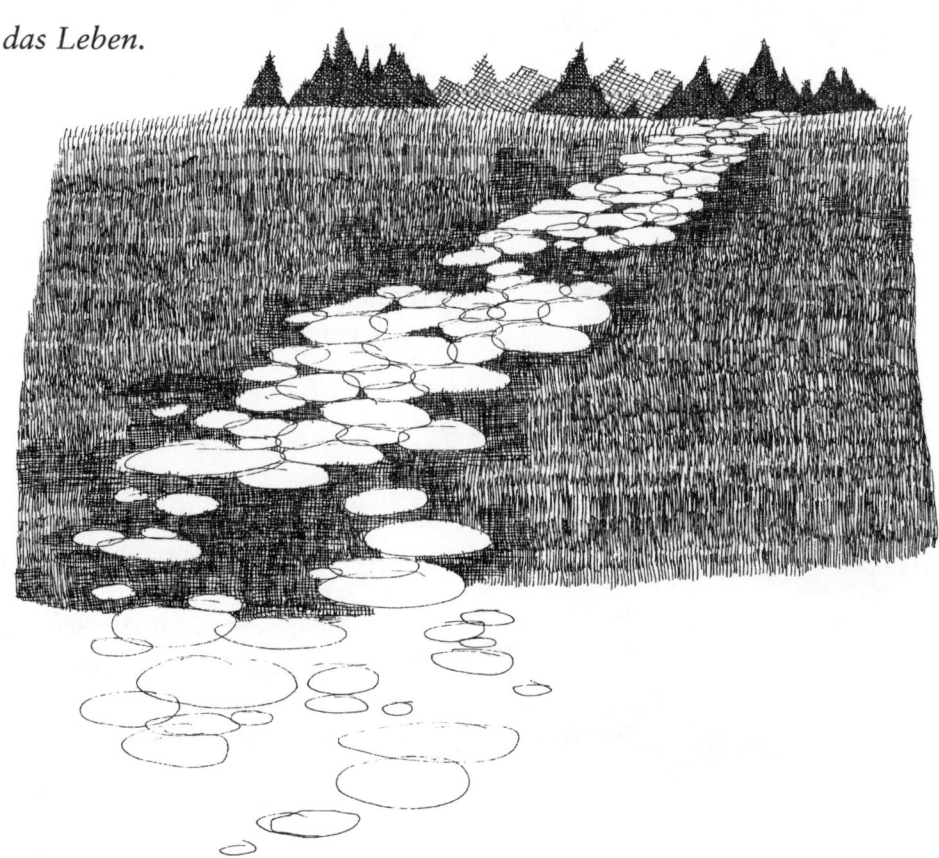

Praxis

Haben Sie schon einmal eine Riesenschlange in der Wildnis gesehen? Ich hatte dieses Glück. Die Schlange beeindruckte mich mehr als ein Löwe oder Tiger – mir standen alle Haare zu Berge. Die Atmosphäre um sie war von ihrer Kraft, die sie ausstrahlte, wie elektrisch geladen. Im Mittelpunkt der Übungsreihe steht diese Woche die Kobra. Erleben Sie sich dabei ganz als Schlange, ein Geschöpf ohne Beine und Arme, das sich kriechend vorwärts bewegt. Wir wollen uns damit der gewaltigen Kraft des äußerlich Unscheinbaren bewußt werden.

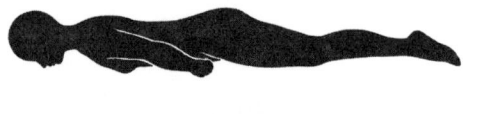

1. SAMMLUNG IN DER BAUCHLAGE
Arme neben dem Körper, Beine ganz geschlossen und Kinn nach vorn geschoben. Beobachten Sie die Gefühle, die jetzt hochkommen.

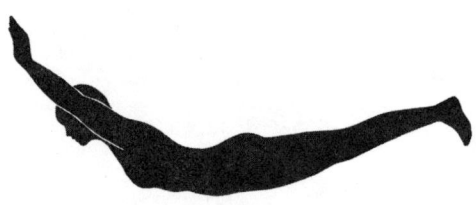

2. DYNAMISCHE HEUSCHRECKE
Einatmend Beine und Arme heben, ausatmend Beine und Arme wieder senken. Mehrmals wiederholen.
»Ich genieße es, Arme und Beine zu haben.«

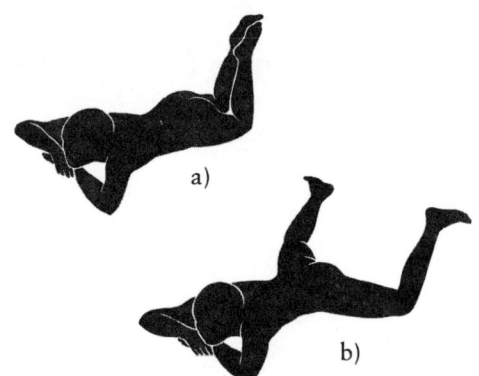

3. DYNAMISCHES KROKODIL IN BAUCHLAGE
Einatmend die Unterschenkel senkrecht stellen. Ausatmend die Beine zur Seite senken.
a) Beine geschlossen zur Seite senken
b) Beine gegrätscht zur Seite senken
Beide Varianten mehrmals wiederholen.
»Ich genieße die Lebendigkeit des Rückens.«

4. KOBRA MIT AUFGESTELLTEN HÄNDEN
»Ich verbinde mich mit der Schlangenkraft, die mir hilft, aus jeder Situation das Beste zu machen.«

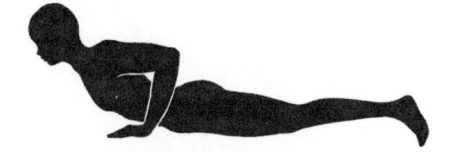

5. VORBEUGE ÜBER GEBEUGTEM KNIE
»Ich bin mir bewußt: Die beste Einstellung wirkt immer auch vorbeugend.«

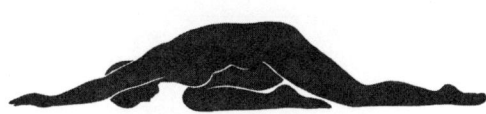

6. KLEINER BOGEN EINSEITIG
»Ich stelle mich immer auf das Beste ein.«
Danach ruhen im Gerollten Blatt (siehe Seite 33).

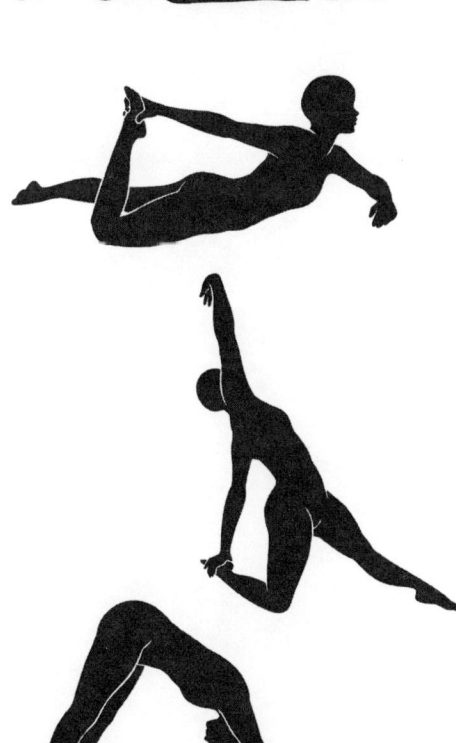

7. DREHUNG IM QUERBALKEN
»Meine Einstellung macht mich groß und großzügig.«

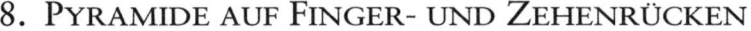

8. PYRAMIDE AUF FINGER- UND ZEHENRÜCKEN
»Es ist nicht so wichtig, wie eine Situation ist, sondern wichtig ist meine Einstellung ihr gegenüber.«

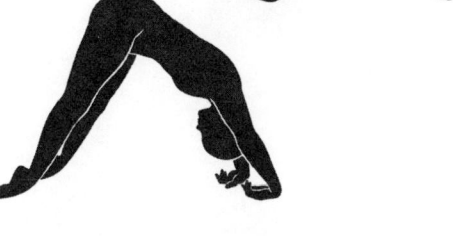

9. RUHELAGE
»Ich lasse mich in die Ruhe sinken mit der Gewißheit, daß mir die richtige Einstellung in jeder Situation klar ist.«

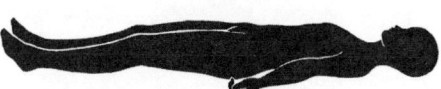

Energie abgeben und empfangen

Krankheitsanfälligkeit, Müdigkeit, Traurigkeit oder Konzentrationsschwäche können von einem Mangel an aufbauender Energie herrühren. Als erstes sollten wir alles tun, um verbrauchte Energie loszuwerden. Wenn uns neue Energie zufließen soll, müssen wir die richtigen Voraussetzungen dafür schaffen. Wir müssen Leere in uns entstehen lassen. Wir geben also Energie ab, und der neu entstandene Leerraum füllt sich automatisch mit neuer Energie. Körperlich tun wir dies mit jeder Bewegung und jedem Kraftaufwand; geistig, indem wir uns konzentrieren (ohne Streß) und seelisch, indem wir uns der Umgebung zuwenden.

Die Natur macht uns da wieder mit einem Paradox bekannt. Meinen wir nicht oft, wenn wir müde und traurig sind, das bißchen verbliebene Energie noch hüten zu müssen. Dabei ist genau das Gegenteil der Fall. Daß wir nebenbei auf genug Schlaf- und Ruhezeiten achten, auch dies fördert den Energieaustausch, ist selbstverständlich.

Zum Ausprobieren: Wenn Sie sich einmal nicht ganz wohl fühlen, machen Sie folgende Übung: Sie wünschen einem Menschen von ganzem Herzen einen schönen Tag. Sie sehen ihn lächeln und mit strahlenden Augen. Sie erfinden einen ganzen Film mit Bildern, die ihn in verschiedenen Lebenssituationen zeigen, in denen er glücklich ist.

Nach einigen Minuten fragen Sie sich selbst, wie Sie sich jetzt fühlen. Stellen Sie keine Erwartungen; das würde alles blockieren. Diese kleine Übung können Sie überall machen – an der Bushaltestelle, während der Hausarbeit, vor dem Fotokopiergerät, in der Kantine, überall. Die Wirkungen sind mannigfaltig, und keine Übung ist vergebliche Müh.

Meditation

Aufrecht sitzen, den Atem beobachten und still werden.
Bild: Einatmend lenken wir das Bewußtsein zur Schädeldecke. Wir sehen
da einen Trichter, der sich füllt mit Energie, die wir uns als strahlendes
Licht vorstellen. Es strömt vom Trichter in den Körper und erfüllt unser
ganzes Sein. Ein Teil der Energie verläßt uns wieder während der Ausatmung durch das Herz und stellt die ganze Umgebung in ihren Schein.

Das Gute, zu dem wir uns entschließen,
macht uns nie ärmer;
es macht uns und andere besser und glücklicher.

Georg Moser

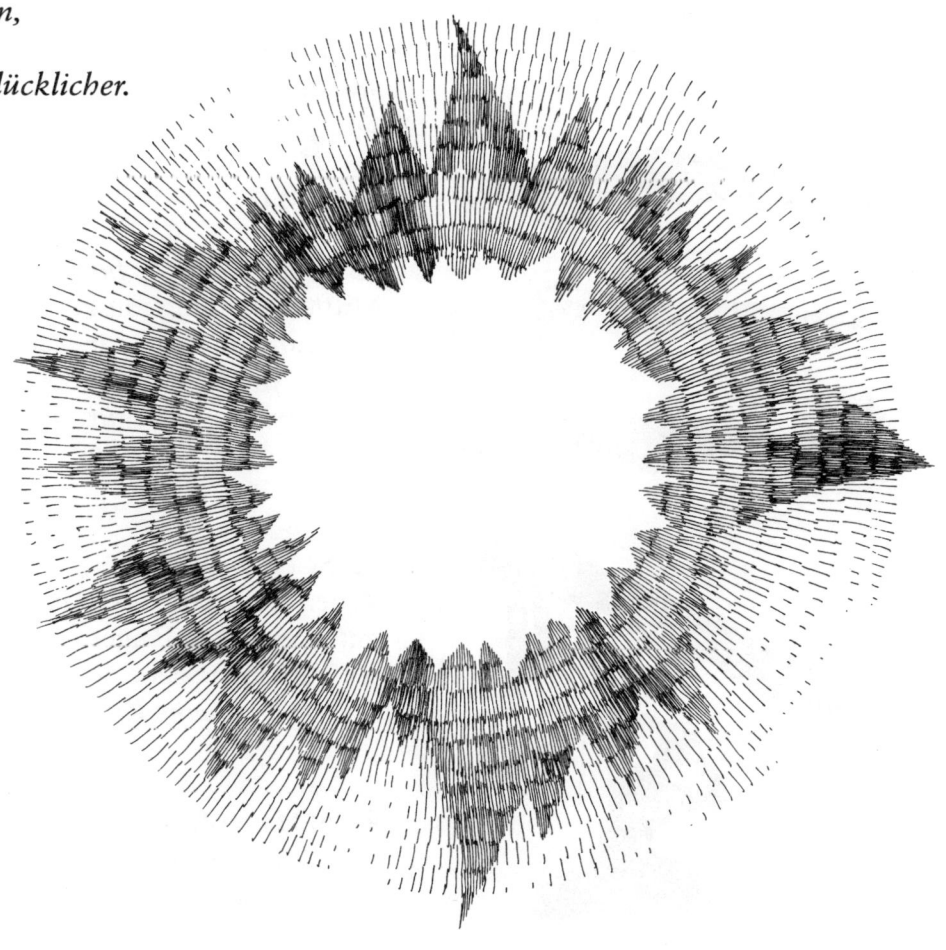

Praxis

Die folgende Übungsreihe soll uns die Leere bringen; sie soll Platz schaffen für frische, regenerierende Energie. Wir machen uns damit auch die Energie aus dem Kosmos, die uns vitalisiert, und die Energie aus der Erde, die uns beruhigt, bewußt.

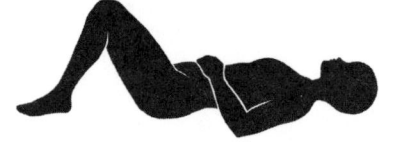

1. INTENSIVE BAUCHATMUNG IN RÜCKENLAGE
Ausatmend die Bauchdecke kräftig einziehen und die Einatmung passiv wieder geschehen lassen.
»Mit jeder Ausatmung stoße ich verbrauchte Energie aus Körper, Geist und Seele.«

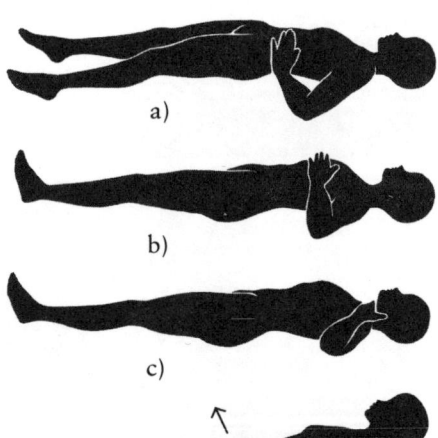

2. DREITEILIGE ATMUNG
Bauchatmung mit Händen auf dem Bauch.
»Ich sammle Kraft für jede Körperfunktion.«
Mittlere Atmung mit Händen auf den Flanken.
»Ich sammle Kraft für mein Gefühlsleben.«
Obere Atmung mit Händen an den Schlüsselbeinen.
»Ich sammle Kraft für die Gedankenbeherrschung.«

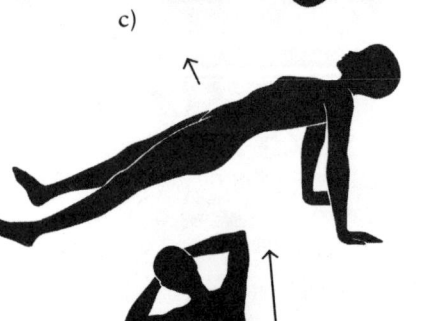

3. SCHIEFE EBENE
Zehen spreizen, Fersen kräftig in den Boden drücken und Hände kräftig mit gespreizten Fingern auf den Boden drücken. Danach ruhen in lockerer Vorbeuge (siehe Seite 32).
»Ich spüre meine Kraft von den Zehen bis zu den Fingerspitzen.«

4. SEITENBEUGE MIT DEN HÄNDEN AM KOPF
»Ich lasse Leere entstehen in der gebenden (rechts) und empfangenden (links) Seite.«

5. KLASSISCHE VORBEUGE
Fersen langsam nach vorn schieben.
»Jede Ausatmung ist ein Abgeben von verbrauchter Energie.«

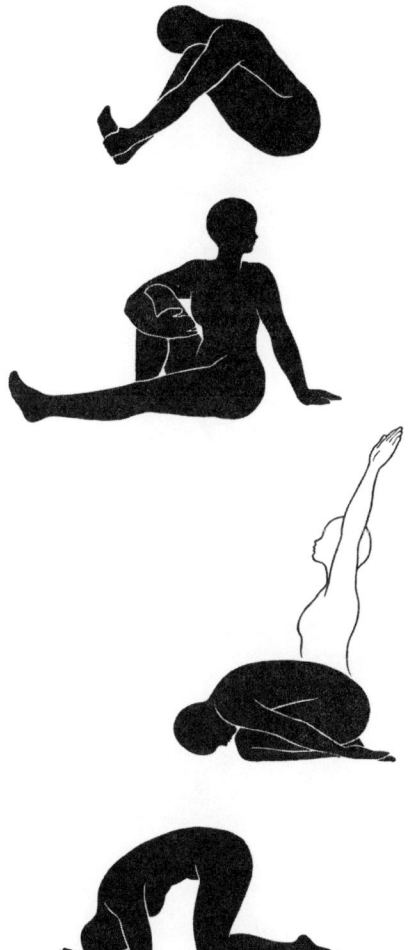

6. OFFENER DREHSITZ
»Jede Einatmung ist ein Aufnehmen von neuer Energie, die mich erfrischt an Körper, Geist und Seele.«

7. FERSENSITZ – GEROLLTES BLATT
Einatmend Arme heben und in Fersensitz kommen. Ausatmend Arme senken und Oberkörper auf die Oberschenkel und die Stirn auf den Boden legen.
»Ich empfange Kraft mit dem Herzen und gebe sie durch die Stirn an die Erde ab.«

8. KANINCHEN MIT KOPF AUF DEN HANDGELENKEN
»Ich gebe mich ganz dem Rhythmus des Lebens hin.«

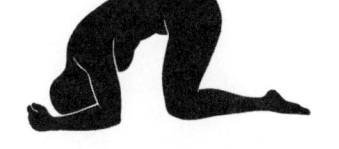

9. RUHELAGE
»Zulassen – loslassen – sein lassen.«

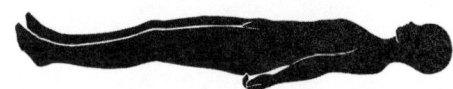

Wie innen, so außen

Sie könnten diese Behauptung testen, indem Sie nach einem kleinen Gruppenerlebnis jeden fragen, was er dabei besonders beobachtet, gefühlt und erlebt hat. Die Aussagen werden so verschieden ausfallen, wie die einzelnen Menschen eben verschieden voneinander sind. Das heißt, daß die Außenwelt unsere Innenwelt widerspiegelt. Wenn wir die Geduld aufbringen, den Inhalt des Spiegels näher zu betrachten, dann können wir uns selber besser kennenlernen.

Fragen wir uns des öftern: Was hat mir während des Tages ins Auge gestochen und welchen Bezug hat es mit meinem Innenleben? Welche Gedanken kommen mir, wenn ich eine bestimmte Gruppe Menschen betrachte, Tiere, Pflanzen, Straßenbilder, Häuser, offene Plätze, Brücken, enge Straßen, Plakate der Werbung?

Achten Sie auf Feinheiten und Wiederholungen. Was sehen Sie zuerst, wenn Sie eine Rose betrachten? Ihre Blüte, die zuviel geschlossen oder offen ist, die Dornen, das welke Blatt oder die prächtige Farbe und die vollendete Form der Blume? Sehen Sie am Haus zuerst die zu grelle Farbe oder den Sprung in der Mauer oder ...?

Man könnte die Menschheit in zwei Kategorien einteilen. Die einen haben die Tendenz, nur auf ihre eigenen Fehler zu sehen, um sich damit selbst zu zerfleischen und um Schuldgefühle zu hegen und pflegen; und die anderen, die es nicht wagen, sich selber Fehler oder Schwächen einzugestehen, dafür aber um so mehr die Mängel der Mitmenschen, der Gesellschaft, des Staates bemerken. Sie verurteilen die Umwelt und ärgern sich darüber.

Es gibt nichts in uns, das so schlecht wäre, daß wir es uns nicht anschauen könnten, um es dann loszulassen. Egal wie wir uns in der Vergangenheit verhalten haben, egal wie wir uns in der Zukunft benehmen, jetzt zählt nur die Gegenwart. Wir wollen *jetzt aufmerksam, liebenswürdig und gütig sein.* Diese Anforderung stellen wir nur an den Augenblick; und unsere Zeit ist eine Folge von Augenblicken.

Diese Woche *meditieren wir vor einem Spiegel.* Wir betrachten unser Gesicht und achten auf die Gedanken und Gefühle, die dabei hochkommen. Als ich dies das erste Mal praktizierte – ich konnte nicht anders – da habe ich mir selber einfach mal ganz tüchtig die Leviten gelesen; ich schimpfte wie ein Rohrspatz. Als ich fertig war, da umarmte ich mich selber und sagte mir: das ist nun ausgesprochen und ein für allemal vorbei. Nun fange ich ein neues Leben an. Und ich habe ein neues Leben begonnen und es nie bereut.

Nur wenn das Herz erschlossen,
dann ist die Erde schön.

Goethe

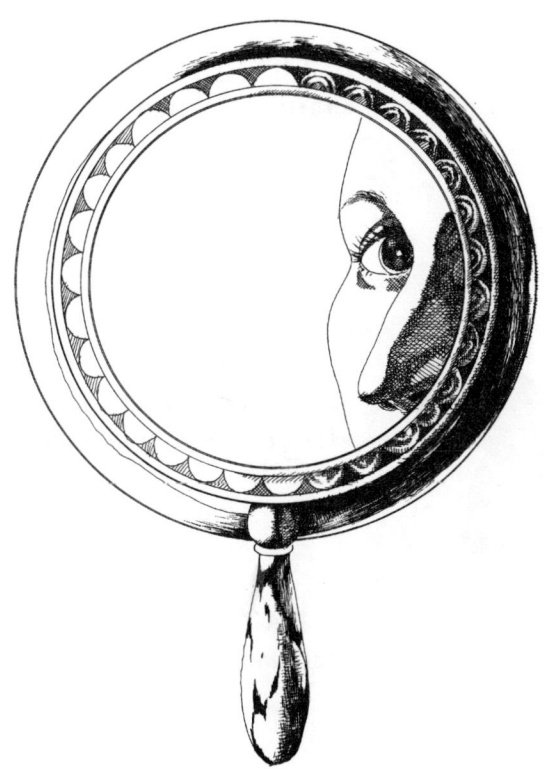

Praxis

Das Wochenthema wollen wir wieder in die Körperarbeit integrieren. Der Mittelpunkt bildet eine Variante der Tänzer-Stellung. Diese Haltung zwingt uns, ganz präsent zu sein. Das ganze Universum, unser Leben und unser ganzes Sein ist wie ein Tanz, ein Tanz der verschiedenen Kräfte, die in und um uns wirken und unser Dasein bunt und interessant machen.

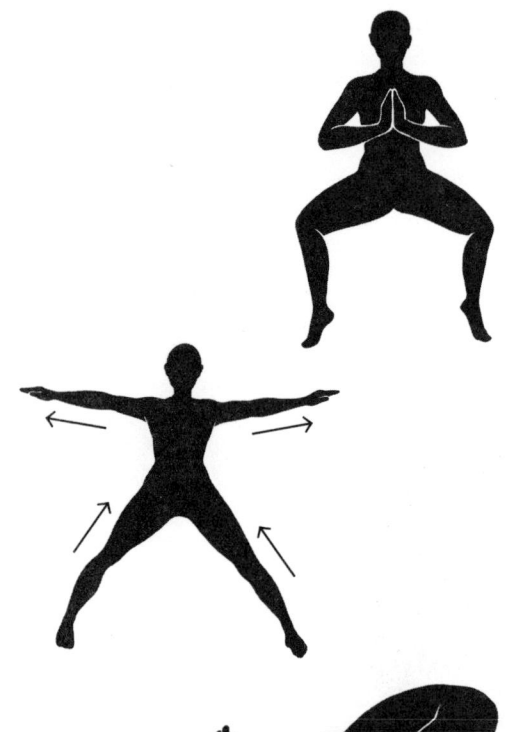

1. SAMMLUNG AUF DEN FUSSBALLEN MIT GEFALTETEN HÄNDEN
»Ich lasse es zu, daß sich das Gute in mir entfaltet.«

2. ÖFFNUNG IN DIE WEITE
Kräftige Dehnung der Arme durch die einzelnen Finger.
»Jede Kritik, die mir zuteil wird, wandle ich um in positive Ermunterung.«

3. BEUGE NACH VORN MIT BRUSTEXPANDER
Schulterblätter dabei kräftig zusammenpressen.
»Ich setze mir zum Ziel, jeden Augenblick wachsam zu sein.«

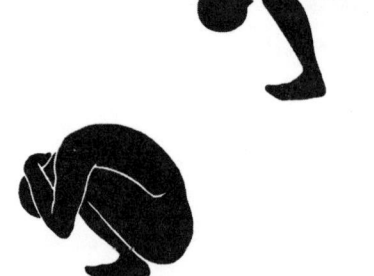

4. KAUERSTELLUNG MIT HÄNDEN AM KOPF
»Ich weiß, daß ich mein Ziel mit Geduld und Ausdauer erreiche.«

5. Drehung im Stand mit Knie an der Brust
»Ich beobachte aufmerksam die Umwelt, die mein Inneres reflektiert.«

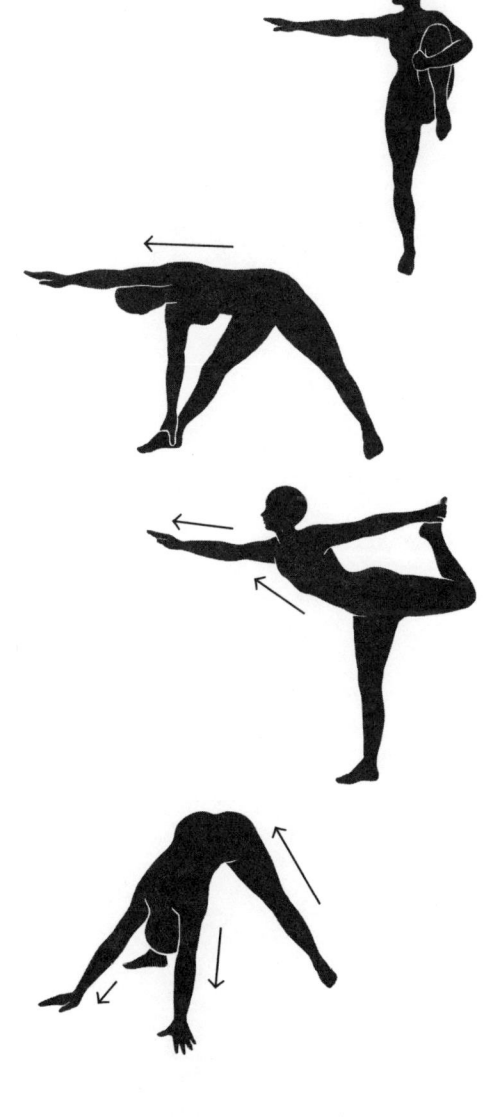

6. Dreieck mit waagrechtem Arm
»Ich lasse die Beurteilung, was gut und schlecht ist, in allen unwesentlichen Sachen sein.«

7. Tänzer
»Ich habe das volle Vertrauen, daß mir jederzeit geholfen wird, wenn ich es zulasse.«

8. Pyramide
»Ich danke für alles, was mir heute gelingen wird (gelungen ist).«

9. Ruhelage
»Jeder Atemzug ist ein Lob und Dank an meinen wunderbaren Körper, der mich durch mein Leben begleitet.«

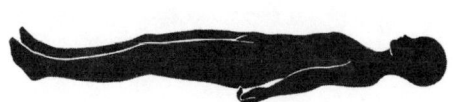

Sind Sie zufrieden?

Wie läßt sich dies vereinbaren: Laut Yoga sollte man keine Wünsche haben und doch die Zufriedenheit erlangen? Oder: Wir sollten danach trachten, zufrieden zu werden (den inneren Frieden finden) und uns davor hüten, damit zufrieden zu sein?

Warum sind wir nicht einfach damit zufrieden, ein Dach über dem Kopf und eine volle Schüssel zu haben? Warum haben wir Wünsche? Woher kommen sie? Der Ursprung der Wünsche ist verschieden: 1. Wünsche entstehen aus einem Bedürfnis, das nicht befriedigt wird, also wenn ein Mangel in uns ist. 2. Wünsche entstehen, wenn wir nicht nach unserer Bestimmung leben. 3. Wünsche entstehen aus einer unergründlichen Sehnsucht, und diese gehört zu unserem Menschsein.

Auch Tiere und Pflanzen haben ihre Bedürfnisse und können nur wachsen und sich vermehren, wenn diese erfüllt werden.

Es gibt körperliche, seelische und geistige Bedürfnisse, die zu unterscheiden sind. Wir können uns viel Geld, Zeit und Mühe ersparen, wenn wir herausfinden, warum wir tatsächlich dies und das haben müssen. Wann ist der Wunsch entstanden? Wie war es davor und wie wird es sein, wenn sich der Wunsch erfüllt hat?

Wir können die Wünsche genau analysieren, um herauszufinden, was wir brauchen, um zufrieden zu sein. Kostet ein Wunsch viel Geld, Zeit und Müh, kann er vielleicht durch einen weniger aufwendigen ersetzt werden. Aus dieser Selbstbetrachtung kann man sich ein interessantes Spiel machen. Wünsche entstehen auch aus Streß und Übermüdung, deren Befriedigung uns wieder in Streß und Unruhe versetzen. Ein Wunsch an sich ist ja nicht schlecht, aber er sollte die Lebensqualität verbessern und uns glücklicher machen. Ich habe mir schon ganz große Wünsche erfüllt, indem ich sie jeden Tag visualisiert habe; und dann hatte ich sie schlichtweg satt. So einfach und billig! Probieren Sie es aus!

Meditation

Aufrecht sitzen, den Atem beobachten und still werden.
Bild: Sie sehen vor sich eine weiße Leinwand. Nun lassen Sie darauf Bilder entstehen zum Thema »Wunscherfüllung«. Bitten Sie Ihre innere Weisheit, Ihnen die sinnvollen Wünsche und deren Erfüllung zu zeigen. Fragen Sie jeden Tag mit voller Inbrunst; und Sie werden eine klare Antwort erhalten während der Meditation oder auch während des Tages.

Vieles wünscht sich der Mensch,
und doch bedarf er nur wenig.

Goethe

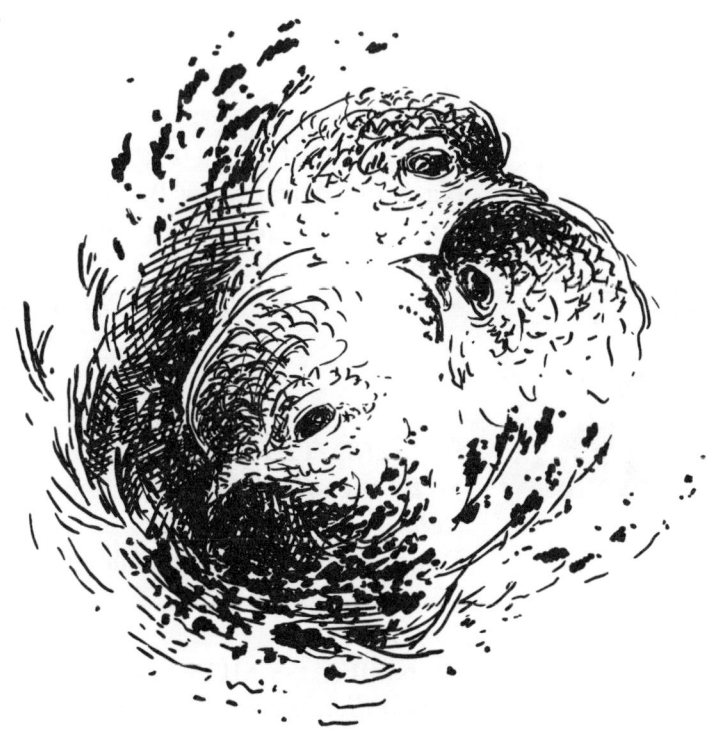

Praxis

Diese Woche üben wir den geschlossenen Sitz, denn wir müssen ganz in unser Innerstes dringen, um herauszufinden, was dafür bestimmt ist, uns glücklich und zufrieden zu machen. Da ist es gut, wenn wir uns von der Umwelt, die ihre Forderungen an uns stellt, abgrenzen.

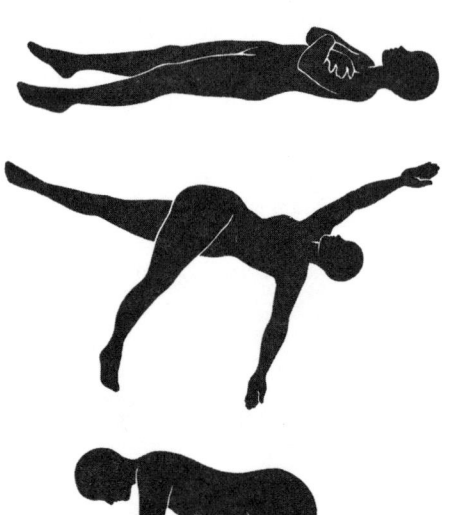

1. SAMLUNG IM MUMIENSCHLAG
Die Hände liegen in den Achselhöhlen.
»Ich bin da, ganz bei mir selbst.«

2. BEINÜBERSCHLAG
»Ich wende mich nach außen und kehre zurück in meine Mitte.«

3. BAUCHEINZIEHER
Nach der Ausatmung Bauchdecke einziehen. Mehrmals die Bauchdecke nun loslassen und gleich wieder kräftig einziehen. Einatmen, entspannen, mehrmals wiederholen.
»Meine Tiefen sollen sich öffnen und mir die Fragen beantworten.«

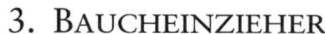

4. GESTÜTZTE BRÜCKE
»Ich bitte alle Kräfte des Universums, mir in meiner Entwicklung beizustehn.«
Danach ruhen im Fötus (siehe Seite 32).

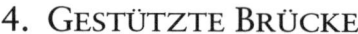

5. KNIEKUSS MIT SENKRECHTEM BEIN
»Ich will meinerseits mein Möglichstes tun.«

6. Seitendehnung aus dem Kniestand
(Eventuell Zehen aufstellen und die untere Hand auf das Fußgelenk setzen.)
»Die Sehnsucht ist die Nahrung meiner Seele.«

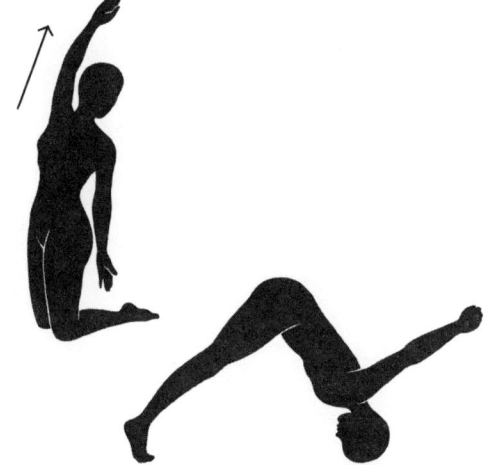

7. Delphin
»Ich lausche meinem Atem, der mir Frieden und Freude immer wieder neu beschert.«

8. Geschlossener Sitz
»Tiefster Friede erfüllt mein ganzes Sein.«

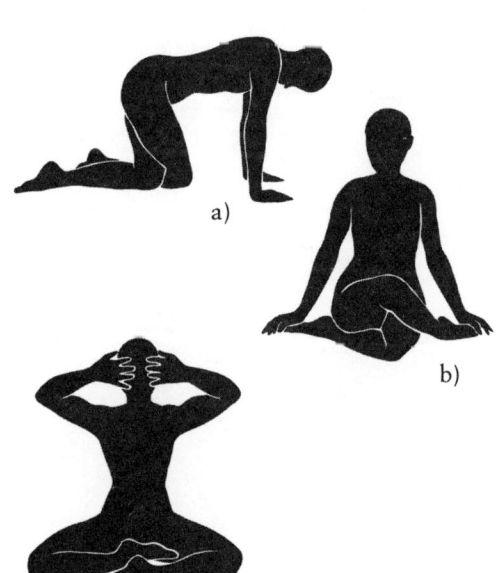

a)

9. Yoni-Mudra
Zeigefinger decken die Augen, Daumen die Ohren, Mittelfinger die Nasen-löcher, Ring- und Kleinfinger den Mund.
»In mir wohnt die Stille.«

b)

10. Ruhelage
»Ruhe erfüllt meinen Körper. Stille erfüllt meinen Geist. Frieden erfüllt meine Seele.«

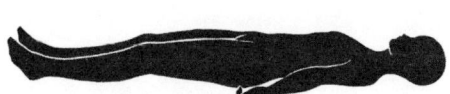

Die Verbundenheit mit Mutter Erde

Wer Yoga übt, dem ist die Umwelt nicht egal. Mit Yoga strebt man schließlich die Vereinigung und Einswerdung mit dem Schöpfer (egal welchen Namen wir ihm geben) an. Wie können wir das, wenn wir daneben seine Schöpfung zugrunde richten oder dabei tatenlos zusehen?

Wir wollen uns informieren, woher unser Essen kommt und was mit dem Abfall wird, den wir produzieren. Unser Konsumverhalten beeinflußt weltweit die Wirtschaft. Wie hoch ist unser Energie- und Wasserverbrauch im täglichen Leben? Wie gehen wir mit Chemikalien um? Ist diese Autofahrt gerechtfertigt? Wir wollen informiert, achtsam und wach sein.

Neben dem äußeren Aktivsein gibt es die innere Aktivität. Wir wollen der Erde und der Umwelt Respekt und Liebe schenken. Die Erde schenkt uns den Körper, ernährt ihn und nimmt ihn wieder zu sich. Die Natur beglückt und erfreut uns mit ihrer Schönheit. Die Erde ist wie der Leib der Mutter – wir bringen ihr Dankbarkeit und Ehrfurcht entgegen.

Außerdem, – es nützt der Erde nichts, wenn unsere Gedanken den Greueltaten, die der Erde zugefügt werden, nachhängen. Statt dessen wollen wir so oft wie möglich darüber meditieren, daß sich das Bewußtsein der Menschen ändert. Wir schaffen uns die Vorstellung einer fruchtbaren Erde, sauberer Meere, üppiger Vegetation, glücklicher Tiere und Menschen auf allen Kontinenten.

Die folgende Meditation wirkt beruhigend, stärkt unseren Durchhaltewillen und unsere Selbstsicherheit, schenkt uns Durchsetzungskraft und verbindet uns mit Mutter Erde.

Meditation

Aufrecht sitzen, den Atem beobachten und still werden. Wir lenken das Bewußtsein zum Beckenboden und fühlen unter uns die Erde, die uns trägt. Wir verbinden uns mit jedem Atemzug von neuem mit den Kräften der Erde, die uns all das schenkt (und noch viel mehr), was wir zum Leben brauchen. Jeder Atemzug ist ein Lob und Dank an die Schöpfung – und an den Schöpfer.

Kein Stern, kein Laub soll fallen –
Du mußt mit ihm vergehn!
So wirst du ach mit allem
allstündlich auferstehn.

Hermann Hesse

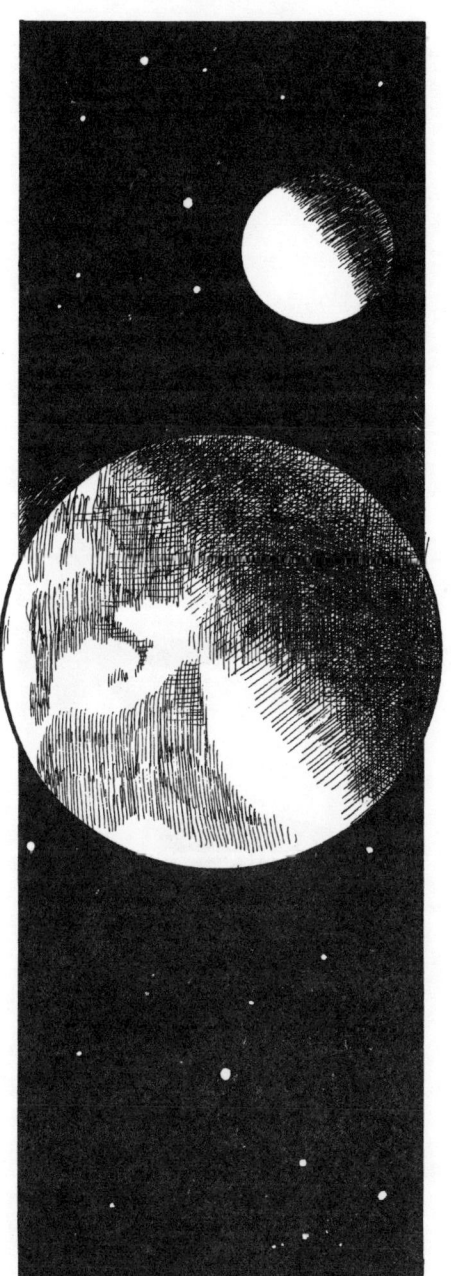

Praxis

Die Körperarbeit dieser Woche soll uns ein lebendiges Becken schaffen, Spannungen in diesem Bereich auflösen, damit sich die Lebensenergie frei entfalten kann.

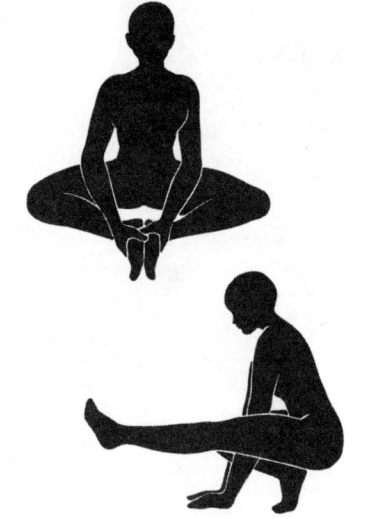

1. SCHMETTERLING, DYNAMISCH
Wippen Sie ganz locker mit den Knien.
»Ich respektiere meinen Körper, dieses kostbare Wunderwerk.«

2. BEINKREISEN IN DER HOCKE
Bein nach vorn, zur Seite und nach hinten strecken. Mehrmals wiederholen.
»Ich liebe meinen Körper für das, was er ist, und für das, was er tut.«

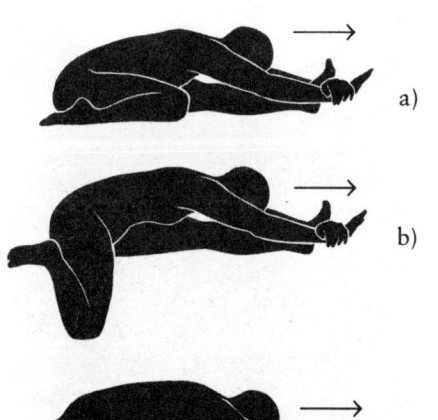

a)

b)

c)

3. VORBEUGE-ZYKLUS
Das Knie des langen Beins zuerst etwas angebeugt lassen, dann langsam den Oberkörper nach vorn dehnen und das Knie durchstrecken. Nicht das Beugen ist die Hauptsache, sondern die Dehnung nach vorn.
»Ich öffne alle Pforten, die Energien sollen fließen!«

4. BRÜCKE MIT GEFALTETEN HÄNDEN
»Ich bewundere die Kraft, die meinen Körper belebt und erneuert.«
Danach ruhen im Fötus (siehe Seite 32).

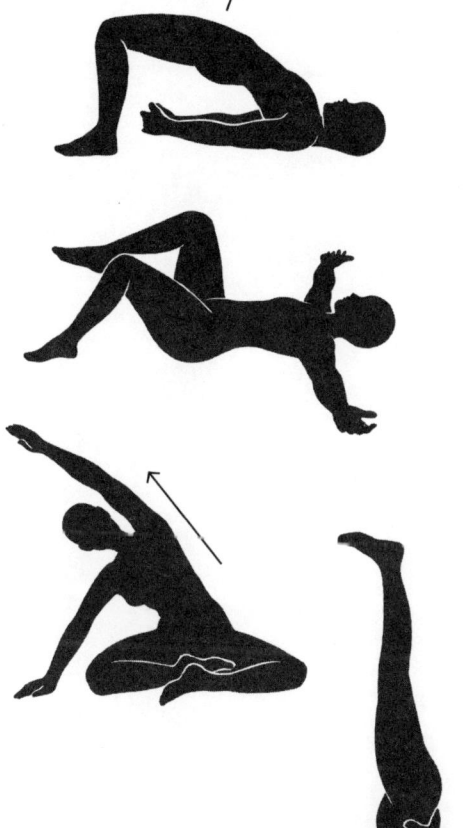

5. KROKODIL MIT GEGRÄTSCHTEN, AUFGESTELLTEN BEINEN
Ausatmend die Beine zur Seite senken, einatmend die Beine wieder auf-
stellen und ausatmend zur anderen Seite senken. Mehrmals wiederholen.
»Ich fühle mich mit der Erde in Liebe verbunden.«

6. FREIER SITZ MIT SEITENDEHNUNG
»Ein lebendiges Becken schenkt mir die Freude an der Natur und an allem
Lebendigen.«

7. KERZE
»In meiner Tiefe liegt das Höchste verborgen.«

8. RUHELAGE
»In jeder Lebenslage fühle ich mich von den Kräften der Erde getragen.«

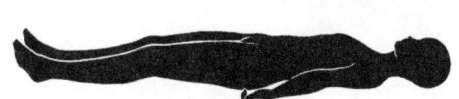

Die (Lebens)kunst muß in der Natur, in der Mutter des Lebens wur-
zeln und mit dem unsichtbaren Leben der Erde und des Weltalls in
Verbindung stehen.
G. Segantini

Aufmerksamkeit uns selbst und der Umwelt gegenüber

Wenn du aufmerksam und wachsam bist, wird dir die Antwort auf dein Tun in jedem Augenblick offenbar sein.
Achte darauf, daß du auch ein reines Herz hast, denn etwas wird dir geboren als Frucht einer jeden Tat.

Mevlana C. Rumi

Achtsamkeit – schon fast ein Modewort in gewissen Kreisen! Aber wer übt sie wirklich im Alltag? Ich kannte eine alte Dame, die übte schon Yoga vor fünfundvierzig Jahren bei Herrn Yesudian. Sie lehrte mich die Achtsamkeit. Jedes Ding, von der Zahnbürste über die Schreibmaschine, vom Morgenrock bis zum Kleiderhaken, einfach *jedes Ding* behandelte sie wie eine Kostbarkeit. Sie behandelte auch sich selbst und jeden Mitmenschen in gleicher Weise. Für sie war alles Sichtbare ein Ausdruck des Unsichtbaren, dem sie ihre Wertschätzung entgegenbrachte. Ihre Haltung und ihre Philosophie breiteten sich wie eine wundersame Stimmung in ihrem Heim aus. Sie zu besuchen, war keine Pflichtübung, sondern ein Geschenk für den Besucher; es erwärmte das Herz.

Auch wir können mit wenig Aufwand uns diese Achtsamkeit und Sorgfalt zu eigen machen. Daraus entstehen sehr bald Zuneigung und Liebe – die Liebe zum Ding und die Liebe zum Schöpfer aller Dinge. Mit dieser immerwährenden Achtsamkeit können auch negative Stimmungen ausgeglichen werden, denn es entsteht eine neue Fülle in unserm Geist und Gemüt. Für das Negative ist schlichtweg kein Platz mehr.

In der Meditation richten wir die Achtsamkeit auf den Augenblick der Leere nach der Ausatmung und können so immer tiefer in die Bereiche des Unsichtbaren, das allem Sichtbaren zugrunde liegt, eindringen.

Meditation

Aufrecht sitzen, den Atem beobachten und still werden.
Bild: Wir sitzen an einem stillen Wasser. Nach jeder Ausatmung fällt ein Tropfen ins Wasser, der ein Wellenmuster verursacht. Wir verfolgen den Vorgang und atmen erst wieder ein, wenn der Wasserspiegel still ist. Wir versenken uns ganz in den Augenblick, in die Bewegung – in die Stille.

*Liebet ihr jedes Ding, so wird das Geheimnis Gottes
in den Dingen offenbar. Ist euch dies offenbar geworden,
so werdet ihr jeden Tag mehr und mehr die Wahrheit erkennen.
Dann werdet ihr die ganze Welt
mit allumfassender Liebe umspannen.*

Fjodor M. Dostojewski

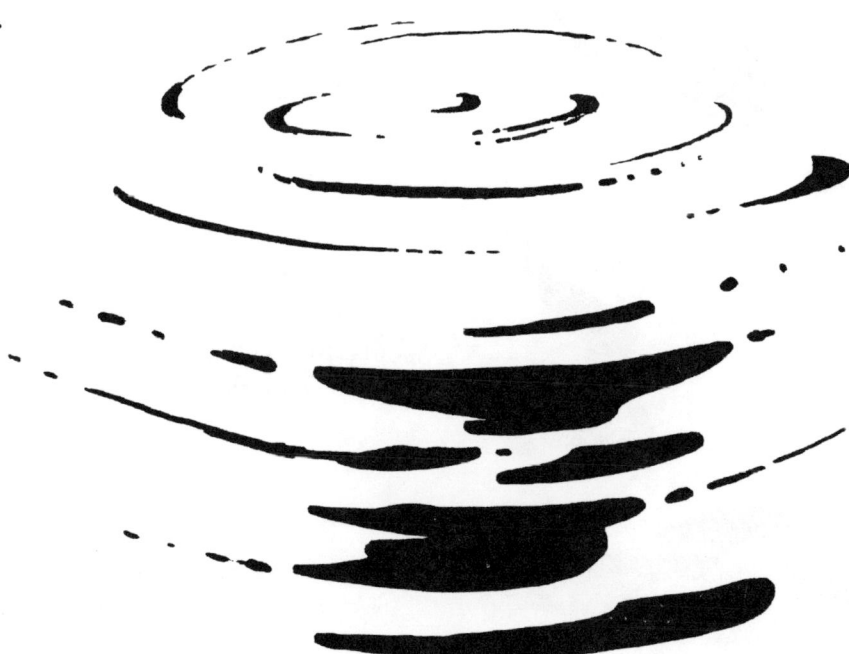

Praxis

Auch in der Körperarbeit richten wir unsere Achtsamkeit auf die kleinen und doch so wichtigen Körperteile. Wir achten besonders auf Finger und Hände, auf Zehen und Füße, ohne dabei den Kontakt mit dem ganzen Körper zu vernachlässigen. Durch Fuß- und Handübungen verbessert sich deren Durchblutung, und somit wird der ganze Kreislauf angeregt.

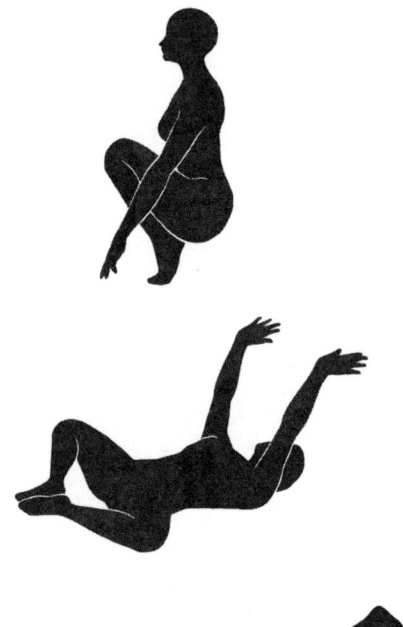

1. SAMMLUNG IN DER HOCKE
Stellen Sie sich die Zehen und Hände glühend rot vor.
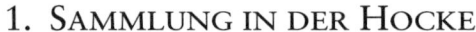
»Der Strom des Lebens belebt und regeneriert mich.«

2. HANDÜBUNGEN IN DER RÜCKENLAGE
a) Finger spreizen und wieder Fäuste machen
b) Handgelenke kreisen
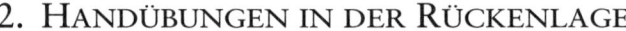
»Ich liebe meine Hände, durch die ich jede Handlung vollbringe.«

3. HALBKERZE MIT FUSSÜBUNGEN
a) Im Wechsel die Fersen und Zehen wegdehnen.
b) Fußgelenke kreisen
c) Im Wechsel die Innen- und Außenfußkanten wegdehnen.
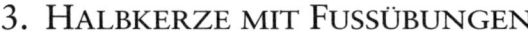
»Ich liebe meine Füße, die mich im Leben vorwärts bringen.«

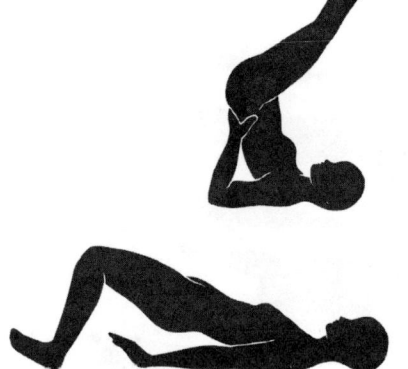

4. BRÜCKE
Dabei abwechslungsweise von den Zehenspitzen auf die Fersen rollen.
»Meine Füße tragen mich auch über holprige Wegstrecken.«

6. SEITENBEUGE AUS DEM SCHNEIDERSITZ
Die Finger verschränken und die Handteller kräftig durchdehnen.
»Mit offenen Händen begegne ich allem, was mir begegnet.«

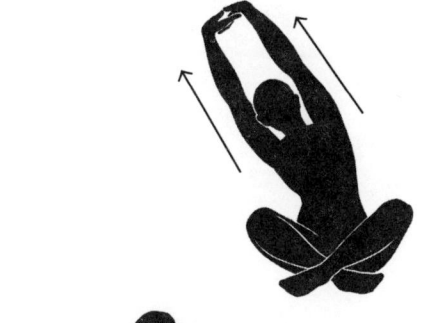

6. DREHUNG AUS DEM OFFENEN LANGSITZ
Zehen und Finger dabei kräftig spreizen.
»Meine Hände und Füße sind kräftig und stark, geschickt und beweglich.«

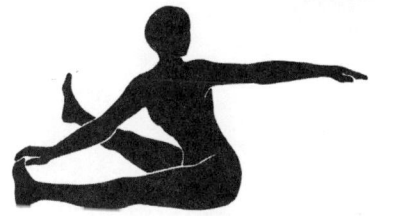

7. VORBEUGE MIT GERADEM RÜCKEN
mit Fingern auf den Zehen.
»Dank erfüllt mein Herz, wenn ich Hände und Füße betrachte.«

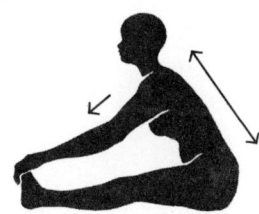

8. BÄR
Die Fuß- und Handgelenke kreisen, schütteln und für einen Augenblick
still nachfühlen.

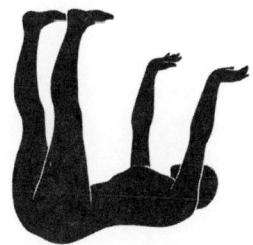

9. RUHELAGE
*»Hände und Füße will ich jederzeit weise gebrauchen, zu meiner Freude
und zum Segen der Menschen.«*

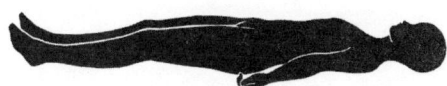

Es atmet mich

Die Atmung bestimmt unser Leben. So wie wir atmen, so sind wir und so gestaltet sich unser Schicksal. Die Atmung beeinflußt unser Denken und Fühlen, die Stimmungen, Handlungen und das gesamte Wohlbefinden. Sie beeinflußt das Nerven-, Hormon- und Immunsystem, den Blutkreislauf und die Tätigkeit eines jeden Organs. Es lohnt sich, von Zeit zu Zeit sich mit der Atmung zu beschäftigen, im Alltag innezuhalten und die Atmung zu beobachten, um, wenn nötig, die Qualität zu verbessern. Wann ist die Atmung optimal?

- Die Einatmung muß durch die Nase erfolgen. Hier wird die Luft gereinigt, angefeuchtet und richtig temperiert.
- *Beide* Nasenlöcher sollten durchlässig sein. So arbeiten die hemmenden und die anregenden Kräfte im Einklang. Jede Körperfunktion ist nur dann in Ordnung, wenn jedes »Zuviel« und jedes »Zuwenig« aufgehoben ist.
- Die Atmung ist *regelmäßig, langsam, fließend, voll, fein.*

Jedes einseitige Stehen und Sitzen begünstigt die Atmung mehr durch das eine oder das andere Nasenloch. Arm- und Beinhaltung oder ein zusammengesunkener Brustkasten beeinträchtigen die Fülle der Atmung. Verspannungen im Bereich des Zwerchfells hemmen die Bauchatmung, die die unteren Organe massiert und damit bleibt.

Die Atmung wird in vier Teile zerlegt:
Einatmung – Fülle – Ausatmung – Leere.
Alle vier Teile sind wichtig. Achten Sie darauf, daß die Fülle (der Sauerstoff geht ins Blut) und die Leere (die feineren Energien werden ausgetauscht) nicht abgekürzt werden. Sie überlassen am besten dem Körper das Kommando und warten immer geduldig auf seine Impulse; dann wird es schon richtig.

Wir beobachten also diese Woche nicht nur die Atmung, sondern wir kontrollieren auch immer wieder unsere Körperhaltung.

Meditation
Aufrecht sitzen und still werden. Beobachten Sie die Atmung und zählen Sie einatmend bis sieben und halten Sie dann einen Augenblick an. Atmen Sie aus, indem Sie wieder bis sieben zählen, halten Sie wieder einen Augenblick inne und so fort: sieben/eins, sieben/eins.

Mal bist Du glücklich,
mal bist Du traurig,
mal öffnest Du Dich,
mal verschließt Du Dich.
Sei alles, was Du willst,
und dann – laß es in Liebe los!

Farida Wolf

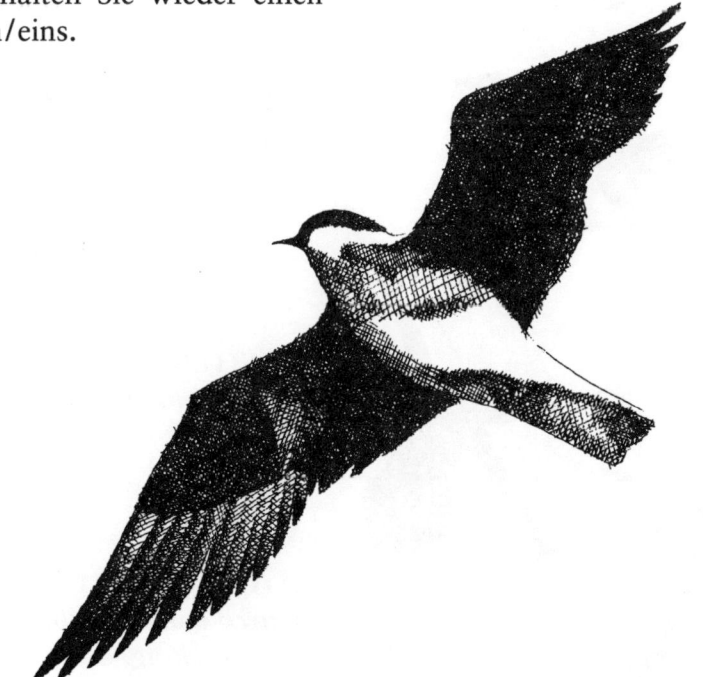

Praxis

Diese Woche legen wir das Schwergewicht auf die Erweiterung des Brust-
kastens. Im Mittelpunkt steht die Taube oder Möwe. Die Taube ist das
Symbol von Freiheit und Leichtigkeit. Je voller die Atmung und je besser
ihre Qualität, um so mehr Lebensenergie haben wir zur Verfügung, und
diese schenkt uns körperliche, geistige und seelische Kraft. Je stärker wir
sind, um so leichter nehmen wir das Leben.

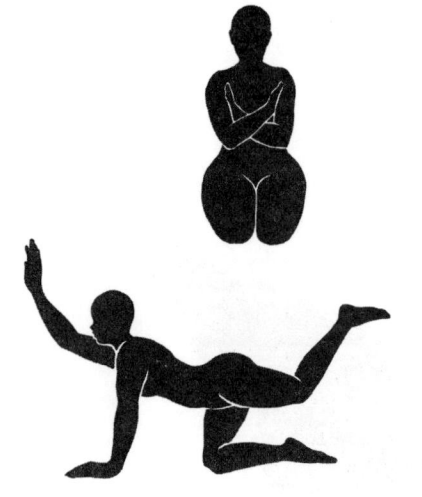

1. SAMMLUNG IM FERSENSITZ
mit den Händen in den Achselhöhlen (Diese Handstellung beeinflußt den
Lungenmeridian)
»Ich spüre den Rhythmus des Atems, der auch mein Leben bestimmt.«

2. DYNAMISCHE KATZENSTRECKÜBUNG
Einatmend Bein und Arm heben und strecken. Ausatmend zurück in den
Vierfüßlerstand.
»Ich lasse mich vom Atem, der mir meine Vitalität schenkt, voll erfüllen.«

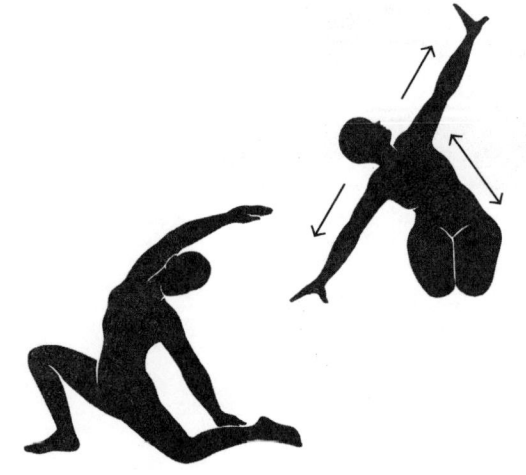

3. SEITENBEUGE AUS DEM FERSENSITZ
»Ich lasse meinen Brustraum groß und weit werden.«

4. AUFGERICHTETE KOBRA MIT DREHUNG
*»Durch den Atem bin ich mit der Erde und allem, was auf ihr existiert,
in Verbindung.«*

5. TAUBE, VORÜBUNG
Fersensitz einnehmen und Bein nach hinten gleiten lassen. Arme und Kopf gleichzeitig vom Boden abheben und senken. Mehrmals wiederholen.
»Ich bin im Gleichgewicht auf allen Ebenen.«

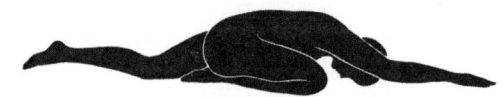

6. TAUBE
»Ich genieße Frieden und Freiheit.«
Danach ruhen im Gerollten Blatt (siehe Seite 33).

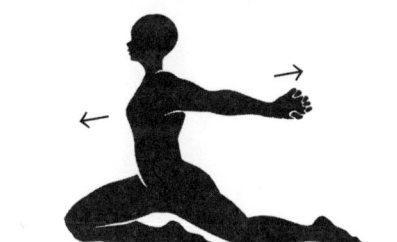

7. DYNAMISCHE HEUSCHRECKE
Einatmend ein Bein heben, ausatmend das Bein wieder senken. Mehrmals wiederholen.
»In meinem Leben herrscht die Ordnung, die auch im Kosmos herrscht.«

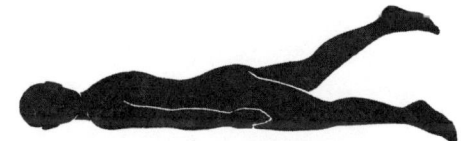

8. HALBER KOPFSTAND
»Mein ganzes Sein übergebe ich meiner inneren Weisheit, die nur das Beste für mich will.«

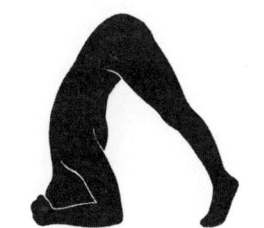

9. RUHELAGE
»Mein Atem ist der Bote der unsichtbaren Kräfte. Sie wirken in mir, und sie wirken durch mich und für mich.«

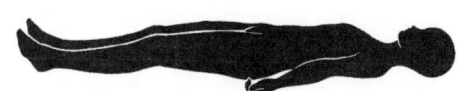

Die Mauer der Abneigung und Abwehr durchbrechen

Ein Gefühl, das uns allen bekannt ist, ist die Ablehnung oder Abneigung einer Person oder Situation gegenüber. Daraus entstehen die meisten unberechtigten Vorurteile. Yoga lehrt, daß die Ablehnung eine falsche Sicht der Dinge ist und unglücklich macht.

Wie entsteht nun die innere Abwehrhaltung? Alle negativen Erlebnisse, Bilder und Behauptungen der Vergangenheit sind im Unterbewußtsein bruchstückhaft gespeichert und versetzen uns in Alarmzustand, wenn wir ihnen in ähnlicher Form im Alltag von neuem begegnen. Diesen Alarmzustand empfinden wir als Abwehr, Abneigung, Vorurteil, Angst und dergleichen. Mit jedem Jahr unseres Lebens häufen sich diese negativen Bilder in uns, engen uns ein; und wir können uns zu unglücklichen, mißtrauischen und ängstlichen Menschen entwickeln.

Wenn wir aber versuchen, jedem Menschen oder jeder Situation grundsätzlich neutral und unvoreingenommen zu begegnen (wir wollen dabei nicht gleich zu vertrauensselig werden), dann entstehen neue Prägungen in unserem Unterbewußtsein, und wir werden oder bleiben die mutigen, abenteuerlustigen und positiven Menschen.

Mit dem Meditations-Bild wollen wir das Unterbewußtsein zu unserem Verbündeten machen, um jede Abwehr loszulassen.

Meditation

Aufrecht sitzen, den Atem beobachten und still werden.
Bild: Wir sitzen in einem dämmrigen Turm, der uns einengt und die Sicht nach draußen nimmt. Mit jedem Atemzug fällt der Turm auseinander, die Mauern fallen weg, und wir genießen die Sicht in die weiten Lande. Wir genießen die frische Luft und lassen uns von der warmen Sonne bescheinen. Weit in der Ferne sehen wir Bilder unserer Zukunft, wie sich Wünsche erfüllen und uns glücklich machen.

Das Beste, was wir auf dieser Welt
tun können, ist:
Gutes tun, fröhlich sein
und die Spatzen pfeifen lassen.

Don Bosco

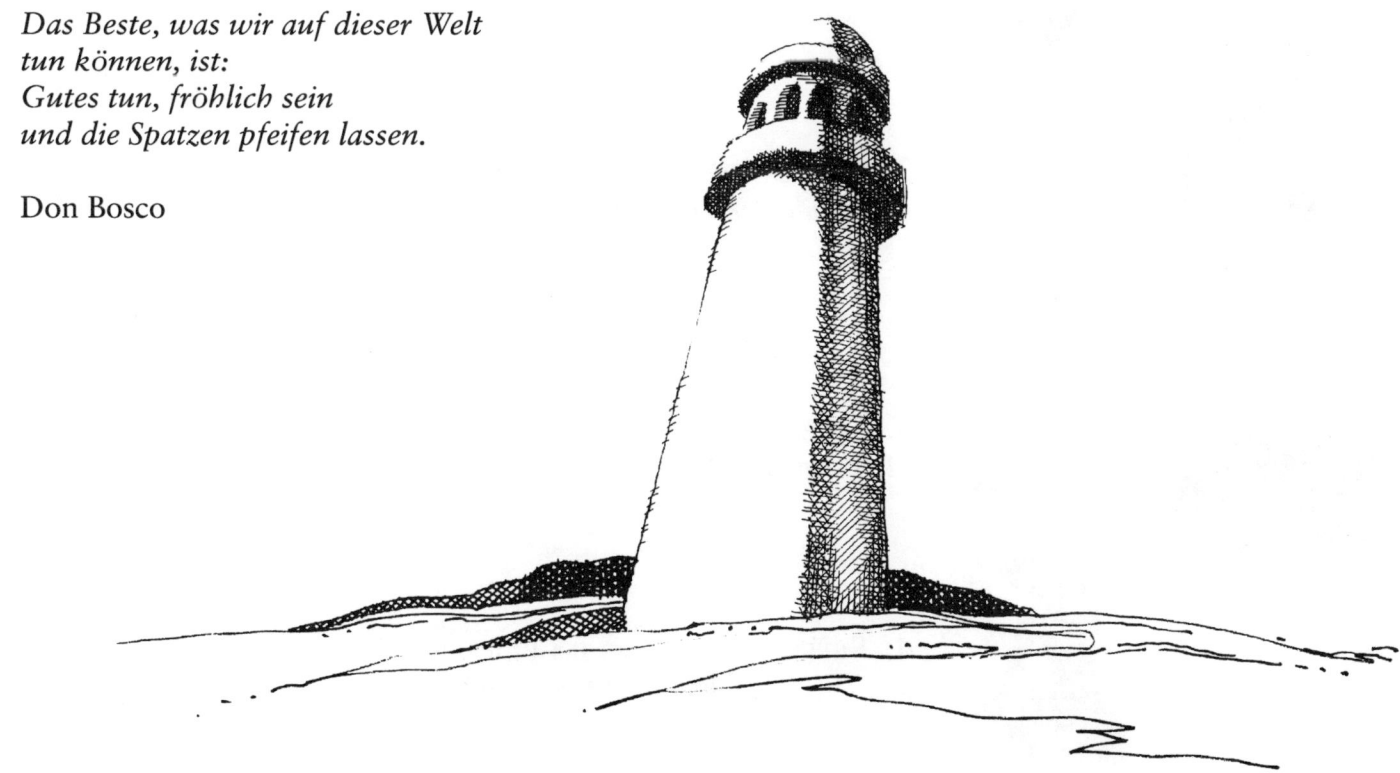

Praxis

Während der Yoga-Körperarbeit lernen wir das Horchen, Schauen und Fühlen in uns selber. Je mehr wir unseren Körper wahrnehmen, um so mehr auch unsere Gedanken, Gefühle und Stimmungen. Wir schenken ihnen unsere volle Achtsamkeit.

Das Hauptasana dieser Woche ist der Bogen. Eine Haltung der Abwehr zeigt sich unter anderem als Rundrücken und als eingeengte Brust (man hat Angst, wehrt ab und will sich schützen). Diesen Körperpartien wollen wir besondere Aufmerksamkeit schenken.

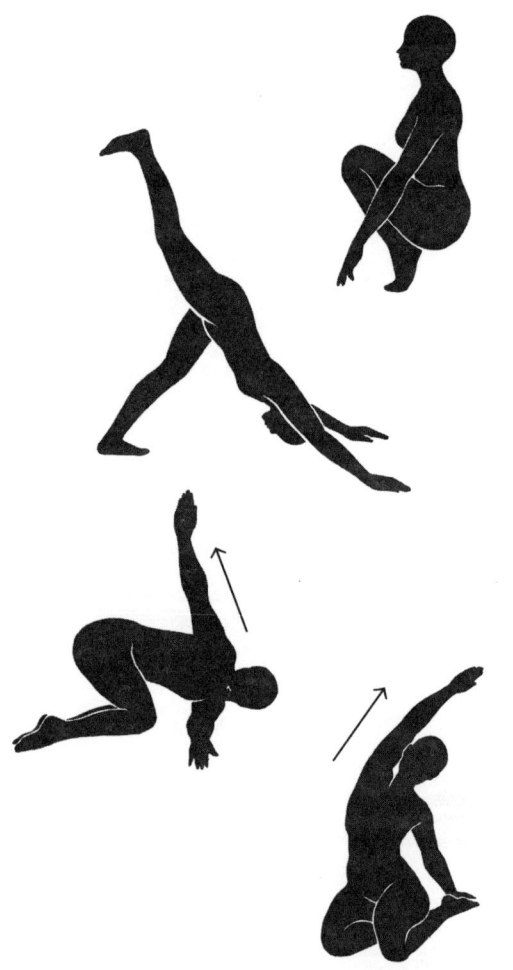

1. SAMMLUNG IN DER HOCKE
»Ich ruhe in mir und horche in mein Innerstes.«

2. HUND MIT ERHOBENEM BEIN
»Ich finde den Halt an mir selbst.«

3. DREHUNG AUS DEM KANINCHEN
»Ich sehe die Dinge so, wie sie sind ...«

4. SEITENDEHNUNG IM FERSENSITZ
»... und lasse mich nicht beirren.«

5 HEUSCHRECKE MIT GESTÜTZTEM KNIE
»Auch aus dem Unbequemen ziehe ich meinen Nutzen.«
Danach ruhen im Muselmann (siehe Seite 33).

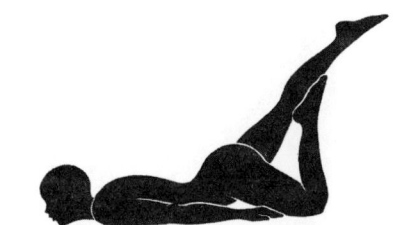

6. BOGEN, VORÜBUNG
»Gefühle wie Angst, Furcht und Abwehr darf ich hochkommen lassen, um sie dann bewußt loszulassen.«

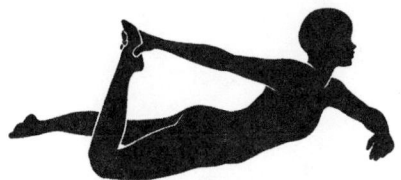

7. BOGEN
»Ich begegne jeder Situation gut bewaffnet mit dem Bogen der Aufmerksamkeit und dem Pfeil der Liebe.«

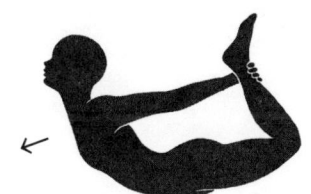

8. VORBEUGE AUS DEM ORIENTSITZ
»Ich habe den Mut zu dienen, da wo ich bin.«

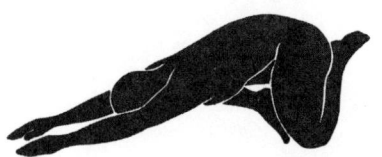

9. RUHELAGE
»Ich beobachte meine Gefühle und Gedanken, und ich habe die Kraft, die negativen loszulassen und auf den positiven aufzubauen.«

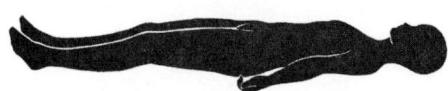

Das Wesentliche vom Unwesentlichen trennen

Ich frage mich jeden Morgen, was heute das Wichtigste für mich ist.

Wie oft jagen wir Unwichtigem nach, und das Wichtigste vernachlässigen wir, oder wir finden überhaupt keine Zeit dafür. Wenn wir dann endlich Zeit haben, sind wir zu müde.

Räumen wir genug Zeit ein für die Kinder, den Partner, die Eltern oder für uns? Finden wir die stillen Minuten für Yoga und für die Besinnung? Auch die Feste haben ihren Wert, besonders in der Familie, und sollten nicht zu kurz kommen. Wie ist es mit den Briefen und Telefonaten, die wertvolle Freundschaften aufrechterhalten oder zerbrechen lassen.

Am besten erstellen wir jeden Morgen eine Prioritäten-Liste und versuchen, diese einzuhalten. Wenn wir darauf zusätzlich eine Kleinigkeit setzen, mit der wir einem lieben Menschen eine Freude machen, dann bekommt sie ihren ganz besonderen Reiz. Meine Listen setzen mich interessanterweise nicht unter zusätzlichen Zwang und Zeitdruck, sondern sie befreien mich von vielem, was nicht wichtig ist.

So mag es dann vorkommen, daß man sich beispielsweise sagt: jetzt ist es das Wichtigste, daß ich diese Erkältung auskuriere, daß ich Ruhe brauche und diese mir gestatte, oder daß ich alles ruhen lasse und mich den höheren Kräften zuwende.

Alles Unwichtige kann mit dem Unkraut im Garten verglichen werden, das immer weiter wuchert und die Blumen und das Gemüse erdrückt und verdrängt, wenn es nicht von Zeit zu Zeit systematisch weggeräumt wird.

Meditation

Aufrecht sitzen, den Atem beobachten und still werden.
Bild: Wir sehen uns in unserem Lebens-Garten. Die Gemüsebeete, die
täglichen Pflichten und die Blumenbeete verkörpern die seelisch/geistige
Nahrung. Die roten Blumen sind die Liebe, die blauen das Mitgefühl,
die gelben die Freude und der Frohsinn und die weißen das Selbst- und
Gottvertrauen. Nun jäten wir das Unkraut, zerkleinern es und bringen
es zum Komposthaufen. Wir häckeln die Erde und tun alles, damit Gemüse und Blumen gedeihen und wachsen, daß es eine Freude ist.

– Mich mit ganzem Herzen auf das Wesentliche ausrichten –
– Mit meinem ganzen Verstand das Wesentliche suchen –
– Mit meiner ganzen Kraft dem Wesentlichen Raum geben.

Autor unbekannt

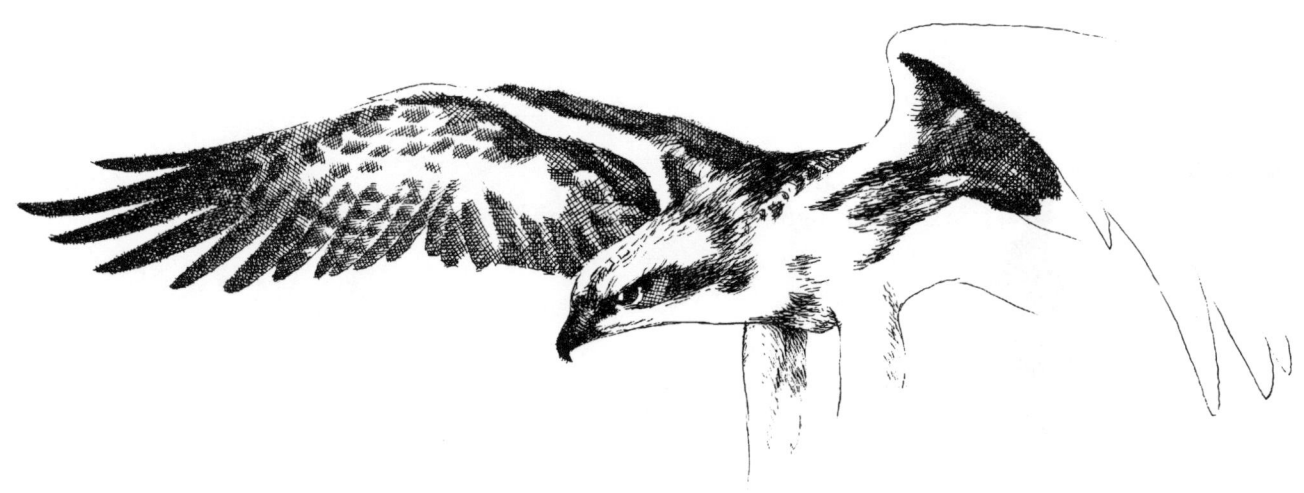

Praxis

Der Adler wirkt gigantisch auf seinem Pfahl und sucht mit seinen ste-
chenden Augen die Gegend nach einer Beute ab. Hat er diese im Visier,
dann ist jeder seiner Sinne ganz auf das Opfer ausgerichtet, und er läßt
sich schwer davon abbringen. Sein Blick ist geschärft für das, was wichtig ist für ihn. Sein klarer Blick für das Wesentliche sollte auch der unsere werden.

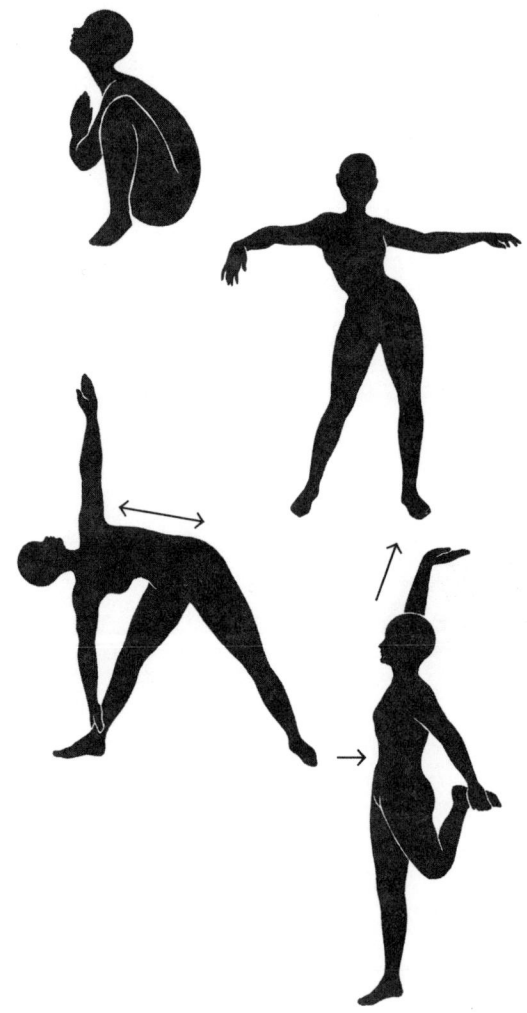

1. SAMMLUNG IN DER KAUERSTELLUNG MIT GEFALTETEN HÄNDEN
»Was ist im Augenblick wesentlich?«

2. BAUCHTANZ
Sie wissen doch sicher, was ein Bauchtanz ist? Also los!
»Alles Unwichtige löst sich und fällt von mir ab.«

3. DREIECK
»Ich befreie mich von allem Einengenden.«

4. ARM- UND BEINSTRECKUNG
»Ich schaffe Raum für das, was wichtig ist in meinem Leben.«

5. DREHUNG AUF GESTÜTZTER HAND
»Wie und wem könnte ich heute eine Freude bereiten?«

6. BEUGE NACH HINTEN
Sich nicht aus dem Kreuz nach hinten beugen, sondern das Brustbein nach vorn schieben.
»Ich bin offen für Weite und Freiheit.«
Danach ruhen in lockerer Vorbeuge (Seite 32).

7. ADLER
»Mit Körper, Geist und Seele bin ich ganz auf das Wesentliche ausgerichtet.«

8. HANDSTAND (AN DER WAND)
Wandern Sie mit den Füßen so weit die Wand hoch, wie es Ihnen Spaß macht.
»Ich danke für meine Kraft und meine Macht, meinem Alltag, meinem Leben eine glückliche Planung zu geben.«

9. RUHELAGE
»In mir ist Ruhe, in mir ist Stille, in mir ist Frieden. Ich genieße die Ruhe, ich genieße die Stille und ich genieße meinen inneren Frieden.«

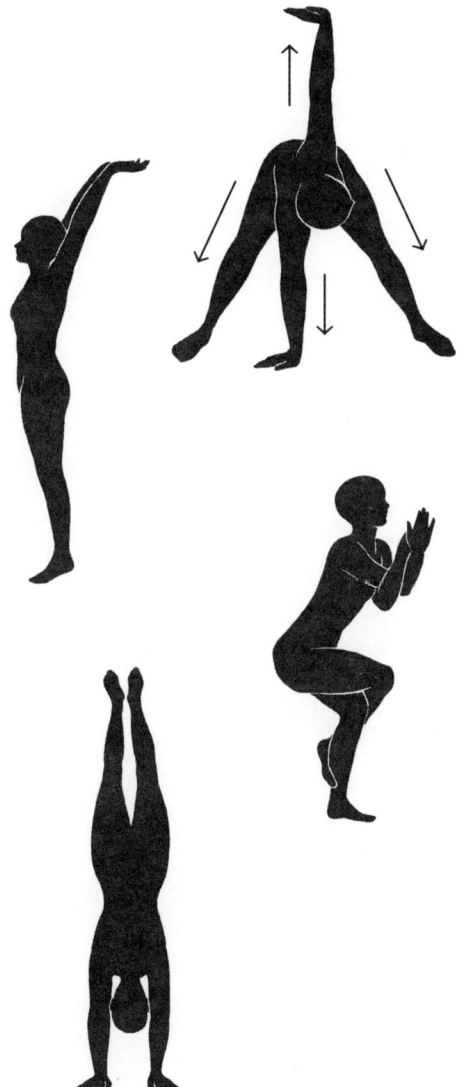

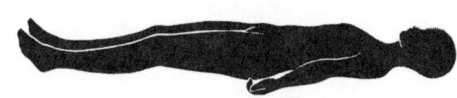

Die Sache im rechten Licht sehen

Ein Bauer geht im Morgengrauen aufs Feld und bemerkt etwas langes Weißes, das aussieht wie eine Schlange, im Acker liegen. Er bleibt bewegungslos stehen und wartet, bis sie wegkriecht. So bleibt er stehen, bis die Sonne aufsteigt und er sieht, daß vor ihm keine Schlange liegt, sondern ein dickes Seil.

Oder:

Heute morgen sah die Natur wie verzaubert aus. Die bunten Blätter waren voller Tautropfen, der Himmel war dunkelblau und die Sonne warf ein besonders Licht in die Bäume, Sträucher und auf die Felder. Durch die Nässe reflektierte die Natur das Licht so stark, daß man meinte, das Leuchten komme aus dem Inneren der Pflanzen.

In welchem Licht sehen wir uns und unsere Umgebung? Lassen wir uns täuschen von der Dämmerung, die die Wirklichkeit verzerrt und Furcht und Angst auslöst? Oder geben wir uns einem falschen Zauber hin?

In welchem Licht sehen wir unseren Alltag, unser Schicksal, unsere Mitmenschen und uns selbst?

Wie außen, so innen. Jeder hat seine dunklen Seiten in sich; und jeder hat es in der Hand, das Licht hinzustellen; und dann wird so leicht aus einer Schlange ein harmloses Seil. Die Dunkelheit kann nicht bekämpft und hinausgetragen, sondern nur mit Licht vertrieben werden. So sollen schlechte Eigenschaften auch nicht bekämpft, sondern durch gute ersetzt werden.

Meditation

Aufrecht sitzen, den Atem beobachten und still werden.
Bild: Wir sitzen auf einem Hügel vor der Morgendämmerung. Die Temperatur ist frisch, der Wind eisig, und die Umgebung wirft ihre dunklen Schatten. Ganz langsam wird es im Osten heller, und unsere Umgebung wird in ein neues Licht getaucht. Es dämmert in und um uns. Ganz langsam geht die Sonne auf, es wird hell und warm. Auch wir lassen jeden Tag in uns neu die Sonne aufgehen, die uns alles im »richtigen« Licht sehen läßt.

Man sieht oft etwas hundertmal, tausendmal,
ehe man es zum ersten Male wirklich sieht.

Christian Morgenstern

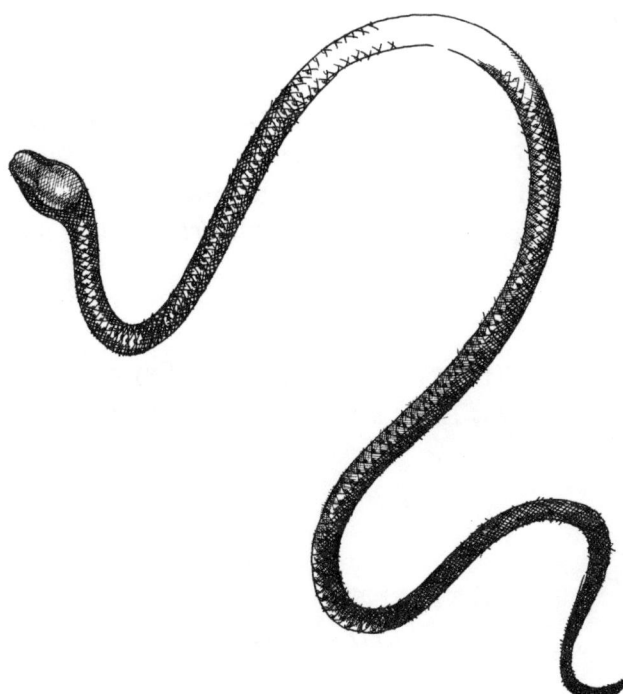

Praxis

Im Sommer – kaum geht die Sonne auf – musizieren die kleinen Heuschrecken. Hätten wir die gleiche Kraft zur Verfügung, könnten wir über Häuser springen. Daß wir etwas im rechten Licht sehen, wird oft von unserer Energie bestimmt. Wir fühlen uns voller Energie, und die Welt sieht verzaubert aus; oder wir sind schlapp, und die gleiche Welt empfinden wir langweilig und fad. Diese Übungsreihe kräftigt die Rückenmuskeln und vergrößert das Atemvolumen.

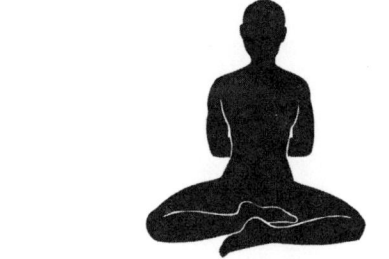

1. FREIER SITZ MIT HÄNDEN IM KREUZ
In den Lendenwirbelbereich atmen und hineinfühlen.
»Ich sammle Licht im Kreuz und lasse es in die Beine strahlen. Ich sammle Licht im Kreuz und lasse es in die Arme strahlen.«

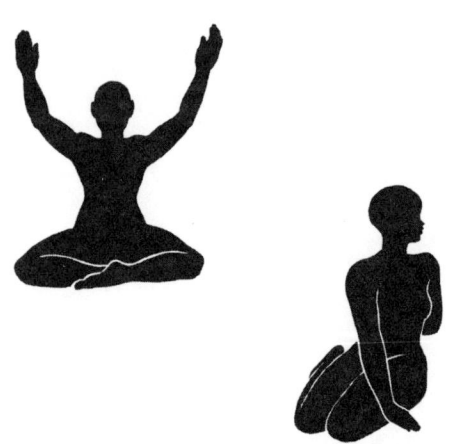

2. AKTIVIERUNG DER THYMUSDRÜSE
Einatmend Arme seitlich heben, ausatmend Arme seitlich senken, Leere: Hände auf das Brustbein legen. Mehrmals wiederholen.
»Die Energie des Lichts erfüllt mein ganzes Sein.«

3. DREHUNG AUS DEM SITZ NEBEN DEN FERSEN
»Das Licht begleitet mich während meiner täglichen Pflichten.«

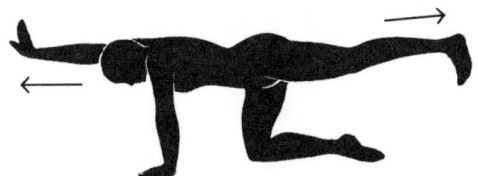

4. KATZENSTRECKUNG
»Das Licht erhellt die Umgebung.«

5. KOBRA MIT ERHOBENEM ARM
»Jeder Atemzug füllt meine Kraftreserven.«

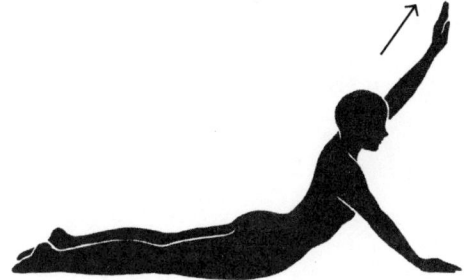

6. HEUSCHRECKE, DYNAMISCH UND STATISCH
a) Die Beine einzeln einatmend heben und ausatmend wieder senken;
b) Die Beine zusammen einatmend heben und ausatmend wieder senken;
c) Beide Beine so lange wie möglich und so weit wie möglich angehoben halten.
Jede Bewegung mehrmals wiederholen.
Danach ruhen im Muselmann (siehe Seite 33).
»Ich bin mir meiner Stärke bewußt.«

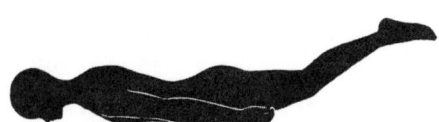

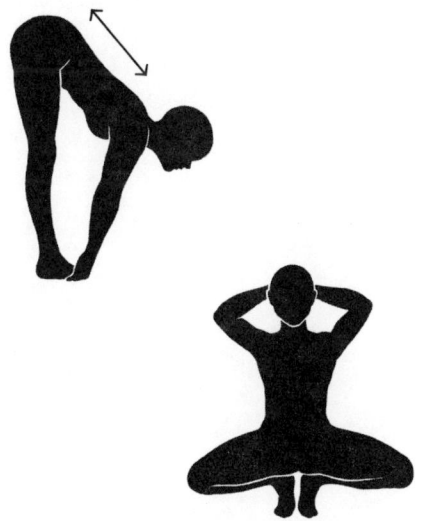

7. VORBEUGE MIT GERADEM RÜCKEN
(Eventuell mit Unterlage unter den Händen.)
»Das Licht erleuchtet meinen Geist und erhellt mein Gemüt.«

8. OFFENE HOCKE MIT HÄNDEN AM KOPF
»Ich strahle Licht aus nach Norden, Osten, Süden, Westen«.

9. RUHELAGE
»Ich bade in Licht und Freude.«

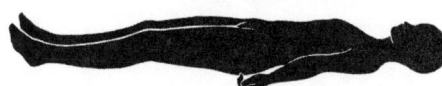

Selbst-bewußt-sein

Wir üben, den Körper in allen möglichen Teilen wahrzunehmen. Wir lenken all unsere Sinne, insbesonders den Tastsinn, der mit dem Nevensystem in engster Verbindung steht, in jeden Körperteil. Dadurch bringen wir die Energien zum fließen, und sie sammeln sich in den betreffenden Teilen. Je bewußter wir unseres Körpers sind, um so mehr Herrschaft (im guten Sinne) haben wir über ihn. Und wenn wir den Körper beherrschen, dann auch das Leben – so lehrt Yoga.

Auf der geistigen Ebene entwickelt sich dadurch ein gesundes Selbstbewußtsein. Diese Woche wollen wir unser Selbstbewußtsein näher unter die Lupe nehmen. Wie selbstbewußt sind wir im allgemeinen, und wann sind wir es nicht? Wie reagieren wir dann? Diese Reaktionen sind von Mensch zu Mensch verschieden und oft sehr versteckt und irreführend. Ziehen wir uns zurück oder praktizieren wir Flucht nach vorn? Drücken wir uns oder tragen wir das Schild der Arroganz vor uns her? Steigen wir in die Verteidigerposition oder verfallen wir dem Selbstmitleid? Wie dem auch sei, wir vergessen in dieser Selbstanalyse nicht den Humor. Mangelndes Selbstbewußtsein ist keine Schande, höchstens ein Hemmschuh auf dem Weg zum Glück. Wir können noch einen Schritt weiter gehen, indem wir den Mitmenschen mit unserm Wohlwollen dazu bringen, daß auch sein Selbstbewußtsein gestärkt und gefestigt wird.

Auch im seelischen Bereich sprechen wir vom Selbst, dem höheren Selbst, dem wir immer näher kommen möchten, dessen wir immer bewußter werden möchten. Damit wachsen unser Selbst-Vertrauen und unsere Selbst-Sicherheit, was uns in jeder Lebenssituation die größte Hilfe ist. Es schafft auch die Verbindung mit den höheren Kräften, denen wir uns anvertrauen und die die Ursache unseres Glücks sind.

In der Meditation können wir mit unserem Höheren Selbst in Kontakt kommen, ihm Fragen stellen oder um Hilfe bitten. Es kann sich offenbaren als Figur, Form, Farbe, Ton oder sogar als Geruch. Lassen Sie sich überraschen. Etwas ist sicher: jede Form hat ihre Bedeutung und weist auf etwas hin, das im Augenblick für Sie wichtig ist.

Meditation

Aufrecht sitzen, den Atem beobachten und still werden.
Bild: Sie sehen vor sich eine leere Theaterbühne. Nun bitten Sie Ihr Selbst, es möge sich zeigen.

Sei eine Sonne,
strahle aus deinem Herzen
strahle Liebe, strahle Wärme,
durchdringe Dunkelheit
und erhelle – deine Liebe.

Farida Wolf

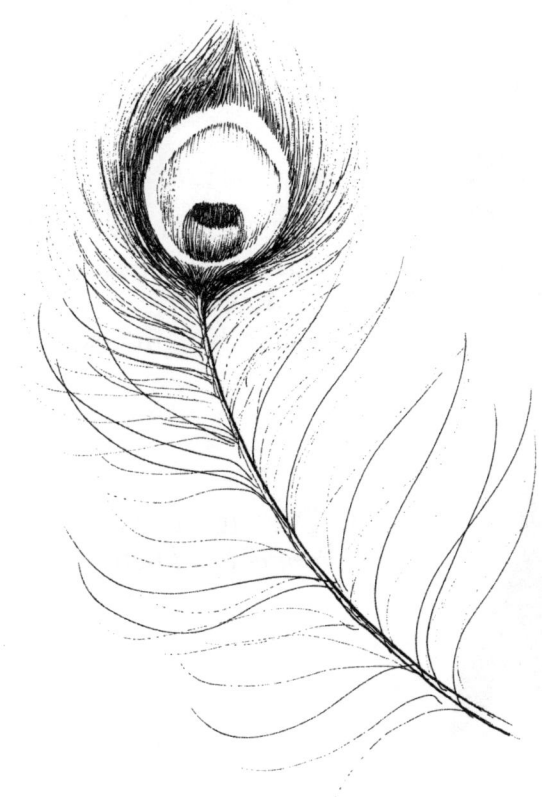

Praxis

Zuviel oder zuwenig Selbstbewußtsein, beides ist nicht gut. Im Mittelpunkt der Übungsreihe steht der Pfau, der recht viel Gleichgewicht braucht, weil er sonst arg auf die Nase fallen kann. Dies kann uns ja auch im täglichen Leben passieren, wenn unser Selbstbewußtsein nicht in der richtigen Balance (zuviel oder zuwenig) ist. Schon die beiden Vorübungen sind gut für die Durchblutung der Eingeweide, des Lendenwirbelbereichs und der Arme. Wir lassen uns durch nichts entmutigen, denn wir wissen, wir sind Übende und nicht Alles-Könner.

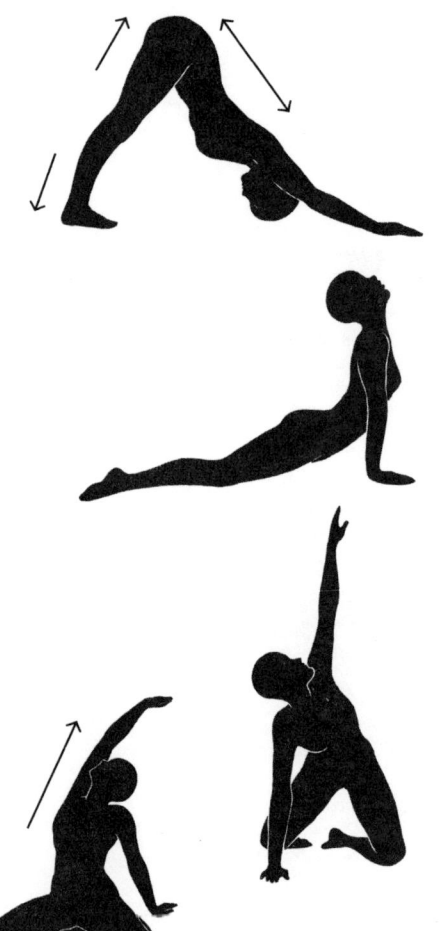

1. HUND MIT GESENKTEM KOPF
»Ich vertraue meiner Kraft.«

2. HUND MIT GEHOBENEM KOPF
»Gelassen schaue ich nach vorn und sehe dem, was auf mich zukommt, in die Augen.«
Danach ruhen im Gerollten Blatt (siehe Seite 33).

3. DREHUNG AUS DEM VIERFÜSSLERSTAND
»Wohlwollend betrachte ich meine Umgebung.«

4. SEITENBEUGE AUS DEM ORIENTSITZ
»Ich lasse Vergangenes los und bin offen für das Neue.«

5. PFAU: VORÜBUNG I

Den Kopf mehrmals heben und senken.

»Jedes Üben bringt mich weiter.«

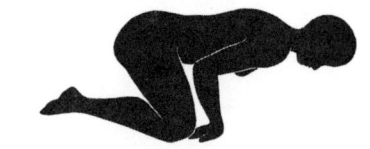

6. PFAU: VORÜBUNG II

Ein Bein nach dem anderen strecken und das Bewußtsein und den Atem zu den stützenden Zehen führen.

»Ich vertraue darauf, daß ich in jeder Lebenslage gestützt und getragen werde.«

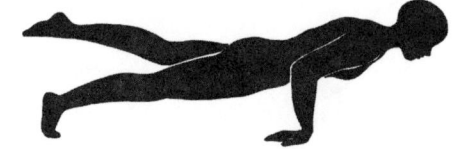

7. PFAU

»Mein Mut und meine Vorsicht halten sich das Gleichgewicht.«

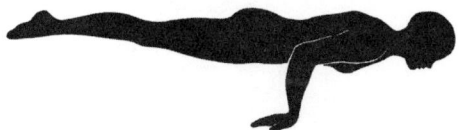

8. VORBEUGE AUS DEM FROSCHSITZ MIT AUFGESTÜTZTEM KOPF

»Ich darf auf meine Leistungen stolz sein und übe trotzdem die Bescheidenheit.«

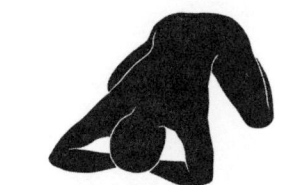

9. RUHELAGE

»Meine Entwicklung geht aus der unbewußten Vollkommenheit über die bewußte Unvollkommenheit zur bewußten Vollkommenheit.«

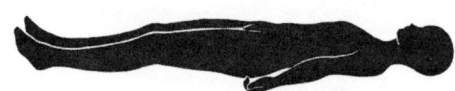

Wir üben Karma-Yoga

Wie oft hört man: ich würde ja gerne Yoga üben, aber ich habe einfach die Zeit nicht dazu; und wenn ich sie habe, dann bin ich zu müde oder zu aufgewühlt und finde nicht die äußere und/oder innere Bereitschaft und Ruhe dazu.

Die Zeiten können hektisch und die Anforderungen der Umwelt wie eine Bombardierung von allen Seiten sein, aber ohne extra Zeitaufwand können wir trotzdem Yoga üben. Wir machen mit den Lehren der Bhagavadgita ernst und betrachten unsere Arbeit als Anbetung und Lob Gottes. Jeder Schritt und jede Handlung machen wir zu einem Geschenk Gottes. So bekommt unsere Arbeit einen neuen Stellenwert und wird »sinnvoll«.

Wir gehen noch einen Schritt weiter und versuchen, die Arbeit ohne Erwartung auf Lohn, Anerkennung und Dank auszuführen. Wenn uns das gelingt, dann werden wir paradoxerweise gerade dadurch am meisten gewinnen.

Die tägliche Arbeit wird zur Meditation

Je intensiver wir uns auf die Arbeit konzentrieren und uns in jedes Detail versenken und jede Handlung bewußt ausführen, um so tiefer wird die Meditation. Aus Erfahrung weiß ich, daß sich die tägliche Routinearbeit am besten als Meditationsobjekt eignet. Wenn Sie dabei noch eine Affirmation singen (im Büro nur ganz innerlich leise) und den Körper mitschwingen lassen, kann dies Ihre liebste und beste Zeit des Tages werden. Probieren Sie es aus!

Ein wichtiger Grundsatz: Je bewußter und konzentrierter wir eine Arbeit tun, um so weniger Energie verbrauchen wir dabei.

Wer den durch Pflichterfüllung ehrt,
der dieses ganze All durchdringt
und aller Wesen Urgrund ist,
der Mensch Vollkommenheit erringt.

Mir stelle jede Tat anheim,
auf mich nur lenke deinen Sinn,
und gib dich mit andächt'gem Geist
beständig meinem Walten hin.

Bhagavadgita 18–46/54

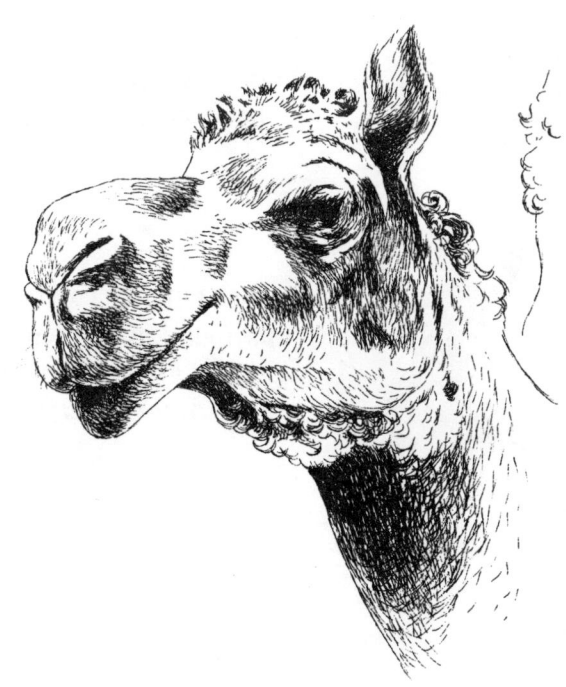

Praxis

Im Mittelpunkt dieser Übungsreihe steht das Kamel. Es ist stark und bescheiden, gutmütig und von großer Ausdauer. Es kann viel tragen und ertragen. In seinem Trott, Schritt für Schritt, legt es große Strecken zurück, ohne Murren, ohne Klagen. Es dient dem Menschen mit Freude.

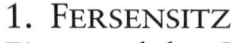

1. FERSENSITZ
Einatmend das Gesäß ganz wenig von den Fersen abheben, ausatmend wieder zurücksitzen.
»Ich spüre mein Körpergewicht.«

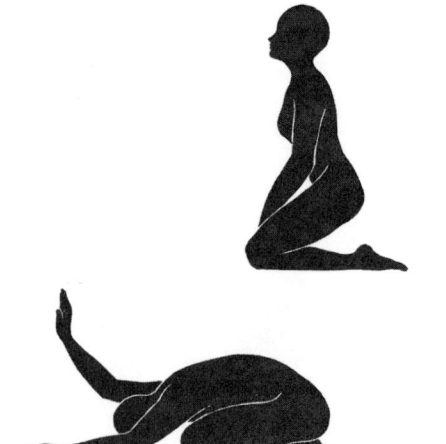

2. GEROLLTES BLATT MIT ARMHEBEN
Die Arme einzeln heben und senken. Die Stirn bleibt dabei auf dem Boden. Im Wechsel wiederholen.
»Mit jeder Bewegung entwickelt sich meine Arbeitskraft.«

3. SEITENSCHWUNG
Einatmend in den Kniestand kommen und sich ausatmend auf die andere Seite der Oberschenkel setzen; mehrmals wiederholen.
»Jeder Atemzug erfüllt mich mit neuer Lebensenergie.«

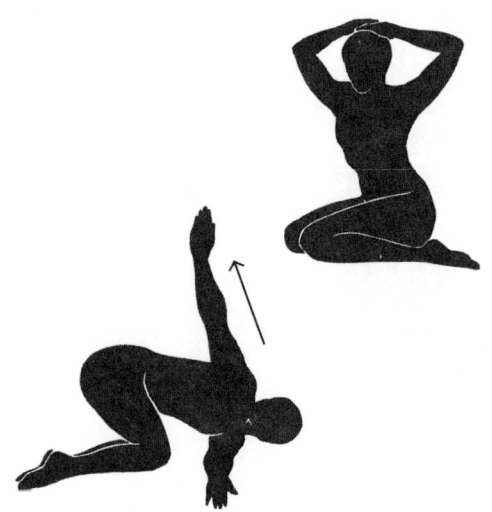

4. DREHUNG IM KANINCHEN
»Ich erfülle meine tägliche Pflicht so, daß sich meine Kraft nicht vermindert, sondern vermehrt.«

5. SCHWAN MIT HÄNDEN AM HINTERKOPF
»Ich habe immer Zeit für das Wesentliche.«

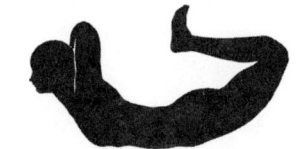

6. DYNAMISCHE BECKENHEB-ÜBUNG
Einatmend Becken heben und ausatmend Becken senken. Mehrmals wiederholen.
»Meine Zeiten der Arbeit und meine Zeiten der Ruhe bringe ich in Einklang.«
Danach ruhen im Gerollten Blatt (siehe Seite 33).

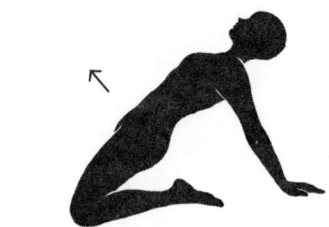

7. KAMEL
»Ich weihe mich selber und all mein täglich Werk dem großen Geist, der sich durch mich und mein Tun zum Ausdruck bringt.«
Danach ruhen im Muselmann (siehe Seite 33).

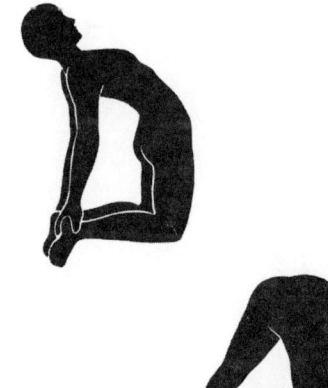

8. HALBER KOPFSTAND MIT GEGRÄTSCHTEN BEINEN
»Jeder meiner Pflichterfüllungen und meiner Arbeiten hat ihren Sinn, ob ich ihn nun erkenne oder auch nicht.«

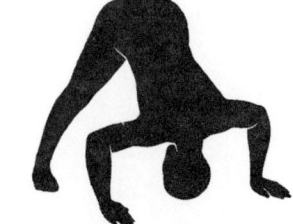

9. RUHELAGE
»Ich lasse es mir wohl sein und genieße die Ruhe von Körper, Geist und Seele.«

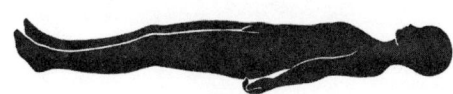

Die Mitte finden und in der Mitte ruhen

Das Symbol des Rades kennt man auch im Yoga. Wenn wir auf unserem Lebens-Rad außen auf dem Rande sitzen, dann werden wir bei jeder Drehung herumgewirbelt; und wir brauchen viel Kraft, um uns zu halten, damit wir nicht abgeworfen werden. Wenn wir in der Mitte, in der Nabe, sitzen, dann können wir in Ruhe und Gelassenheit zusehen, wie sich das Rad um uns dreht.

In jeder Situation ruhig und gelassen sein! Belastbar sein! Eine ungewisse Zukunft gelassen auf sich zukommen lassen! Selbstvertrauen und ebenso Vertrauen zum Mitmenschen haben! Ein Gefühl der Sicherheit haben und ausstrahlen! Zufrieden sein mit dem, was man ist, was man tut und was man hat. Dies sind alles wunderschöne Gaben, die wir aus unserem Sein in der Mitte schöpfen können.

Nun gilt es auch, den Schwerpunkt (Kopf/Verstand, Herz/Gefühl, Bauch/Körper) von oben nach unten zu setzen. Wir vergleichen uns mit einem Steh-auf-Männchen und fühlen uns auch so.

Diese Woche wollen wir immer wieder innehalten und einige bewußte Atemzüge im Beckenraum erleben; oder wir üben das bewußte Gehen und erspüren dabei die Fußsohlen, deren Nervenbahnen im Beckenboden in die Wirbelsäule einmünden. »Allem echten Aufstieg in den Himmel des Geistes ist das Niederfahren in die Mitte der Erde vorgelagert.« (K. Dürckheim) Wir wollen mit jedem Atemzug noch mehr in unsere Mitte kommen, uns in der Mitte verankern und in der Mitte ruhen.

Der Pyramidenform wird schon seit Urzeiten ein spezielles Kraftfeld zugesprochen, das jedes Wachstum begünstigt. Die neusten Forschungen im Pflanzenbau bestätigen dies. So kann die Pyramidenform auch die Energien des Menschen günstig beeinflussen. Die folgende Meditation wirkt dementsprechend Kraft aufbauend.

Meditation

Aufrecht sitzen; den Atem tief im Beckenraum beobachten und still werden.
Bild: Wir stehen auf dunkler, feiner Erde. Vor uns liegt eine große silberne Platte, und darauf steht eine durchsichtige, goldene Pyramide, in die wir uns setzen. Wir meditieren mit dem folgenden Mantra:

Ich bin
in meiner Mitte.
Die Mitte bin ich.
Ich bin.

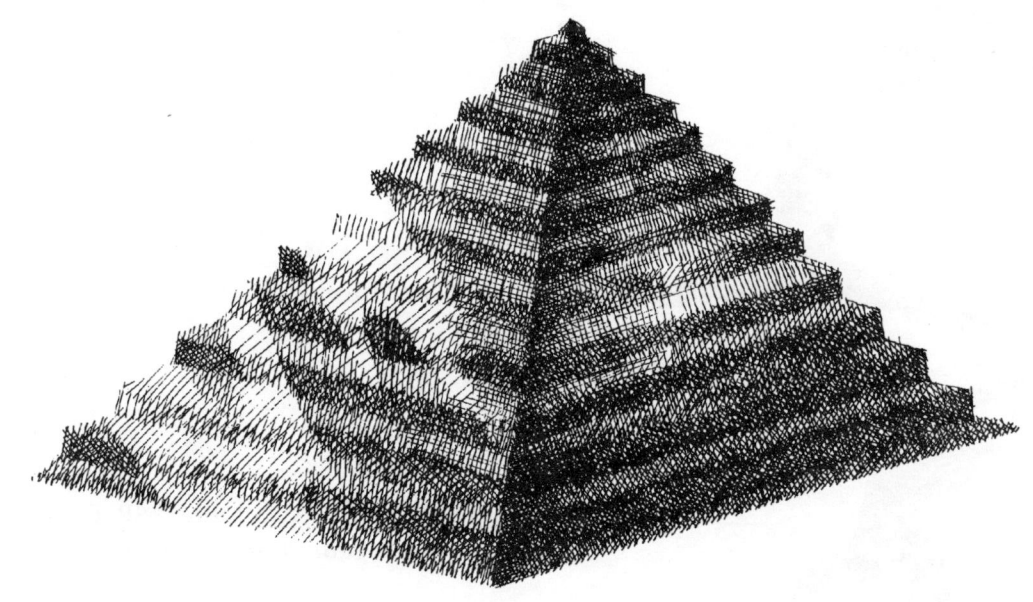

Praxis

Der Meditationsitz (*Siddhasana* oder *Mukthasana*) trägt in sich das Symbol des Dreiecks, das er auch äußerlich zum Ausdruck bringt. Diese Haltung kann ein Gefühl der Stabilität, der Ruhe und des inneren Gleichgewichts vermitteln. Wenn wir aufrecht und von innen her aufgerichtet sitzen, brauchen wir fast keine Kraft, um in der Haltung zu bleiben.

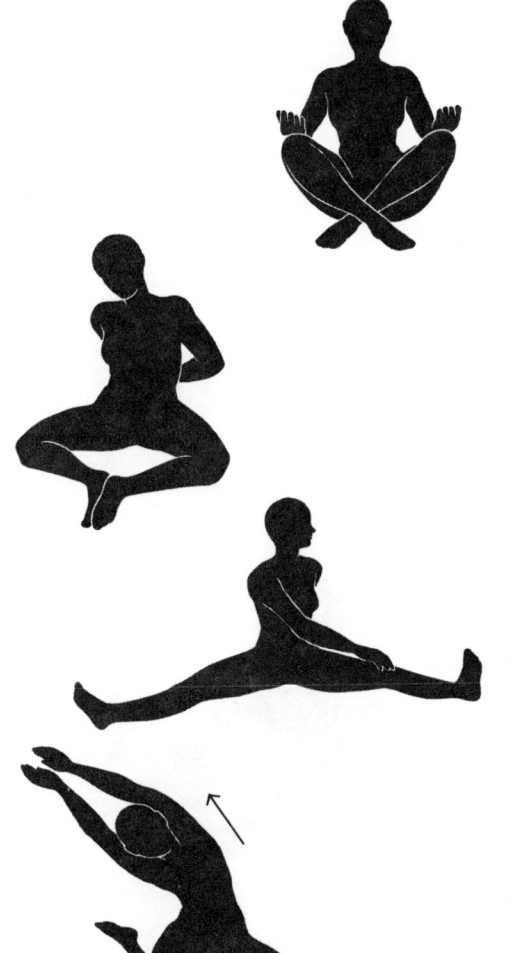

1. SAMMLUNG IM SCHNEIDERSITZ
Atem im Becken beobachten.
»Ich sammle Kraft im Beckenboden, in meinem körperlichen Energiezentrum.«

2. SCHMETTERLINGSSITZ MIT AUFGESTELLTEN HÄNDEN
Beine locker wippen.
»Diese Kraft soll sich in den ganzen Körper ausbreiten.«

3. DREHUNG AUS DEM GESPREIZTEN LANGSITZ
»In jeder Situation bin ich mir der gewaltigen Kraft meiner Mitte bewußt.«

4. SEITENBEUGE AUS DEM ORIENTSITZ
»Alles, was ich gebe, kommt auf mich zurück.«

5. FISCH MIT OFFENEN BEINEN UND ARMEN

Achtsamkeit im Herzen. Brust so sehr wölben, daß sich der Oberkörper vom Boden abhebt und Sie nur noch mit Hinterkopf und Gesäß aufliegen.

»Ich sammle Kraft in meinem seelischen Energiezentrum.«
Danach ruhen im Fötus (siehe Seite 32).

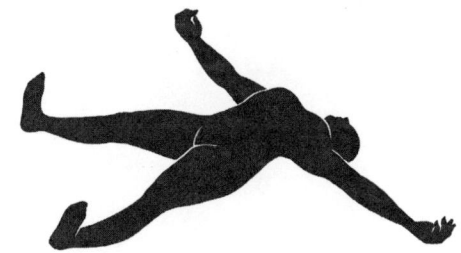

6. STERN

Konzentration hinter der Stirn.
»Ich sammle Kraft in meinem geistigen Energiezentrum.«

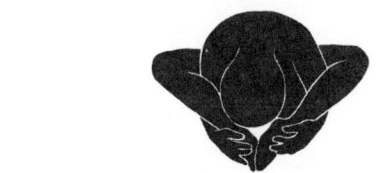

7. BALANCE-SITZ MIT GESTRECKTEN BEINEN

»Jederzeit und allerorts bin ich meiner inneren Kraft bewußt.«

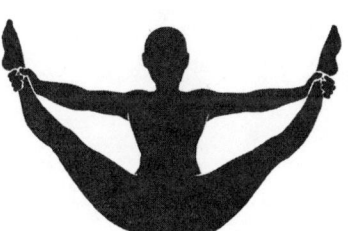

8. MURCHA-PARANAYAMA

Tief einatmen, Atem anhalten und Kopf senken, einige Sekunden so bleiben, Kopf heben und danach langsam ausatmen.

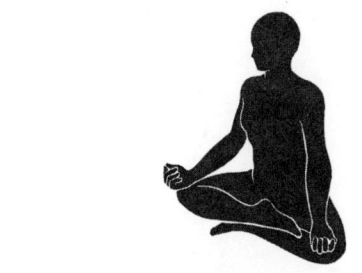

9. RUHELAGE

»Mein inneres Feuer verstrahlt sich in alle Richtungen und stärkt mich und jedes Wesen in meiner Umgebung.«

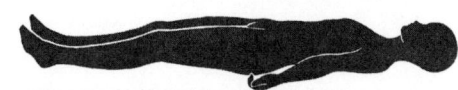

Jetzt nicht – so nicht!

Wie gehen wir mit Widerständen
und mit Zurückweisungen um?

Yoga kann und wird uns von inneren und äußeren Widerständen nicht bewahren, aber wir lernen, damit umzugehen. Jeder Widerstand fordert zum Innehalten auf, zum Nachdenken – denn in jedem Problem ist die Lösung enthalten. Aber finden muß man sie! Oft löst sich mit der Zeit ein Problem von selbst. Es lohnt sich vielleicht, vorerst etwas zu warten. Die Zeit ist für ein Projekt noch nicht reif, später geht alles fast wie von selbst (aufgeschoben ist nicht aufgehoben!).

Oder wir werten diese Zurückweisung oder diesen Widerstand aus und beleuchten das Problem von allen Seiten neu. Auch hier werden unsere Ausdauer, Geduld und Beharrlichkeit auf die Probe gestellt. Wir vertiefen uns nochmals in die Sache, wir verbessern, wir halten durch und probieren wieder. Wir geben nicht nach, sondern probieren immer und immer wieder. Wir werden dadurch gezwungen, uns mehrmals und immer tiefer auf diese Situation einzulassen. Diese Haltung kann uns Tür und Tor in die Tiefe und/oder zu Höherem öffnen. Der Erfolg ist uns sicher und die Freude darüber groß.

Jeder reagiert unbewußt auf Zurückweisungen oder Widerstände auf seine ureigene Art; und dies wiederholt sich immer. In der folgenden Meditation können wir uns selber beobachten und testen, wie unsere Reaktionen sind, wenn etwas nicht auf Anhieb funktioniert. Danach üben wir, so zu reagieren, wie wir sollten oder möchten. Wir wollen um jeden Preis an das Ziel kommen; und unser Ziel ist Glück und Freude.

Meditation

Aufrecht sitzen, den Atem beobachten und still werden.
Bild: Wir stehen vor einer hohen Mauer, das Tor vor uns ist verschlossen. Wir müssen und wollen aber da hindurch und versuchen nun mit allen Mitteln, das Tor zu öffnen. Endlich gelingt es uns, und wir betreten einen Park. Wir folgen den Wegweisern, die uns zum Ort des Glücks leiten. Aber auf dem Weg kommen wir immer wieder an Hindernisse, die uns den Weg versperren. Es gelingt uns, auch diese zu überwinden oder zu durchbrechen und wir kommen dem Ziel immer näher.

*Es ist gesünder, zu hoffen und
das Mögliche zu schaffen,
als zu schwärmen und nichts zu tun.*

Gottfried Keller

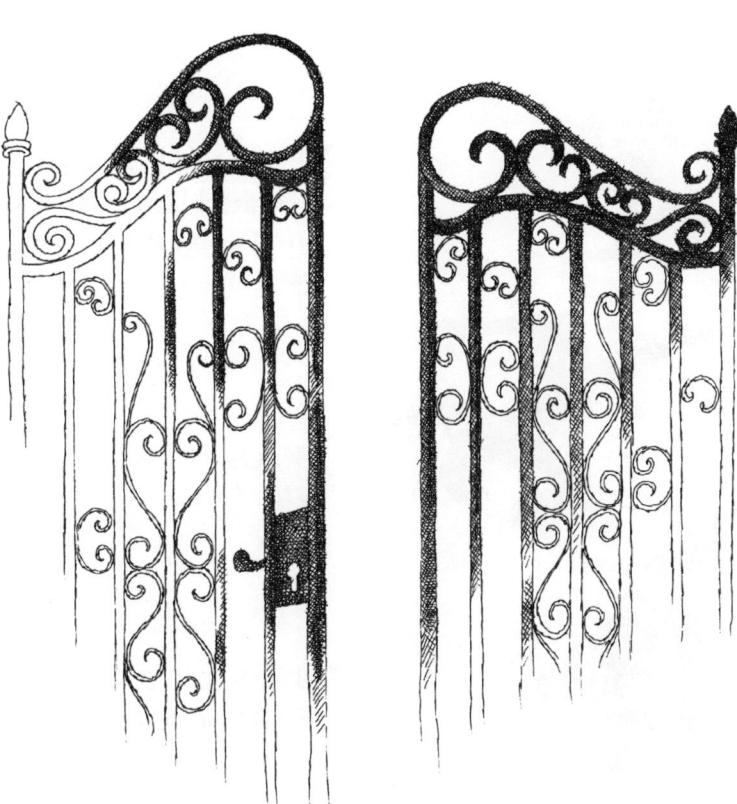

Praxis

Im Mittelpunkt steht der Dreifuß, der das Nervensystem stärkt, das Gleichgewicht fördert und die Muskeln der Arme kräftigt. Zudem hat man anfangs das Gefühl, man falle demnächst auf die Nase, und das hat man in der Auseinandersetzung mit Hindernissen oder bei Zurückweisungen oft auch. Aber wir lassen uns durch nichts beirren!

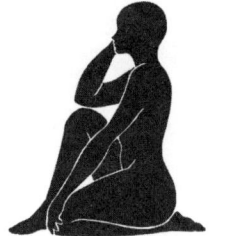

1. SAMMLUNG IN DER LEBENSHALTUNG
Konzentration auf das Stirnchakra. Die Haltung auf beiden Seiten üben.
»Mein Kopf ist klar und hell.«

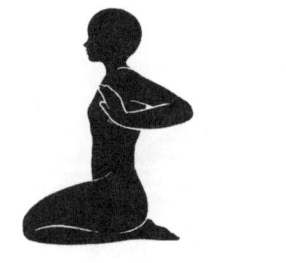

2. KLINGE AUS DEM FERSENSITZ
Schulterblätter dabei kräftig zusammenpressen.
»Ich weiß, was ich will und erreiche mein Ziel.«

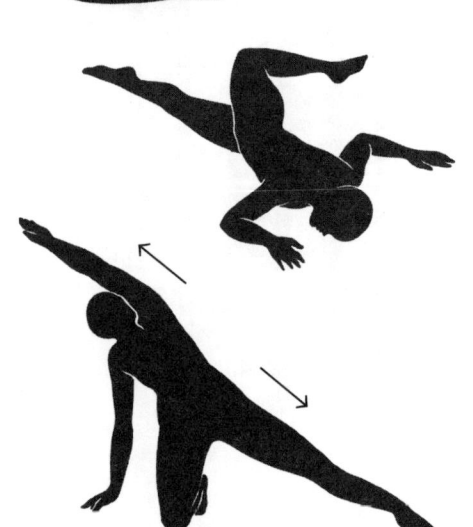

3. DREHUNG AUS DER BAUCHLAGE
»Ich betrachte meine Aufgaben von allen Seiten.«

4. SEITENDEHNUNG IM QUERBALKEN
»Was auf mich zukommen muß, lasse ich kommen.«

5. BRÜCKE AUF FINGER- UND ZEHENRÜCKEN

Aus Fersensitz abheben bis man auf Finger- und Zehenrücken steht.
»Ich spüre und genieße die Kraft in mir.«
Danach ruhen im Muselmann (siehe Seite 33).

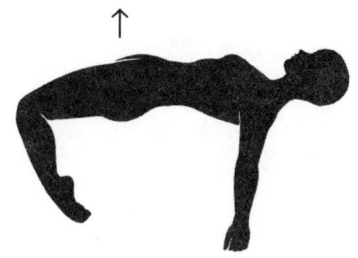

6. BEUGE NACH VORN MIT FUSS AM GESÄSS

»Ich lasse die Zeit für mich arbeiten.«

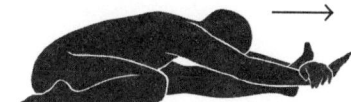

7. BAUCHEINZIEHEN IM VIERFÜSSLERSTAND

Nach der Ausatmung die Bauchdecke ganz kräftig einziehen, einige Sekunden so halten, loslassen und normal langsam ein- und ausatmen.
»Mein Tun und lassen sind im Einklang.«

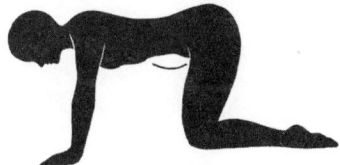

8. DREIFUSS

Ganz einfach; wenn die Oberarme waagrecht sind, kann man die Oberschenkel bequem darauf stellen.
»Ich vertraue meiner körperlichen, geistigen und seelischen Kraft.«

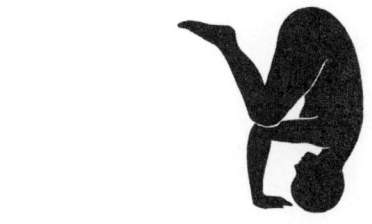

9. RUHELAGE

*»Ich bin in jeder Situation ruhig und gelassen. Ich handle in jeder Situa-
tion ruhig und gelassen. Ich warte, wenn nötig, ruhig und gelassen.«*

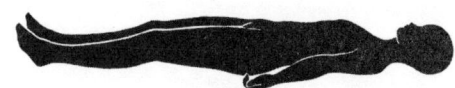

Nicht um jeden Preis dem Leben verhaftet sein

Der Körper ist das Kleid der Seele, das sie sich bei der Zeugung zulegt und mit dem Tode wieder abstreift. Die Yogis meditieren von Zeit zu Zeit bei Toten, um sich dieser Wahrheit immer bewußt zu sein. Der Tod wäre an und für sich nicht schlimm – dies bestätigt die heutige Todesforschung –, aber unsere Verdrängung und die Angst vor dem Sterben machen daraus ein trauriges Drama.

Befassen auch wir uns hin und wieder mit dem Sterben, dann verliert es den Schrecken. Wenn die Menschen sich richtig auf ihren Tod vorbereiten, dann ist es durchaus möglich, daß ihre letzten Wochen und Tage die glücklichsten in ihrem ganzen Leben sind. Wie die Bäume mit ihrem bunten Blätterkleid (die sterbenden Blätter) ein Leuchten in die dunkle Novemberzeit bringen, so können auch Sterbende ihrer Umgebung etwas unausprechlich Schönes schenken. Eltern von sterbenden Kindern bestätigen diese Aussage.

Viele haben Angst, sie würden die letzte Zeit ihres Lebens geistig oder körperlich hinfällig und pflegebedürftig. Hüten Sie sich vor solchen Gedanken, denn das, vor dem wir uns ängstigen, kann zutreffen. Stellen Sie sich immer das Gegenteil vor. Gesund und tot, das ist die Devise des Yoga! Wir geben dem Körper alles, was er braucht: liebevolle Gedanken, die nötige Bewegung, genug Ruhe und meistens gesundes Essen; er dankt es uns mit Gesundheit und Wohlergehen.

Die folgende Meditation stellt Ihren Lebensweg dar mit all den großen und kleinen Steinen, die Ihnen in den Weg gelegt werden.

Meditation

Aufrecht sitzen, den Atem beobachten und still werden.
Bild: Sie wandern durch dichten Nebel im Spätherbst. Ihr Pfad ist etwas steinig, aber um so deutlicher sehen Sie, wohin er führt. Über die einen Steine hüpfen Sie, die anderen umgehen Sie, und wieder andere benützen Sie als Fußtritte. Sie lassen sich dabei Zeit, bleiben auch hin und wieder stehen, um die Umgebung zu betrachten (aber nicht anfangen zu trödeln!). Am Ende des Weges stellen Sie sich einen wunderschönen Ort vor (einen Tempel, Park oder wie Sie sich als Kind den Himmel vorgestellt haben), und Sie werden empfangen von einem Lichtwesen. Sie werden auf das Herzlichste willkommen geheißen; und man verwöhnt Sie mit allem, was Ihnen lieb ist.

*Von guten Mächten wunderbar geborgen,
erwarten wir getrost, was kommen mag.*

Dietrich Bonhoeffer

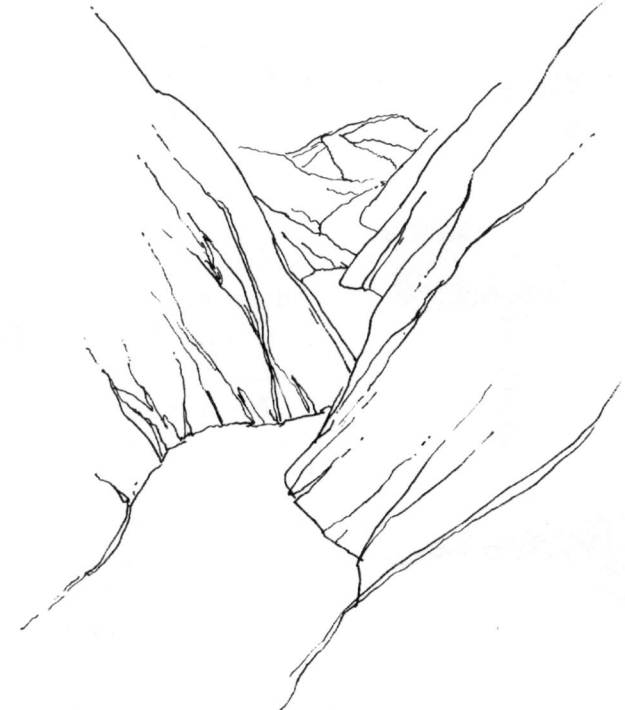

Praxis

Der Tod ist das Tor in ein neues Leben. Die Vorbeuge, das Hauptasana dieser Woche, ist eine Stellung der Einkehr und des Akzeptierens des Unvermeidlichen. Im Sanskrit wird von der westlichen Seite gesprochen, die gedehnt wird. Im Westen geht die Sonne unter, es wird Abend, die Zeit der Ruhe kommt. Der Schlaf wird oft als der kleine Bruder des Todes bezeichnet; und nach jedem Schlaf gibt es ein Aufwachen – in dieser oder in der andern Welt.

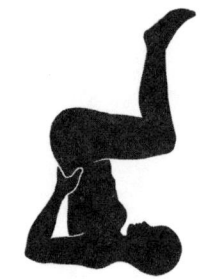

1. SAMMLUNG IN DER KERZE MIT GEBEUGTEN BEINEN
»*Ich lebe ganz im Hier und Jetzt.*«

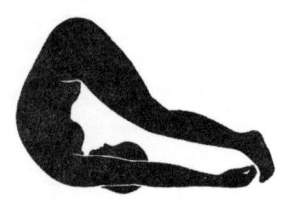

2. DYNAMISCHER PFLUG
Füße hinter dem Kopf auf den Boden stellen und sofort wieder ganz locker zurück in die Rückenlage gleiten.
»*Ich verpflichte mich, das Leben zu genießen, aber ihm nicht verhaftet zu sein.*«

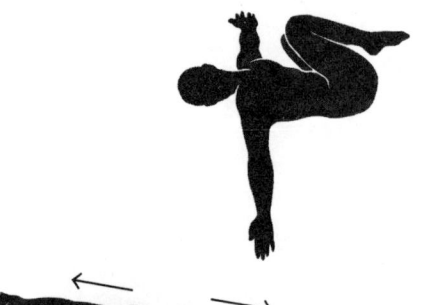

3. KROKODIL MIT GESCHLOSSENEN BEINEN
Ausatmend Beine zur einen Seite und Kopf zur anderen Seite senken. Einatmend Kopf und Beine wieder zur Mitte führen. Mehrmals wiederholen.
»*Ich genieße die schönen Seiten des Lebens und akzeptiere die anderen.*«

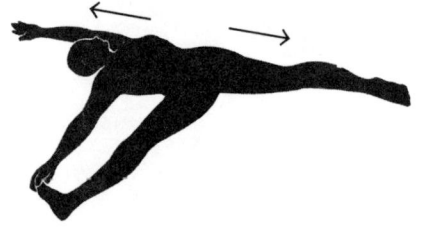

4. LIEGENDES DREIECK
(eventuell unter dem Knie fassen)
»*Ich bin offen für die Freuden des Lebens.*«
Danach ruhen im Fötus (siehe Seite 32).

5. BEINSTRECKÜBUNG
»Mein Leben habe ich in meiner Hand.«

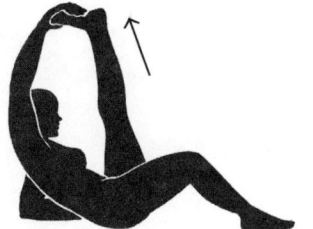

6. VORBEUGE
Die Ferse mit jedem Atemzug etwas mehr nach vorn schieben und den Oberkörper nachziehen.
»Ich versenke mich ganz in meine innere Stille.«

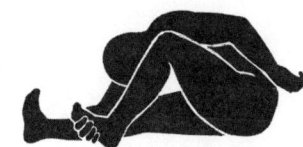

7. SCHIEFE EBENE
»Ich spüre meine Lebenskraft und genieße sie.«

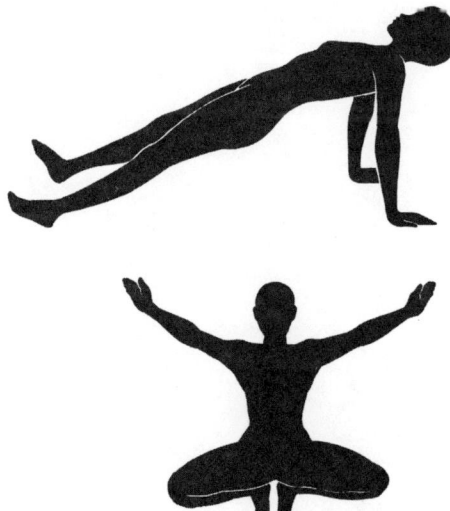

8. BALANCE IN OFFENER HOCKE
»Ich übergebe mein Leben den liebenden Händen Gottes.«

9. RUHELAGE
»Es atmet mich, – dies zu wissen und zu spüren ist im Augenblick genug.«

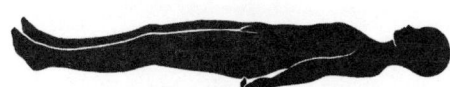

Das kosmische Gesetz der ewigen Wandlung

Im Universum ist alles in Bewegung: alles verändert sich, alles ist einem immerwährenden Wandel unterworfen.

Auch wir Menschen ändern uns dauernd. Der Körper verändert sich laufend: und egal, wieviel Yoga wir üben, mit achtzig Jahren werden wir nicht mehr so aussehen wie mit vierzig. Daß wir uns auch geistig/seelisch wandeln, zeigt uns der Umstand, daß Bücher oder Menschen, die uns vor Jahren noch sehr beschäftigt haben, uns jetzt vielleicht weniger oder gar nicht mehr interessieren. Das Altern ist also ein Prozeß der Wandlung und Verlagerung der Kräfte, der Fähigkeiten, der Vorlieben und der Charaktereigenschaften.

Leider wird das Altwerden heute vielfach als körperlicher und geistiger Abbau verstanden, und bei vielen Menschen sieht es auch ganz so aus. Wir haben es in der Hand, uns passiv den Erdkräften zu überlassen, die uns langsam aber sicher nach unten ziehen, oder wir fordern uns täglich neu heraus und bauen dadurch Kräfte auf, die uns erneuern und aufrichten. Denken wir auch an die körperlich/geistig/seelische Nahrung. Die Konzentration ist Nahrung für den Geist; die Yogapraxis, Joggen, Schwimmen oder schnelles Marschieren ist Nahrung für den Körper; Naturbetrachtungen, Musik, Kunst, erbauende Literatur und die bewußte Stille sind Nahrung für die Seele.

So wie wir uns verändern, so verändert sich auch unser Leben. Es ist nicht immer leicht, die Veränderungen des Lebens zuzulassen. Nur zu oft verschwenden wir alle Energie, um den Wandel aufzuhalten. Das Loslassen ist fast das Schwerste im menschlichen Dasein, und doch so enorm wichtig. Es nützt nichts, sich gegen dieses wichtige Naturgesetz aufzulehnen. Mit jedem gelungenen »Loslassen« ist es, als würden wir ein Tor zu Freude und Glück aufschließen, denn jede Leere füllt sich immer von neuem. Auch das ist ein Naturgesetz.

Meditation

Aufrecht sitzen, den Atem beobachten und still werden.
Bild: Wir sehen vor uns eine Sandwüste und tiefblauen Himmel mit ziehenden Wolken. Der Wind streift über den Sand und läßt immer neue Konturen entstehen, neue Formen und neue Schattierungen. Wir lassen uns von den neugeschaffenen Farben und Formen verzaubern und sind uns des ewigen Wandels bewußt.

Es vergeht und entsteht von neuem. Jeder Wandel birgt eine eigene Schönheit in sich, in der sich die unwandelbare, ewig stille Wirklichkeit offenbart.

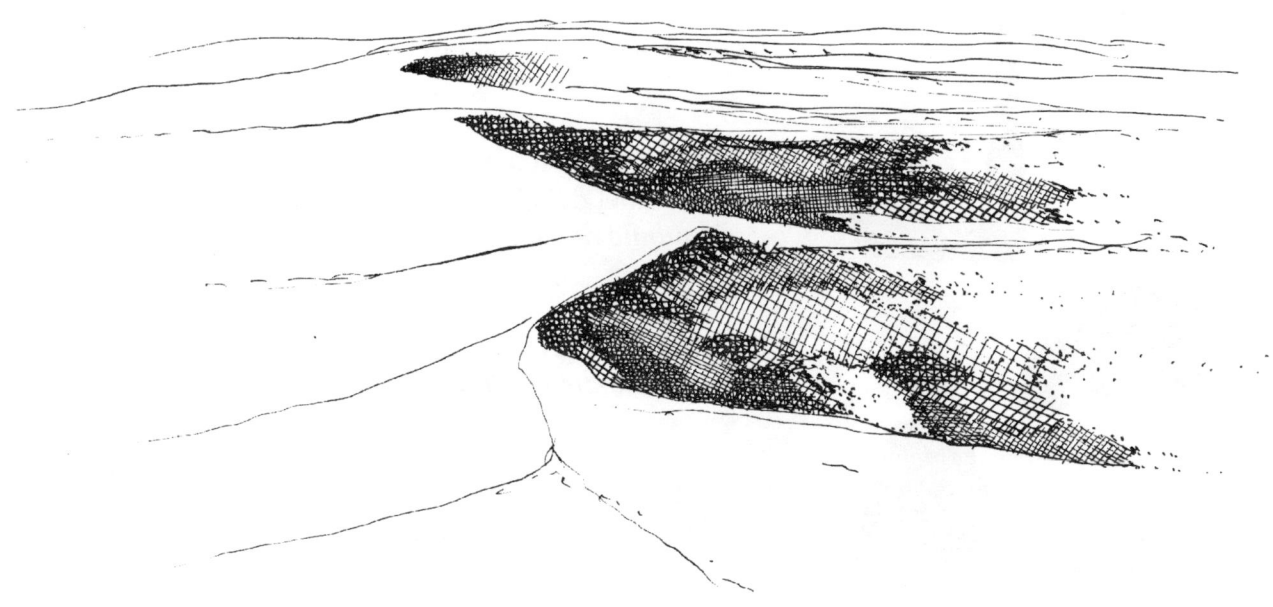

Praxis

Der Drehsitz kann einerseits ein Gefühl der Stabilität vermitteln und fördert andererseits die Beweglichkeit. Für die Veränderungen im Leben brauchen wir einen sicheren Halt in uns. Und wir brauchen die Beweglichkeit, um uns der neuen Situation anzupassen, und ebenso die Kraft, das Beste daraus zu machen.

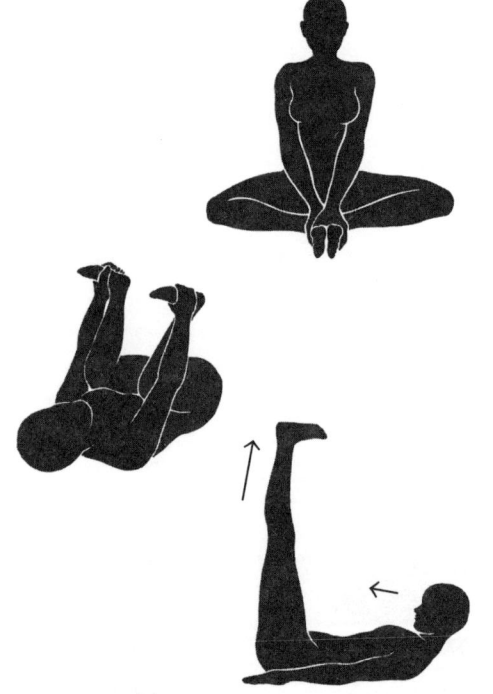

1. SAMMLUNG IM SCHMETTERLINGSSITZ
Konzentration auf den Energiepunkt, der sich drei Fingerbreit unter dem Nabel befindet.
»Meine Achtsamkeit ist auf die Bauchatmung gerichtet. Jeder bewußte Atemzug steigert meine Lebendigkeit.«

2. FÖTUS MIT FUSSFASSEN
Einatmend Arme und Beine strecken, ausatmend Beine und Arme beugen. Mehrmals wiederholen.
»Solange ich lebe, entfalte ich mich, und von Jahr zu Jahr mehren sich die glücklichen Momente.«

3. ZUR KRÄFTIGUNG DER BAUCHMUSKULATUR
Lendenwirbel dabei kräftig auf den Boden pressen.
»Ich sammle die Kraft der Stabilität.«

4. OHR ZUM KNIE
»Ich sammle die Kraft der Dynamik.«

5. DREHSITZ, VORÜBUNG
»Ich lasse jede Veränderung zu und mache das Beste daraus.«

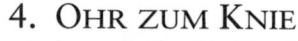

6. Drehsitz

*»Ich sehe im Wandel die neue Chance, die meinem inneren Wachstum
zugute kommt.«*

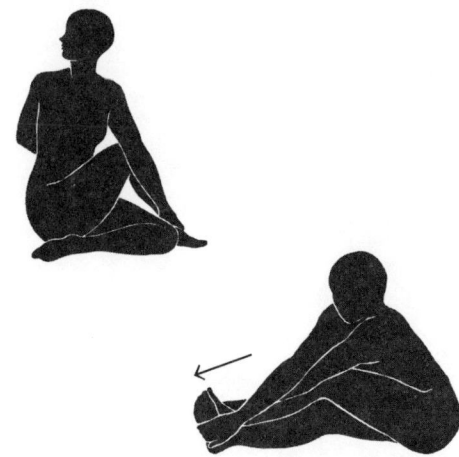

7. Vorbeuge

Oberkörper nach vorn dehnen und dann erst beugen.
»Mit dieser Haltung drücke ich meine Dankbarkeit aus.«

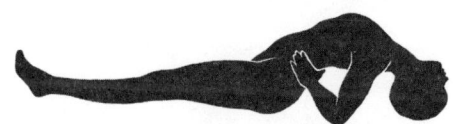

8. Fisch mit Hand an der Leiste

Brust so sehr wölben, daß sich der Oberkörper vom Boden abhebt und
Sie nur noch mit Hinterkopf und Gesäß aufliegen.
»Ich bin mir der Hilfe von außen bewußt.«
Danach ruhen im Fötus (siehe Seite 32).

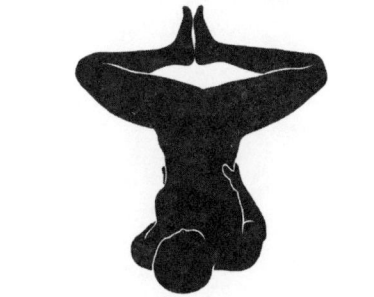

9. Kerze mit Fussohlen aneinander

»Ich bin mir der Hilfe von innen bewußt.«

10. Ruhelage

*»Die Wandlungs- und Ordnungskräfte in mir entfalten sich von Moment
zu Moment.«*

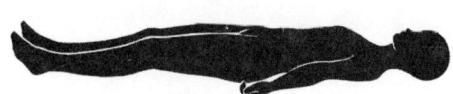

Loslassen

Dunkle Nebelschwaden durchstreifen das Land. Die Bäume tragen ihre farbige Blätterpracht, und bald werden die Blätter fallen. Haben Sie auch schon bemerkt, daß kranke Bäume die Blätter behalten? Gesunde Bäume lassen die Blätter fallen. So können die Herbst- und Winterstürme durch die Bäume hindurch fegen, und auch der Schnee hat weniger Auflagefläche und drückt sie nicht zu Boden. Anders beim kranken Baum; dieser wird barmherzig niedergedrückt, damit er sterben kann.

Die Blätter können mit den Lebenserfahrungen verglichen werden. Auch diese können niederdrückend sein, wenn sie nicht verarbeitet (anders verfärbt) und losgelassen werden. Werden die Erfahrungen aber verdaut und lösen wir uns von den Erinnerungen, dann werden sie, wie die gefallenen Blätter am Boden, zu Kompost und sind dem Baum beziehungsweise dem Menschen die Grundlage für neue Kraft, um neue und gute Erfahrungen zu machen.

Was heißt nun dieses »Loslassen« konkret? Wir gehen gedanklich die einzelnen Lebensphasen durch und frischen alte Erinnerungen und die dazugehörenden Erfahrungen wieder auf. Jede Zeitphase hinterfragen wir nach ihrem Sinn und Zweck. Jede Erfahrung, und war sie auch noch so schmerzhaft, hat uns etwas vorwärts gebracht. »Alles, was mich nicht umgebracht hat, hat mich stärker gemacht.« (Alter Spruch). Wir sollten auch versuchen, allen Beteiligten von damals zu vergeben, uns selber und den Mitmenschen.

Diese Arbeit des Loslassens und des Vergebens kann uns ein Gefühl von innerer Freiheit und Leichtigkeit schenken und macht die Sicht frei für eine wunderschöne Zukunft.

Meditation

Aufrecht sitzen, den Atem beobachten und still werden.
Bild: Vor uns steht ein Baum in seiner vollen, grünen Blätterpracht. Langsam verfärben sich die Blätter und fallen ab. Der Wind hilft etwas nach. Wie die Blätter so fallen, da denken wir: Alles Verbrauchte fällt auch von mir ab und wird zu Kompost, der mir die Nahrung für die Zukunft ist.

Und Hermann Hesse sagt zum Blatt so schön:

Spiel dein Spiel und wehr dich nicht,
laß es still geschehn.
Laß vom Winde, der dich bricht,
dich nach Hause wehn.

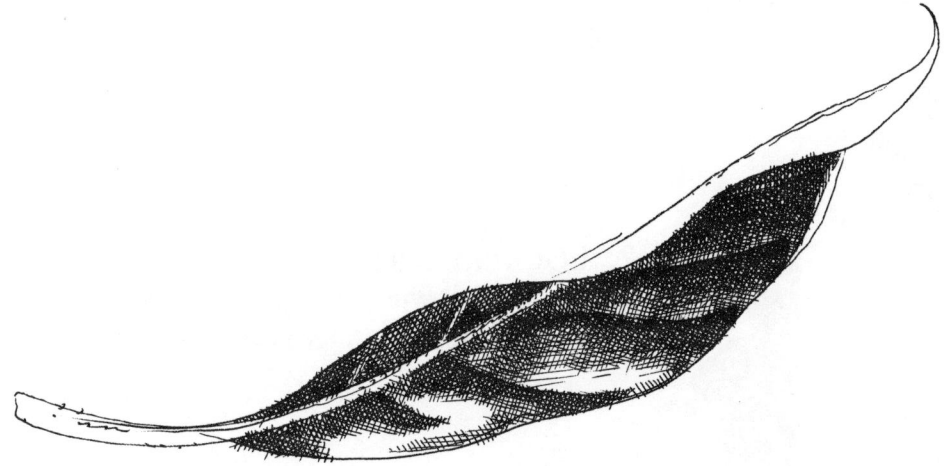

Praxis

Mit dieser Übungsfolge stärken wir den Rücken, damit er, unser Stamm, die Herbststürme übersteht. Im Mittelpunkt steht der dynamische Dreieckszyklus. Führen Sie dieses mit vollem Schwung aus und wie immer koordiniert mit der Atmung. Grundsätzlich gilt, daß wir in allen Varianten während dem *Nach-vorn-beugen ausatmen* und während dem Aufrichten und *Nach-hinten-beugen einatmen*. Anfangs darf es etwas stürmisch zugehen. Dann lassen wir die Atmung wieder ihren natürlichen Rhythmus finden, und die Bewegungen werden auch wieder langsam und fließend.

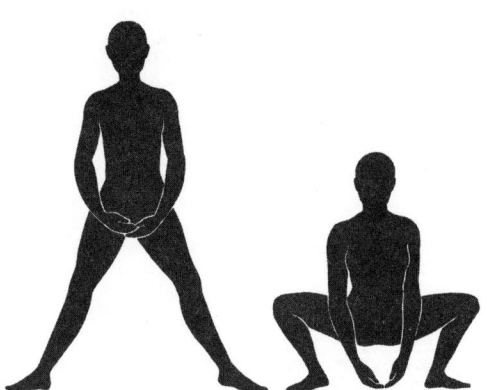

a)   b)

1. HOCKE UND AUFRICHTEN
Ausatmend in die Hocke gehen, einatmend wieder aufrichten. Mehrmals wiederholen.
»Alles, was mich belastet aus der Vergangenheit, löst sich und fällt zur Erde.«

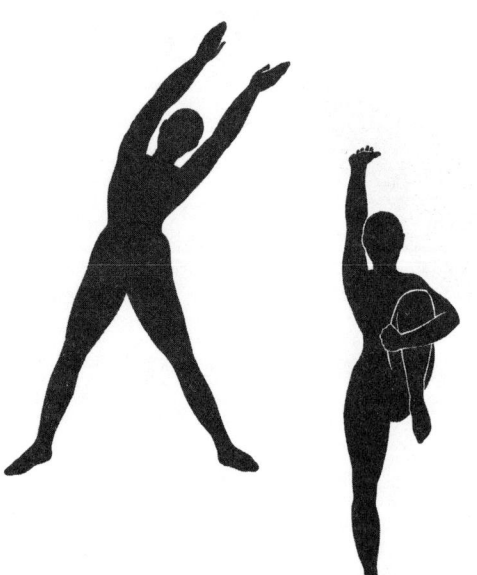

2. LOCKERE SEITENBEUGE
Lassen Sie sich wie vom Wind sanft von Seite zu Seite beugen.
»Ich lasse bewußt los, was schmerzt, und lasse auch die Schmerzen los.«

3. GLEICHGEWICHTSSTELLUNG
»Leichtigkeit und innere Freiheit soll mein ganzes Sein erfüllen.«

4. DREIECKSZYKLUS

Weite Grätsche mit ausgestreckten Armen einnehmen; nun Oberkörper und Füße zur Seite drehen:

a) Beuge nach hinten und Beuge nach vorn. Mehrmals wiederholen. Nun zur Mitte kommen und auf der anderen Seite wiederholen. Wieder zur Mitte kommen, zur anderen Seite drehen und sich über das Bein beugen:

b) Einatmend Arme öffnen und ausatmend Arme schließen. Nun das gleiche auf der anderen Seite. Mehrmals wiederholen. Wieder zur Mitte kommen, sich zur anderen Seite drehen, nach vorn beugen und beide Hände neben dem Fuß abstützen.

c) Im Wechsel einatmend den einen Arm heben und ausatmend wieder senken, einatmend den andern Arm heben und so weiter; dann auf der anderen Seite. Mehrmals wiederholen.

»Ich beuge mich und bin mir der inneren Kraft bewußt, die mich immer wieder aufrichtet.«

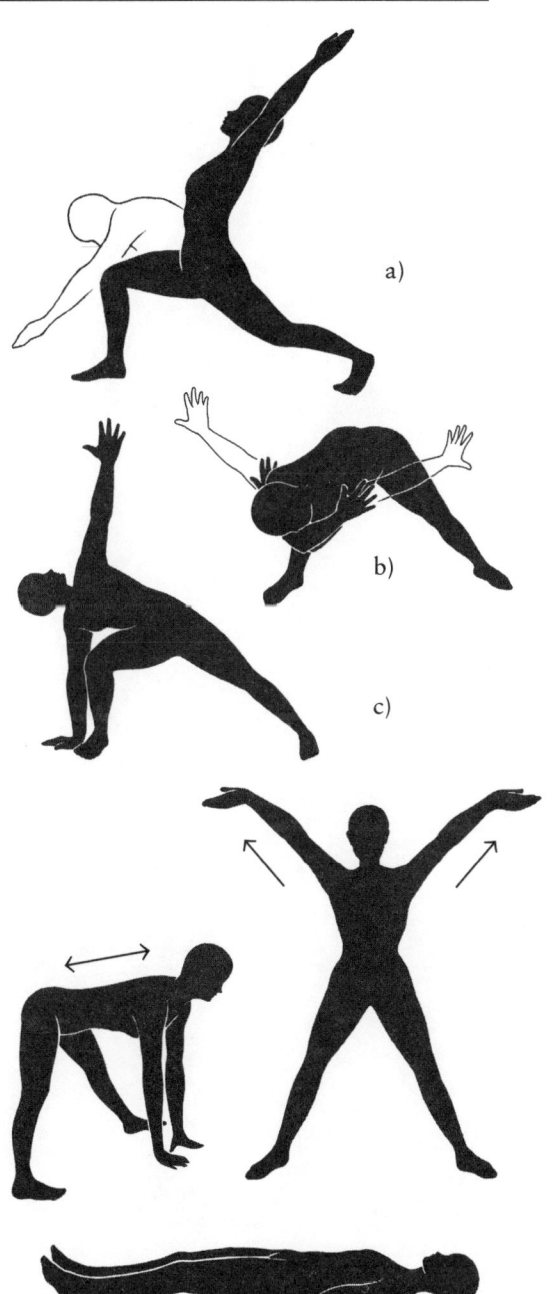

5. ANDREASKREUZ IM STAND

»Voll glücklicher Erwartung schaue ich in die Zukunft.«

6. VORBEUGE MIT AUFGESTÜTZTEN HÄNDEN

»Dankbar nehme ich die neuen Herausforderungen an mit der Gewißheit, daß sie mir Spaß machen.«

7. RUHELAGE

»Ich atme die Liebe ein, die mir die höheren Kräfte schenken, und ich atme Liebe aus, die ich meinen Weggefährten schenke.«

Aus der Leere wird die Fülle geboren

Diese Woche befassen wir uns mit den Zeitperioden der Leere, der Melancholie, der Langweile oder des Wartens. Diese Zeiten sind ganz natürlich, das heißt, auch die Natur braucht und gestattet sich Ruhephasen. Es gibt sie auf dem ganzen Erdball, nicht nur in Regionen mit den vier Jahreszeiten. In diesen Zeiten vollzieht sich das Wachstum mehr innerlich statt äußerlich.

Auch in unserem Leben gibt es Zeitspannen, die leer, ruhig und vielleicht sogar etwas langweilig sind. Dies können Monate, Wochen, Tage oder auch nur Stunden sein.

Es ist die große Kunst, Zeiten der Leere sinnvoll zu durchleben. In diesen Zeiten steckt das große Mysterium, daß alles Sichtbare sich aus dem Unsichtbaren entwickelt; und darum sollten sie nicht mit sinnlosen Aktivitäten ausgefüllt werden. Dies ist gar nicht so einfach, denn der aktive Mensch gleicht einem Rad, das immer gedreht wird; und wird es angehalten, dann läuft das Rad noch eine Weile weiter.

Wenn wir uns bewußt sind, daß mit der äußeren Ruhestellung die inneren Prozesse unterstützt werden, und dies auf körperlicher, geistiger und seelischer Basis, dann werden wir uns auch leichter ergeben und uns in diese Zeiten eintauchen. Wir verwöhnen uns dabei vielleicht mit einem besinnlichen Buch, mit einer Meditation, etwas Musik, schönen Bildern oder einem Spaziergang. Oder wir gönnen uns ganz besondere Yogastunden.

Heute bin ich so weit, daß ich öfters solche Zeiten nicht nur einfach zulasse, sondern bewußt einplane. Je leerer wir werden, um so mehr können wir danach aus der Fülle schöpfen.

Die Farbe Weiß beinhaltet das ganze Farbspektrum, und im Brauchtum verkörpert sie das Ende und den Anfang. Wir lassen in der Meditation äußere Leere entstehen, damit die innere Fülle an die Oberfläche steigen kann.

Meditation

Aufrecht sitzen, den Atem beobachten und still werden.
Bilder: Farben und Formen aus der Farbe Weiß entstehen lassen. Wir sind der neutrale Zuschauer, der gespannt wartet, was sich da in ihm entwickelt.

Das Beste und Schönste, wozu man in diesem Leben gelangen mag, ist, daß man schweigt und die große Kraft wirken und sprechen läßt.

Dag Hammarskjöld

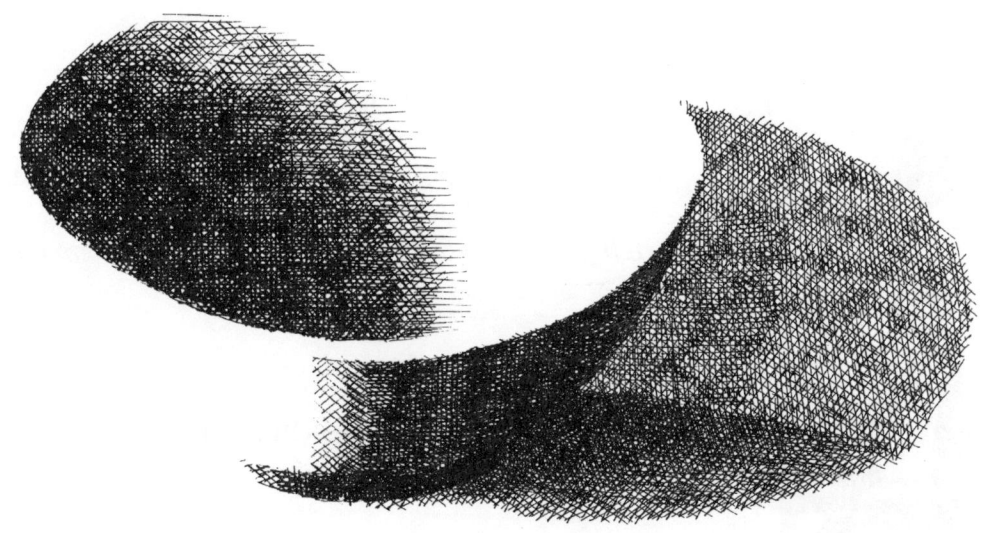

Praxis

Jede Stellung soll uns weiter nach innen führen in die Stille. Die Stellung des »schlafenden Helden« bildet den Mittelpunkt. Held? Es braucht mehr Mut, sich auf die Stille und Leere einzulassen, als sich in den Trubel zu stürzen.

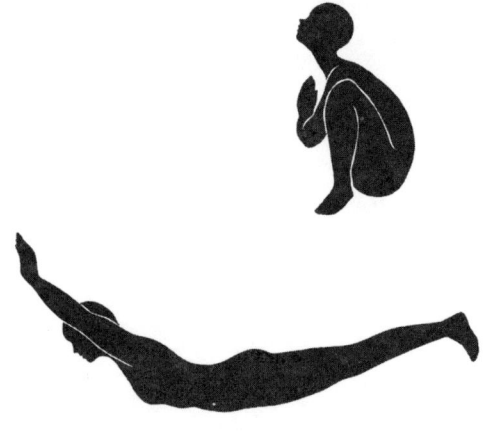

1. SAMMLUNG IN DER KAUERSTELLUNG
mit gefalteten Händen
»*Vertrauungsvoll begebe ich mich in die Stille.*«

2. ATEMÜBUNG IN BAUCHLAGE
Einatmend Beine, Arme und Oberkörper heben, ausatmend wieder senken.
»*Es atmet mich, ich bin mir meiner Kraft bewußt.*«

3. DREHUNG AUS DER SEITENLAGE
Seitenlage mit angewinkeltem Bein und übereinanderliegenden Armen einnehmen. Nun ganz einfach den oben liegenden Arm auf die andere Seite legen und den Körper mitdrehen.
»*Ich glaube, daß jede Stunde in meinem Leben ihre sinnvolle Bedeutung hat.*«

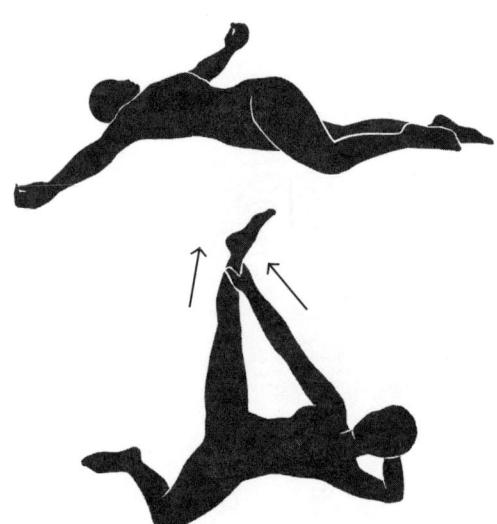

4. BELEBUNG DER KÖRPERSEITEN
»*Ich spüre meine Kraft und setze sie voll ein.*«

5. BEUGE ZUM KNIE AUS DEM FROSCHSITZ

»Ich bin dankbar, ein Kind dieser Welt zu sein, und ihre Gesetze sollen auch die meinen sein.«

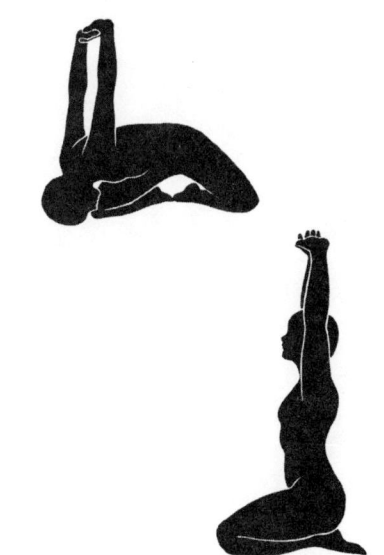

6. DEHNUNG AUS FERSENSITZ

»Ich bin in meinem Herzen gesammelt und bin nach oben ausgerichtet.«

7. LIEGENDER HELD

Sich nach hinten beugen und zuerst auf die Ellbogen stützen. Spüren, ob es weiter geht oder in dieser Stellung bleibt. (Eventuell eine dicke, feste Unterlage unter Kopf und Arme legen.)
»Voller Vertrauen lasse ich die Stille in mir wirken.«

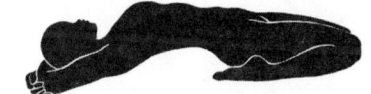

8. PANTHER MIT ERHOBENEM BECKEN

Danach ruhen im Gerollten Blatt (siehe Seite 33).
»Die Stille schenkt mir die Kraft für mein äußeres Tun und Lassen.«

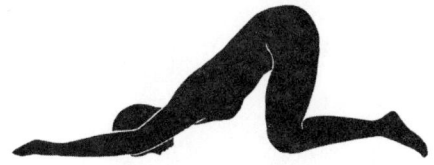

9. RUHELAGE

»Mit jeder Ausatmung lasse ich mich noch tiefer in die Ruhe sinken; und ich schöpfe daraus seelische, geistige und körperliche Kraft.«

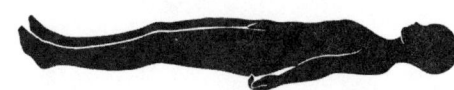

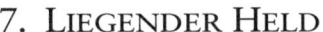

Alles Wissen ist in uns

Sind Sie sich Ihrer inneren Weisheit bewußt? Diese Weisheit drückt sich auf allen Ebenen aus, in den Körperzellen, die ihre Aufgabe genau kennen und diese unter allen Umständen zu erfüllen suchen. Ebenso in den Zellverbänden, die bestens zusammenarbeiten und sogar neue Aufgaben übernehmen, falls ein Ausfall im Organismus auftritt. Denken wir auch an unser Abwehrsystem! Ob dieser Raffinesse kann man nur staunen.

Dieses Wissen drückt sich im Gefühlsbereich als Ge-wissen aus. Der gesunde Mensch spürt ganz genau, was für ihn gut ist und was nicht. Alles Schlechte, was er tut, ist für ihn nicht gut – darum ist es schlecht.

Die geistige Weisheit führt zu richtigen Entscheidungen und Ideen (Einfällen), die zu unserem Glück beitragen und die innere Entwicklung fördern.

Die innere Weisheit ist in jedem vorhanden und ist in allen Kulturen und zu allen Zeiten erkannt und unter vielen Namen bekannt geworden. Leider ist es so, daß wir sie nicht wahrnehmen im Alltag. Mit etwas Übung können wir das ändern. Egal, in welcher Situation wir uns befinden, ob wir ein Problem haben, eine Entscheidung fällen müssen, Trost oder Kraft brauchen – wir wenden uns nach innen. Das »innere Wissen« ist immer da, um uns zu helfen, – es wartet geduldig, daß wir um Rat und Hilfe bitten. Es kennt unsere Vergangenheit und unsere Ängste und Schwächen. Es kennt unsere voraussehbare Zukunft und weiß, was gut ist für uns. Probieren wir das doch aus! Zuerst fragen, dann handeln – und wir machen uns bereit auf wunderbare Überraschungen.

Meditation

Aufrecht sitzen, den Atem beobachten und still werden.

Bild: Wir stehen vor einem Tempel mit einer siebenstufigen Treppe. Mit jedem Atemzug gehen wir eine Stufe höher und treten durch das Portal. Im Tempel begegnen wir unserem inneren Wissen, einer Gestalt, die uns entspricht. Wir unterhalten uns mit ihr/ihm und bleiben dann noch eine Weile schweigend bei ihr/ihm sitzen, um zu vernehmen, was er oder sie uns zu sagen hat. Dankend verabschieden wir uns, treten aus dem Tempel, steigen die sieben Stufen hinunter und beenden die Meditation.

Wie es keine Weisheit ohne Güte und Liebe gibt,
so keine Weisheit ohne Freude.

K. O. Schmidt

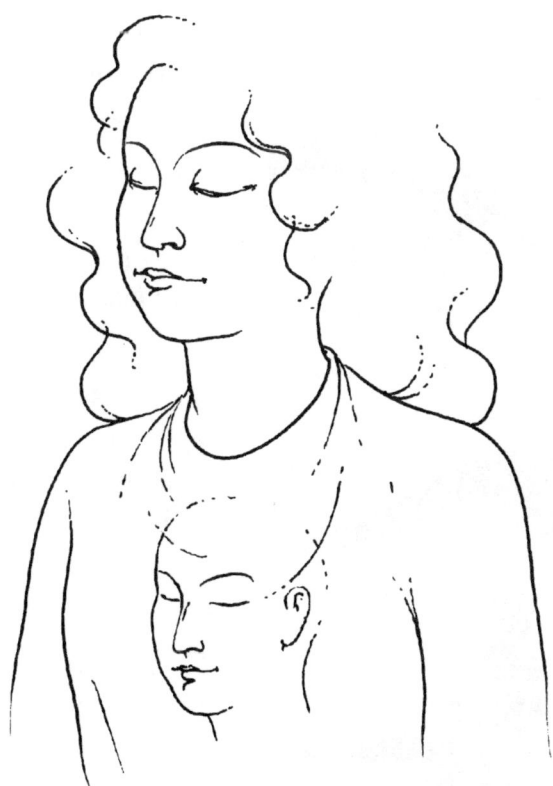

Praxis

Das Richtige zu sagen und zu tun, am richtigen Ort und zur richtigen Zeit, das ist wie die Haltung des Schützen, der genau ins Schwarze trifft. Und wie der Schütze sich dann über seine Leistung freut, so dürfen wir das auch.

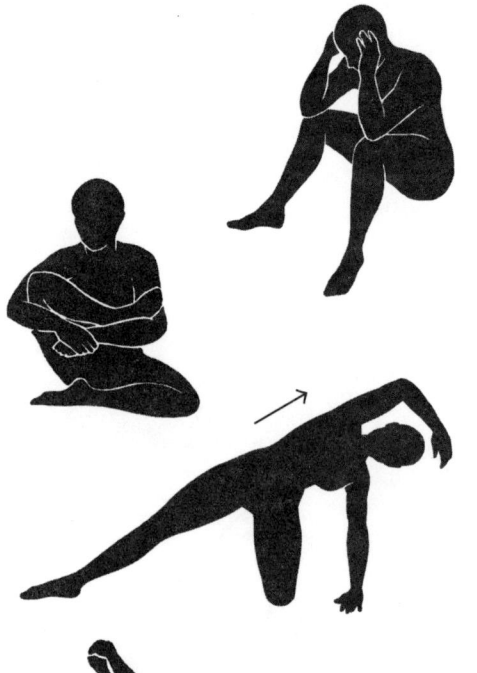

1. SAMMLUNG IN KUTSCHERHALTUNG
mit den Händen an der Stirn.
»Ich habe all meine Sinne nach innen gerichtet und bin gesammelt.«

2. KINDSHALTUNG
Bein wiegen wie ein Kind
»Ich vertraue meiner inneren Weisheit«

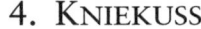

3. SEITLICHE DEHNUNG AUS DEM KNIESTAND
»Ich kann auch Rat von außen annehmen.«

4. KNIEKUSS
(eventuell das Knie etwas anbeugen)
»Der guten Resultate bin ich gewiß.«

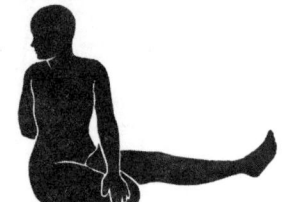

5. DREHUNG MIT FUSS AN DER LEISTE
»Ich betrachte die Umwelt aus der Warte einer Höheren Sicht.«

6. SCHÜTZE
Gebeugtes Bein und Arm kräftig zur Brust ziehen, gestrecktes Bein und Arm dehnen.
»Meine Haltung drückt die innere Klarheit deutlich aus.«
»Ich bin zielgerichtet.«

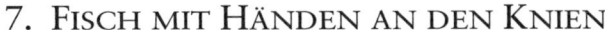

7. FISCH MIT HÄNDEN AN DEN KNIEN
Brust so sehr wölben, daß sich der Oberkörper vom Boden abhebt und Sie nur noch mit Hinterkopf und Gesäß aufliegen. Knie beugen und dann nach oben strecken.
Danach ruhen im Fötus (siehe Seite 32).
»Meine Liebe, Ehrfurcht und Weisheit wirken zusammen.«

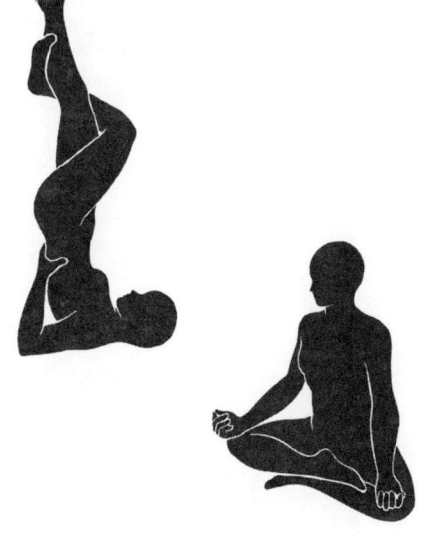

8. KERZE MIT GEKREUZTEN BEINEN
»Ich bin gesammelt in meiner Tiefe und lasse das Höchste in mir wirken.«

9. BLICKFIXIERUNG
Den Blick so lange wie möglich auf eine Kerzenflamme fixiert halten.
»Ich halte meinen Blick nach außen und nach innen gerichtet.«

10. RUHELAGE
»Ich übergebe jede Körperfunktion meinen inneren Kräften; und jeder Atemzug drückt mein Lob und meine Dankbarkeit aus.«

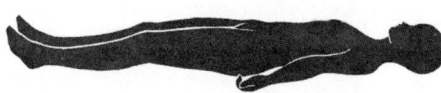

Die Furcht reagiert – Wohlwollen agiert

Die Furcht hat viele Gesichter. Sehr oft bemerkt man gar nicht, daß man Angst hat. Viele schrecken bei Angstgefühlen zurück und reagieren mit Ablehnung, andere überspielen sie oder betreiben Flucht nach vorn, greifen an oder geben sich arrogant. Es gilt also, zuerst die Furcht als solche zu erkennen und wahrzunehmen, um sie dann zu verarbeiten und loszulassen.

Die Furcht ist wie die Dunkelheit; man kann sie nicht einfach packen und wegtragen. Man kann sie aber vertreiben, indem man sie umpolt, genauso, als ob man Licht in die Dunkelheit bringt. Das Licht löst die Dunkelheit auf, Wohlwollen und Liebe gegenüber den Menschen und den Situationen vertreiben die Angst.

Vielleicht ist die Liebe ein zu starkes Gefühl, das man allem und jedem entgegenbringen möchte. Für den Yoga Übenden sollte aber das Wohlwollen zu einer permanenten Haltung werden. Wir denken diese Woche ein wenig über den Sinn dieses Wortes nach und probieren die wohlwollende Haltung aus. Sie können sich auf etwas gefaßt machen; die Reaktionen bleiben nicht aus und sind herzerwärmend.

Achtung! Ein wohlwollender Mensch ist nicht einfach ein Ja-sager. Dies wäre eine Schwäche. Auch der wohlwollende Mensch sagt nur dann Ja, wenn es für alle Beteiligten gut ist.

Grün ist die Farbe der allumfassenden Liebe und der sechszackige Stern ein Symbol des Herzchakras.

Meditation

Aufrecht sitzen, den Atem beobachten und still werden.
Bild: Wir sitzen auf einem sechszackigen, grünen Stern und haben den Blick auf die weiße Wand vor uns gerichtet. Langsam malt nun eine Hand auf die Wand ebenfalls einen grünen sechszackigen Stern. Das Reich der vier Elemente, das Mineralreich, das Pflanzenreich, das Tierreich, das Reich des Menschen und das Reich der Geister symbolisieren die sechs Zacken. Wir atmen nun Wohlwollen und Liebe in jeden Zacken und sind uns bewußt, daß alles, was wir der Umwelt wünschen, zu uns zurückkehrt.

Nur wer liebend aus dem Kreis
des Ich heraustritt zu einem Du,
findet zum Geheimnis des Seins.

Gabriel Marcel

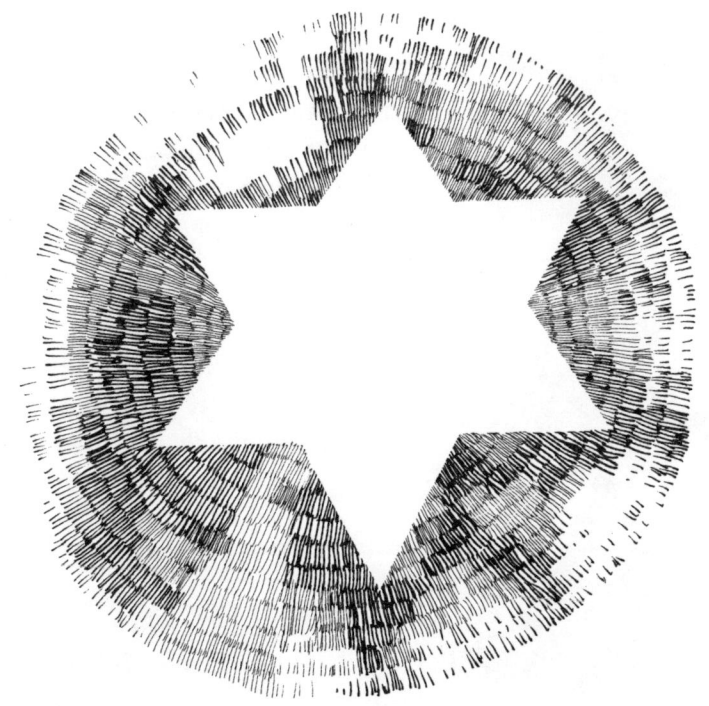

Praxis

Die Angst kann im Kopf, im Herzen und in allen Gliedern sitzen, und es gibt ein gutes Mittel, von ihr wegzukommen, indem man sich auf etwas Bestimmtes konzentriert. Dazu zwingen uns die Gleichgewichtsstellungen. Auch Disharmonie und Schwäche im Hormondrüsensystem können Angst auslösen. Die folgende Übungsreihe unterstützt die Balance in der Hormonausschüttung.

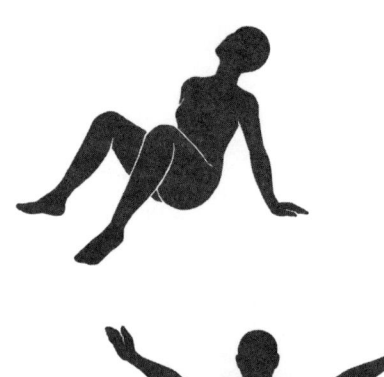

1. SITZEN MIT AUFGESTELLTEN FÜSSEN UND HÄNDEN
Konzentration auf die Fußsohlen und die Handteller.
»Ich bitte mein Innerstes, Angstgefühle mir bewußt werden zu lassen.«

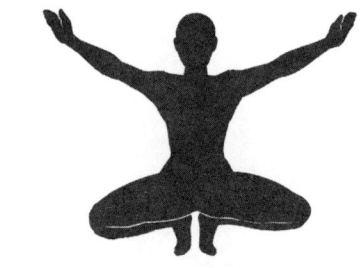

2. DYNAMISCHE HOCKE
Einatmend Arme und Beine weit öffnen, ausatmend Hände und Knie wieder zusammen.
»Ich habe Kraft und Elan, negative Gefühle zu verarbeiten und loszulassen.«

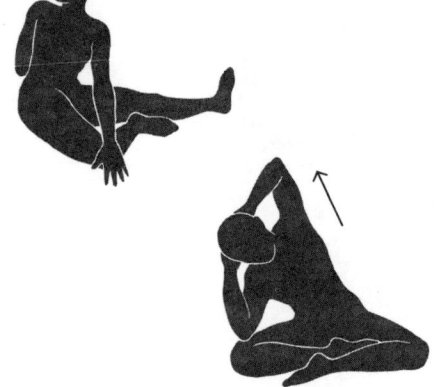

3. DREHUNG MIT HAND AM KNIE
»Mut bringe ich zum Ausdruck.«

4. SEITLICHE BEUGE MIT DEN HÄNDEN AM KOPF
»Ich diene meinem Nächsten in Liebe.«

5. STABHALTUNG MIT ERHOBENEM BECKEN

Sich auf die aufgestellten Finger stützen und Becken einige Zentimeter anheben

»Meine Willenskraft entwickelt sich von Moment zu Moment.«

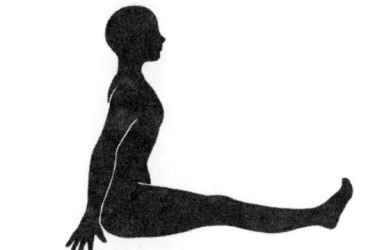

6. BRÜCKE MIT UMFASSTEN FUSSGELENKEN

Danach ruhen im Fötus (siehe Seite 32).

»Wohlwollen ist die Brücke von meinem Herzen zum Herzen des Mitmenschen.«

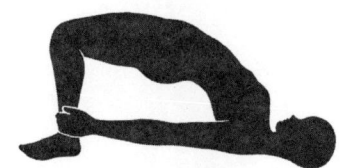

7. PFLUG – BALANCE AUF DEM NACKEN

»Ich strahle Liebe aus wie ein Stern sein Licht ...«

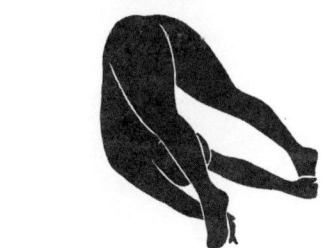

8. BALANCE-SITZ MIT GEBEUGTEN BEINEN

»... und bin wie eine Schale, die sich in jeder Situation mit dem Guten auffüllt.«

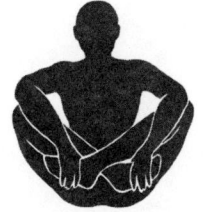

9. RUHELAGE

»Mein ganzes Sein überlasse ich der Güte und dem Wohlwollen der unsichtbaren Kräfte, deren Ausdruck die sichtbare Welt ist.«

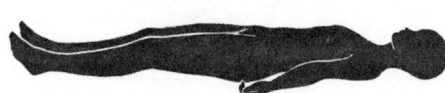

Weihnachten – das Fest des Lichts

Nie habe ich so viel mit dem Welten-Schicksal gehadert und mit den Versprechungen der Religion wie zur Weihnachtszeit. Große, salbungs-volle Sprüche überall – aber was steckt tatsächlich dahinter, und wer macht ernst damit? Waffenstillstand für drei Tage in der Welt und in den Familien?

Seit ich Yoga übe, wird mir immer mehr bewußt, daß Weihnachten für mich eine ganz persönliche Angelegenheit ist. Ich bitte die Kraft, die uns die Sonne geschenkt hat, daß sie auch in mir das Licht entfachen möge, das mir den Weg weist zu Glück, Freude und Frieden. Dieses Licht habe ich aber nicht für mich allein gepachtet; es soll die Umgebung erhellen, es soll jedem Mitmenschen die wahre Wirklichkeit und den Weg zeigen und ihm das Leben erhellen.

In jedem Menschen brennt ein Licht, das Licht des Guten, der Güte, der Liebe. Wir können ihm helfen, indem wir an ihn glauben, daß sich auch sein Licht entfacht. Und keine falsche Bescheidenehit – das Licht gehört nicht unter den Scheffel, sondern auf den Leuchter gestellt! Es soll die Umgebung erhellen und erwärmen.

Weihnachten ist das Fest des »Gebens« und des »Vergebens«. Wir be-siegeln unseren inneren Frieden, wenn wir äußerlich Frieden schaffen.

Die folgende Meditation hilft uns, negative Gefühle zu neutralisieren; und so können in und um uns tatsächlich Weihnachtswunder geschehen. Die Überwindung, die der Anfang uns kosten mag, lohnt sich bestimmt.

Meditation

Aufrecht sitzen, den Atem beobachten und still werden.
Bild: Wir visualisieren eine kleine Gruppe Menschen. Die einen sind unsere Liebsten, die andern sind Menschen, die uns Mühe machen, und wieder einige andre sind uns gleichgültig. Nun schenken wir jedem ein Licht und schauen ihm ohne Worte längere Zeit in die Augen. Wir beschließen dann die Betrachtung mit dem folgenden Spruch:

Frieden umgibt und schützt Euch,
die Liebe trägt und stützt Euch,
und das Licht zeigt Euch
den Weg zu Glück und Freude.

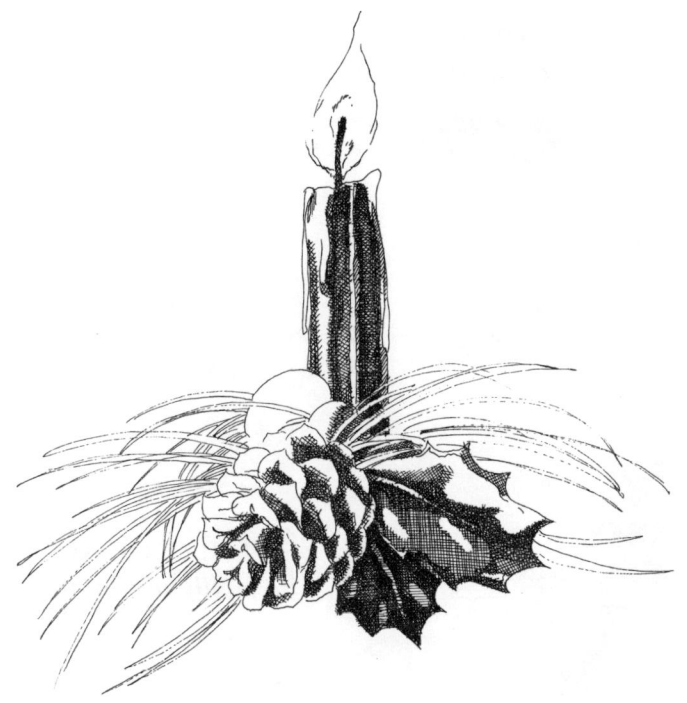

Praxis

Der Körper ist der Kohlenhaufen, der Geist ist die Flamme und die Seele die Kraft des Feuers. Die verströmende Wärme ist die Liebe, und das Licht weist den Weg und erhellt das Dasein.

Es gilt also, den Kohlehaufen gut zu warten und die Flamme ruhig zu halten. Ein großes, ruhiges Feuer bedeutet Kraft, Vitalität, und hält uns die Umwelt in der nötigen Distanz. Diese Woche steht die Kerze (Schulterstand) im Mittelpunkt.

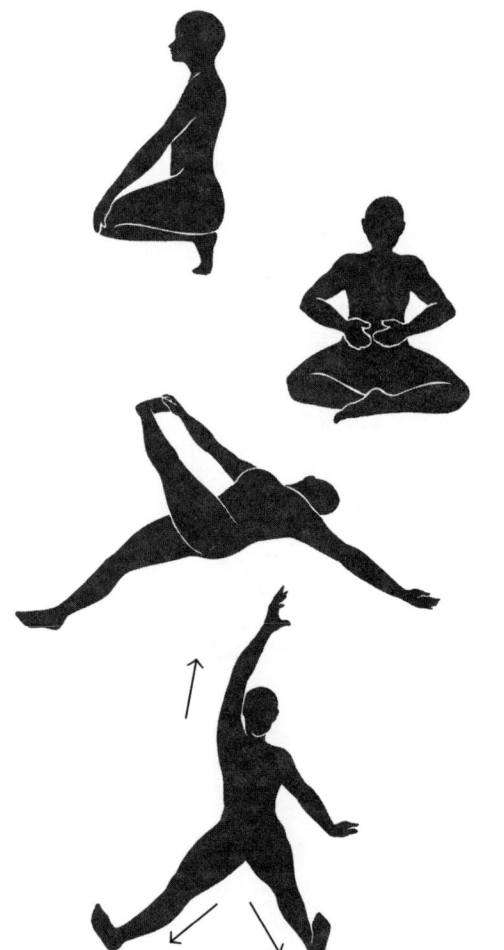

1. SAMMLUNG IN DER HOCKE
»Ich bin bereit, alles Verbrauchte loszulassen; es löst sich, es fällt ab.«

2. BASTRIKA
Kräftiges Ein- und Ausatmen mit Hilfe der Bauchdecke.
»Ich entfache mein Feuer mit jedem Atemzug noch mehr.«

3. BEINÜBERSCHLAG
»Ich öffne alle inneren Tore ...«

4. SEITENBEUGE AUS GESPREIZTEM LANGSITZ
»... die Helligkeit breitet sich im ganzen Körper aus.«

5. Schaukel mit Händen in den Kniekehlen

»Feuer bringt Licht, und je mehr ich davon habe, um so »lichter« und leichter fällt mir das Leben.«

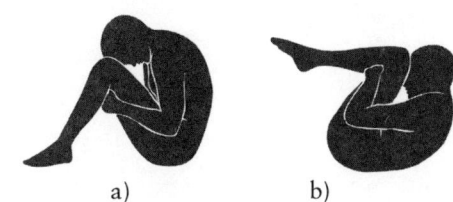

a)   b)

6. Schulterstand ohne Sütze

(im Magenbereich ein Feuer visualisieren, dessen Flammen immer höher steigen, bis über die Fußspitzen)

»Ich bin mir der Kraft meines Feuers bewußt.«

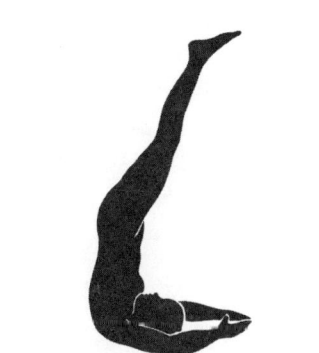

7. Fisch mit Brust und Becken weit geöffnet

Brust so sehr wölben, daß sich der Oberkörper vom Boden abhebt und Sie nur noch mit Hinterkopf und Gesäß aufliegen.
Danach ruhen im Fötus (siehe Seite 32).

»Mein Licht erleuchtet mir den Weg.«

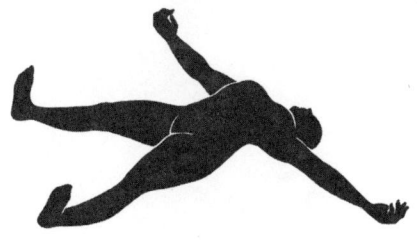

8. Vorbeuge mit den Händen auf dem Rücken

Brustbein nach vorn schieben.

»Mein Feuer lasse ich in mir und um mich wirken.«

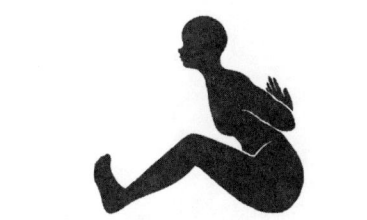

9. Ruhelage

»Alles Dunkle und Schwere gebe ich ausatmend an den Boden ab, und Leichtigkeit, ein Lächeln und Licht erfüllen mein ganzes Sein.«

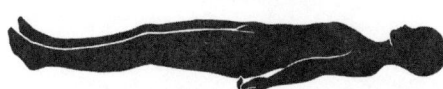

Ein Leben lang leben lernen

Das Glück des Lebens kann niemand schmieden,
immer nur das Glück des Augenblicks.
Karl Heinrich Waggerl

Was sind schon ein Jahr, ein Tag, eine Stunde, eine Minute? Es sind Zeitspannen der Ewigkeit. Es ist nicht so wichtig, wie viele Jahre ein Mensch lebt, sondern was er aus diesen Jahren macht. Yoga lehrt, jedem Augenblick bewußt zu leben. Wir gehen noch einen Schritt weiter. Wir versuchen, das Beste aus jeder Zeit herauszuholen und auch aus den Umständen, die die Zeit begleiten. Wir haben immer die Wahl, ob wir Gedanken nachhängen wollen, die uns beglücken oder die uns unglücklich machen. Die richtige Wahl und die Gedankenbeherrschung ist die Kunst des glücklichen Lebens.

Aber bitte, stellen Sie die Ansprüche an sich selber nicht zu hoch. Freuen Sie sich, wenn es Ihnen gelingt. Wenn nicht, machen Sie erstmal einige tiefe Atemzüge und denken Sie »trotzdem«. In diesem Wörtchen steckt eine magische Kraft, die Kraft des Sich-verzeihen-Könnens, des Muts zum Neubeginn, der Ausdauer und des Nicht-locker-Lassens. Und vor allem: verlieren Sie nicht Ihren Humor. In jeder Tragödie steckt auch schon ein bißchen die Komödie.

Wir *meditieren* über die Worte des folgenden Spruchs, um uns auf die erhabene Kunst des Glücklichseins einzustimmen.

Ich liebe die Erde, weil sie mich nährt.
Ich liebe die Sonne, weil sie mich wärmt.
Ich liebe den Regen, weil er mein Gemüt reinigt.
Ich liebe den Wind, weil er meinen Geist aufrüttelt.

Ich liebe die Dunkelheit, weil sie mir die Sterne zeigt.
Ich liebe das Licht, weil es mir den Weg zeigt.
Ich liebe es, glücklich zu sein, weil es mein Herz öffnet.
Ich liebe die Traurigkeit, weil sie meine Seele öffnet.
Ich liebe Belohnungen, weil sie mich die Wärme anderer spüren lassen.

Ich liebe Hindernisse, weil ich durch sie wachsen kann.
Ich liebe das Leben und was es mir bringt,
und ich hoffe, daß meine Liebe das ganze Weltall durchdringt.

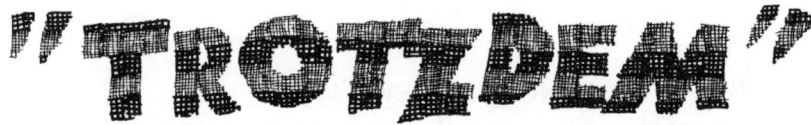

Praxis

*Ich liebe das Leben
und das Leben liebt mich.*

Das anscheinend Unmögliche möglich machen, das macht Spaß! Wie oft vergessen wir dabei die Hilfe von innen oder auch die Hilfe von außen. Haben Sie schon gesehen, wie Kinder ausgelassen Purzelbaum geschlagen haben – einfach so – aus Freude. Wir gehen diese Woche buchstäblich die Wände hoch – genießen wir es!

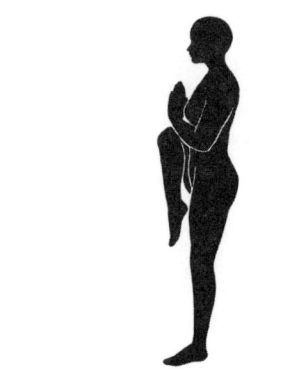

1. SAMMLUNG MIT GEFALTETEN HÄNDEN
»Mit Liebe im Herzen genieße ich den Augenblick.«

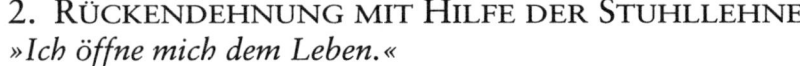

2. RÜCKENDEHNUNG MIT HILFE DER STUHLLEHNE
»Ich öffne mich dem Leben.«

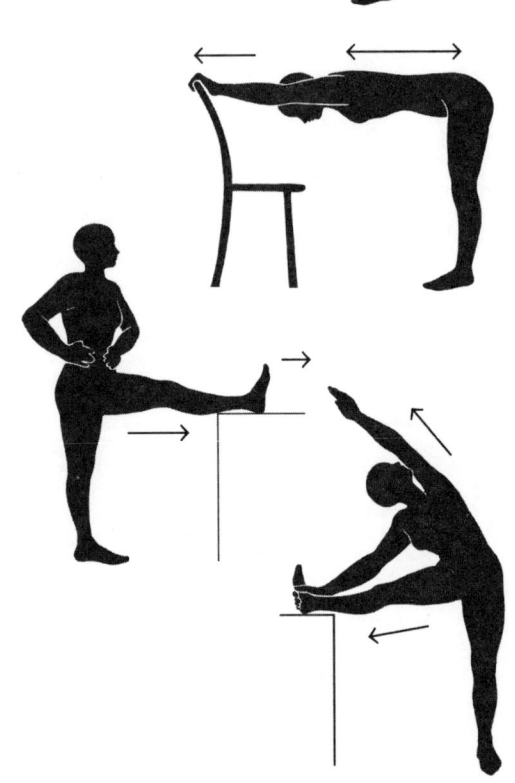

3. BEINDEHNUNG AUF DER TISCHKANTE
»Ich trete dem Unvermeidbaren beherzt gegenüber …«

4. SEITLICHE DEHNUNG
»… und mache das Beste aus jeder Situation.«

5. DREHUNG MIT HILFE DES STUHLS
»Der Umgebung bringe ich Liebe und Wohlwollen entgegen.«

6. KAMEL AM STUHL
»Ich habe ein lebendiges und starkes Rückgrat in jeder Hinsicht.«
Danach ruhen im Gerollten Blatt (siehe Seite 33).

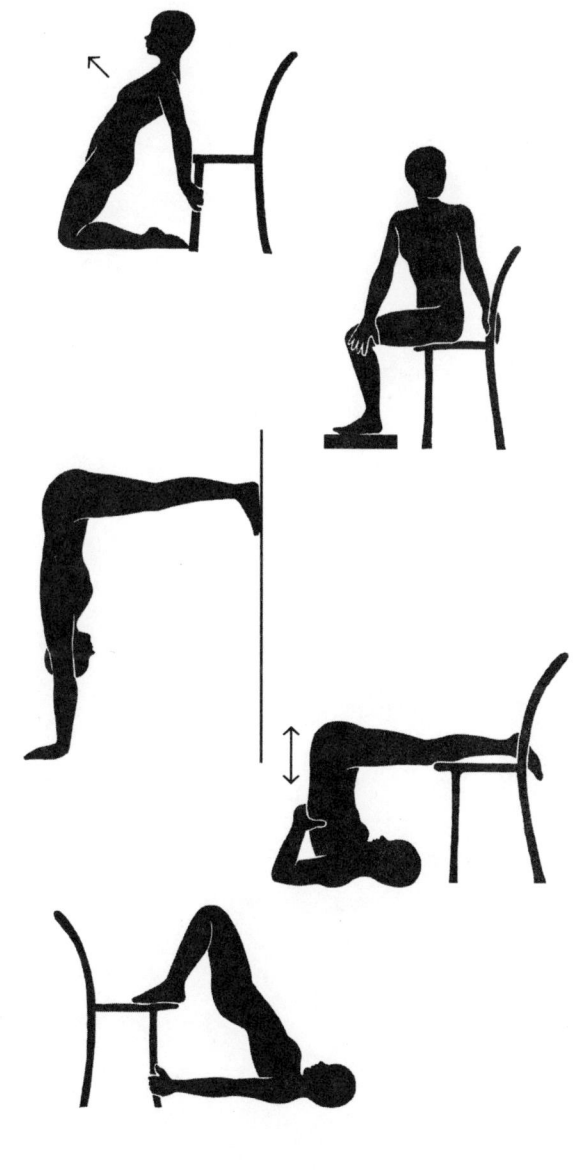

7. HANDSTAND AN DER WAND
»Jeder Moment ist eine aufregende neue Erfahrung für mich.«

8. PFLUG MIT BEINEN AUF DEM STUHL
»Ich bin immer bereit, angebotene Hilfe anzunehmen.«

9. KERZE MIT HILFE DES STUHLS
»Ich habe den Mut, wenn nötig um Hilfe zu bitten.«

10. RUHELAGE
»Jeder Atemzug, ein Bote des Unsichtbaren, verbindet mich immer wieder von neuem mit den unsichtbaren Kräften, die mir alles schenken für ein Leben, das glücklich, erfüllt und voller Freude ist.«

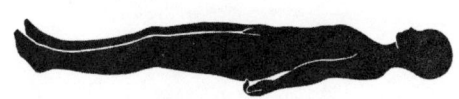

Rückblick – Ausblick

Seit ich beschlossen habe, meine Notizen zu sammeln und in Buchform herauszugeben, sind fast fünf Jahre vergangen.

Fünf Jahre habe ich jede Woche all das geübt, was ich gelehrt habe. Allein war ich nicht, denn viele Kursteilnehmer/innen sind diese ganze Zeit mit mir gegangen. Gar nicht nach Yoga-Art – denn da würde man nicht nach dem Ergebnis fragen – ziehe ich Bilanz. Hat es sich gelohnt? Ja, es hat sich tausendmal gelohnt. Meine Begeisterung für diese Arbeit ist nicht erlahmt und entzündet sich immer wieder von neuem.

So saß ich letzthin sinnend da und fragte mich: wie kommt das eigentlich? Die Antwort kam sofort; meine Gedanken überschlugen sich dabei fast: »Du bist eine Spielernatur. Du brauchst die täglichen Herausforderungen wie das Brot zum Frühstück.«

Hat nicht jeder Mensch die Spielernatur in sich? Ich bin auf alle Fälle eine begeisterte Spielerin. Für ein gutes Kartenspiel bin ich immer zu haben. Das verleidet nie. Ich spiele auch gerne für mich allein und lege öfters eine Patience. Jedes neue Kartenblatt hat seine eigene Faszination, die sich aus der Mischung ergibt. Am spannendsten ist es dann, wenn die Karten am Anfang nur mäßig gut liegen und man von Karte zu Karte, die neu aufgedeckt wird, vor Spannung zittert ... Bringt sie die Lösung oder verteufelt sie das Ganze wieder? Die Möglichkeiten verändern sich und müssen immer wieder neu angepaßt werden. Sind die Karten von Anfang an zu gut oder ganz schlecht, dann ist die Spannung nur mäßig und der Spaß am Spiel auch.

So erlebe ich die Yogaarbeit, so erlebe ich mein Leben – als ein Spiel mit mir selbst. Der Alltag mit seinen Banalitäten, meine größeren und kleineren Ziele und alle Herausforderungen des Lebens können mit dem Kartenblatt verglichen werden. Die Mitspieler sind mein Mann, meine Mutter, Bruder, meine Nachbarn, meine Yogaschüler/innen und nicht zuletzt die höheren Kräfte. Nun sollte das Spiel nicht tierisch ernst genommen werden, sonst ist der Streß schon wieder vorprogrammiert, und bald laufen auch die Mitspieler weg. Es sollte wohl ernst genommen werden, aber trotzdem ein Spiel bleiben. Eine Yogaschülerin meinte dazu: »Früher übte ich Yoga mit eiserner Disziplin und all den unguten Schuld- und anderen Gefühlen, die dazu gehören; heute übe ich Yoga, um mich zu verwöhnen, um mir etwas zuliebe zu tun.« Ich kann Sie nur bitten: Üben Sie doch ganz nach Herzenslust. Verbinden Sie sich jeden Tag von neuem mit den geheimnisvollen, gewaltigen Kräften, die das Universum und auch unser Leben lenken. Setzen Sie die Achtsamkeit, die Liebe, das tiefe, wohlwollende Verständnis und die Geduld an erste Stelle, dann sind Sie auf dem direkten Weg ins Glück.

Noch ein Zweites ist mir während der letzten Jahre bewußt geworden. Die Frage nach dem Bösen wird immer unwichtiger für mich. Was ist wirklich schlecht und was ist wirklich gut? Schlecht ist, was Leid bringt im eigenen Leben oder in der Welt; und gut ist alles, was uns und die übrige Welt glücklich macht.

Leiden erzeugen unruhige, verwirrte Gedankenketten, die dann die dazugehörenden Gefühle und Spannungen auslösen. Leid bringt auch das Festhalten an Dogmen und falschen Grundsätzen. Yoga spricht auch dazu ein klares Wort: Zuviel Rajas (Dynamik) oder zuviel Tamas (Statik) bringen Disharmonie ins Leben.

Leid ist auch da, wo Liebe, Wohlwollen und/oder Respekt abwesend sind. Diese drei Attribute möchte ich Ihnen zum Schluß einfach nochmals ans Herz legen. Leben Sie ihre Urnatur, dann sind Sie glücklich!

Stellen Sie sich hin, breiten Sie die Arme aus und wiederholen Sie, so oft Sie wollen:

»Ich bin die strahlende Sonne meines Lebens.
Ich bin der Mittelpunkt meiner Welt.
Ich bin die strahlende Sonne meines Lebens.«

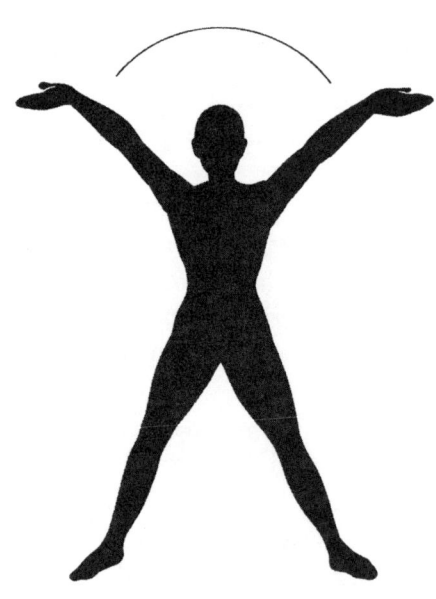

Schlußwort

Haben Sie, wie ich, die Angewohnheit, ein Buch durchzublättern, bleiben an den letzten Seiten hängen und fange da an zu lesen?

Beim Durchblättern fragten Sie sich vielleicht: Ist das Yoga? Ist Yoga so einfach? Wo kommen auf einmal die vielen unbekannten Körperstellungen her? Wo ist der berühmt-berüchtigte Kopfstand? Woher stammen die Wochenthemen? Kennt man denn im Yoga das Visualisieren auch? Werden im Yoga Affirmationen benützt? Gerne beantworte ich Ihre berechtigten Fragen.

Woher kommen die vielen Körperübungen?

In der Hatha-Yoga-Pradipika, die aus dem fünfzehnten Jahrhundert stammt und das älteste Lehrbuch ist, in dem Körperübungen aufgeführt sind, wird von vierundachtzig Körperstellungen gesprochen. Davon sind sechzehn aufgeführt (wovon nur acht von normal beweglichen Erwachsenen machbar sind). Die Gheranda-Samhita, die, so vermutet man, im siebzehnten Jahrhundert geschrieben wurde, beschreibt zweiundneunzig Körperhaltungen (Asanas). Auch hier wird noch nicht vom Kopfstand gesprochen. Der neuzeitliche Yoga kennt nun unendlich viele Variationen der Asanas. Viele große Yogameister, Swami Sivananda, B. K. S. Iyengar, T. K. V. Desikachars, Swami Dhirendra Brahmachari, Swami Satyananda Saraswati, Swami Vishnu Devananda und andere haben neue Varianten ausgearbeitet. Weitere Varianten stammen aus dem Yoga der Energie. Diese Richtung kommt aus der tibetanischen Tradition und wird in Europa von Boris Tatzky gelehrt. Erwähnenswert ist auch die Schule von Nil Hahoutoff, die in der korrekten Rückenarbeit schon immer Bedeutendes geleistet hat. Sri T. Krishnamacharya, der ein großer Yoga-Meister ist und in jahrhundertelanger Lehrtradition steht (das heißt, das Wissen wurde durch Jahrhunderte von Meistern an Schüler weitergegeben), behauptet sogar, es gebe so viele Asanas wie Menschen. Zitat: »So finden alle Asanas ihre Berechtigung. Alle sind richtig und wahr, egal, wie sehr sie sich in der Ausführung unterscheiden, wenn nur die Geisteshaltung, das Bewußtsein, in dem man übt, sich den großen Zielen des Yoga unterzuordnnen vermag.«[1]

Wo ist der berühmt-berüchtigte Kopfstand?

Ganz einfach – er ist nicht im Buch. Ebenso finden Sie viele andere Asanas nicht in diesem Buch, weil sie nur unter Anleitung eines versierten Lehrers erlernt werden sollten. In vielen Yogaschulen wird der Kopfstand schon gar nicht mehr praktiziert. Wenn der Kopfstand nicht richtig eingenommen und gehalten wird, schadet er mehr als daß er nützt. Auf dem Kopf sollte man schon gar nicht stehen, sondern nur auf den Unterarmen. So ist es! Heute wird allgemein vor so extremen Stellungen gewarnt, weil diese, wie schon gesagt, mehr schaden statt nützen. In diesem Buch finden Sie nur Übungen, die Sie ohne Bedenken ausführen können, wenn Sie die allgemeinen und die besonderen Tips beachten.

Woher stammen die Wochenthemen?

Sri Aurobindo, der Begründer des Integralen Yoga, sagt dazu wörtlich: »Bei rechter Betrachtung von Leben und Yoga erkennen wir, daß alles Leben bewußt oder unbewußt Yoga ist. Unter Yoga verstehen wir das methodische Bemühen, zur Selbstvollendung zu gelangen, indem wir alle Kräfte und Anlagen, die in unserem Wesen verborgen sind, zum Ausdruck bringen und unser individuelles Menschsein mit dem universalen und transzendenten Sein, das wir partiell im Menschen und im Kosmos offenbart sehen, einen.«

Die ältesten maßgebenden Schriften der Yoga-Philosophie sind die Yoga-Sutren des Patanjali, die Bhagavad-Gita und die Upanishaden. Hier finden wir Empfehlungen, wie wir uns im täglichen Leben zu verhalten haben, wenn wir ein sinnvolles und erfülltes Leben führen wollen. In den Sutren sind diese Regeln stichwortartig aufgelistet und werden auf die verschiedenste Art und Weise interpretiert. Die eine Regel ist zum Beispiel: Ahimsa und heißt übersetzt Gewaltlosigkeit. Ein westlicher Kommentar empfiehlt da einzig und allein, sich bei einem Überfall nicht zu wehren, sondern sich zusammenschlagen zu lassen. Also bitte – er vielleicht, ich aber sicher nicht! Um Gewaltlosigkeit üben zu können, brauche ich keinen »Täter«. Ich übe dies, indem ich jedes Ding achtsam behandle und jeder Kreatur und jedem Menschen mit Achtung, Wohl-

wollen oder gar Liebe begegne. Swami Vivekananda lehrt: »Keinem lebenden Wesen durch Gedanken, Worte oder Taten ein Leid zufügen, das ist Ahimsa.«[2] Auch T. K. V. Desikachar lehrt: »Ahimsa ist mehr als einfache Gewaltlosigkeit. Es meint Freundlichkeit, Zugewandtheit, Rücksicht. Wir können Ahimsa die wohlüberlegte Rücksichtnahme auf Menschen und Dinge nennen.«[3] Dieses Thema allein zieht sich in meiner Arbeit durch viele Wochen hindurch; und auch jedes andere Thema kann mit den Yoga-Quellen direkt oder indirekt in Bezug gebracht werden.

Kennt man im Yoga das Visualisieren?

Schon in den Yoga-Sutren des Patanjali wird in Kap. 1, Vers 39 darauf hingewiesen. »Oder man meditiere über irgendetwas, das einem geeignet erscheint.« Swami Vivekananda erläutert das Sutra folgendermaßen: »Das sollte aber nichts Schlechtes sein, sondern irgend etwas Gutes, das Ihnen lieb ist, ein Ort, eine Landschaft oder eine Vorstellung, die ihnen vor allem lieb ist.«[4] Im Yoga gibt es zwei Hauptarten der Meditation, die gegenständliche, Saguna genannt, und die nicht-gegenständliche, Nirguna genannt. Saguna ist die Vorstufe zu Nirguna. Hier werden die Gedanken zuerst gebündelt und in dieselbe Richtung gebracht. In Nirguna wird vorerst die Atmung beobachtet und ebenso die auftauchenden Gedanken. Das Ziel ist, ganz leer zu werden.

T. K. V. Desikachar sagt auch, daß auf alles, was man besser verstehen möchte, meditiert werden kann. Seine Aussage kann ich durch meine Erfahrungen nur bestätigen. Ich liebe die Visualisationen, weil in all meinen Projekten diese immer den großen Ausschlag geben – die Hinführung oder Wendung zum Guten.

Werden im Yoga Affirmationen benutzt?

Das Wiederholen von Silben, Worten oder Sätzen kennt man im Yoga sehr wohl. Es wird Mantra-Yoga genannt. Oft wird zur Konzentration während der Meditation ein Wort oder ein Satz (Mantra) eingesetzt, dessen Schwingung den Übenden zusätzlich noch günstig beeinflussen soll. Den gleichen Sinn haben auch die Affirmationen oder die sogenannten Leitsätze zu den Körperstellungen. Das Yoga-Sutra Kap. 1, Vers 28 weist auf die Bedeutung der Wiederholung hin und in Kap. 1, Vers 42 auf das Nachdenken eines Wortes/Satzes. Swami Vivekananda rät auch, daß man während des Atembeobachtens OM oder ein anderes heiliges Wort einsetzen kann.

Aufschlußreich ist auch, was Rammurti S. Mishra, ein großer Yogi und westlich geschulter Arzt dazu sagt: »Diese Suggestionen werden dein Leben aufheitern und dir Erfolg bringen; so wirst du der Welt helfen können: Ich entspanne mich jeden Tag noch mehr. – Ich bekomme jeden Tag mehr Willenskraft. – Jeden Tag werde ich erfolgreicher sein. – Ich werde glücklich sein und täglich mehr Gutes tun. – Täglich werde ich anderen mehr und mehr helfen. – Ich werde neues Leben und Licht empfangen. – Jede Meditation wird sich vertiefen und neue Schau eröffnen. Dies sind einige positive Suggestionen, die nach der Meditation nachwirken. Du kannst, deiner Lage entsprechend, unzählige Suggestionen geben, um mit der Zeit deine Schwierigkeiten zu überwinden.«[5]

Zusammenfassung

Ich weiß, westliche Yogalehrer tun sich im allgemeinen mit Visualisationen oder Affirmationen schwer.

Indische Yogameister sind da viel offener. Was dem Yogaschüler in senem Wachstum und seiner inneren Entfaltung weiterhilft, wird eingesetzt. So wurde, um nur ein Beispiel zu nennen, Dr. Joseph Murphy von Swami Sivananda, einem maßgebenden Yogameister, nach Rishikesh eingeladen, um an der *Yoga Forest University* Vorträge über das Positive Denken zu halten.

Der Yoga hat sich im Wandel der Zeit immer wieder verändert und wurde den Menschen und ihren Bedürfnissen angepaßt (nicht umgekehrt).

Im Westen will man durch Yoga hauptsächlich Entspannung von Streß, Fitneß oder/und die Erleuchtung auf dem kürzesten Weg erreichen. Vielen großen Yogameistern liegt ein erfülltes, freud- und friedvolles Leben ebenso am Herzen.

Typisch ist die Frage an T. K. V. Desikachar.

Frage: »Ist das letzte Ziel des Yoga denn, immer im Samadhi-Zustand (Erleuchtung) zu sein?«

Antwort: »Das letzte Ziel des Yoga ist, immer richtig zu beobachten und deshalb nie so handeln zu müssen, daß wir unser Handeln hinterher bedauern müssen.«[6]

Rammurti S. Mishra soll nochmals zu Worte kommen: »Wenn es nicht möglich ist, durch Yoga persönlichen oder geschäftlichen Erfolg zu erlangen, dann ist es nur eine Nebenbeschäftigung und eine Luxus-Angelegenheit, die keiner ernsthaften Aufmerksamkeit bedarf und ihrer auch nicht würdig ist. ... Yoga bedeutet nicht Verzicht auf persönliches Leben und Geschäft, sondern Verzicht auf die üblen Vorstellungen, die angeblich damit Hand in Hand gehen. Leben, Geschäft, Ehe, Kinder sind Teil des göttlichen Lebens. Darum sind sie kein Hindernis im Yoga.« ...[7]

Das Buch ist sicher nicht nur für Yoga-Anfänger

bestimmt, auch wenn es diesen Anschein erweckt. Es zeigt einen Weg auf, der immer weiter in unsere Tiefen dringt und uns immer höher steigen läßt – in die Sphären der Liebe, der Freude, des inneren Friedens und der Glückseligkeit.

Das letzte Wort erteile ich Swami Vivekananda: »Wer wirklich ein Yogi sein möchte, muß ein für allemal dies Herumkosten an den Dingen sein lassen. Ergreifen Sie eine einzige Idee. Machen Sie diese Idee zum Inhalt Ihres Lebens; denken Sie daran; träumen Sie davon; leben Sie aus dieser Idee. Lassen Sie Gehirn, Muskeln, Nerven und jeden Teil Ihres Körpers von dieser Idee erfüllt sein und kümmern Sie sich um sonst keine. Das führt zum Erfolg, und auf diese Weise werden die Großen des Geistes geformt.«[8]

Anmerkungen

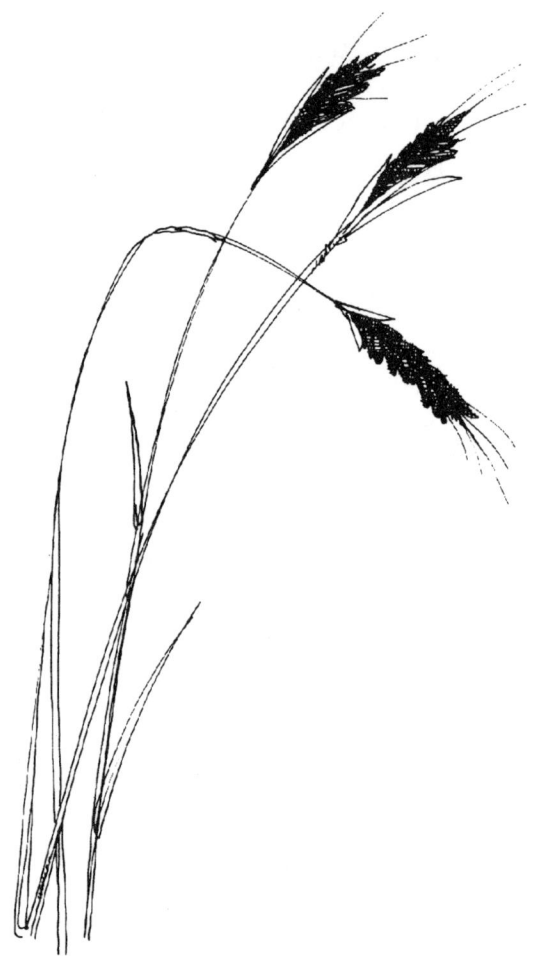

[1] Anna Trökes: *Der Weg des Yoga*, S. 114; Hg.: Berufsverband deutscher Yogalehrer. 1991
[2] Swami Vivekananda: *Raja-Yoga*, S. 100; Verlag Hermann Bauer 1981
[3] T. K. V. Desikachar: *Yoga – Tradition und Erfahrung*, S. 126; Verlag Via Nova, 1991
[4] Swami Vivekananda: *Raja-Yoga*, S. 162, Verlag Hermann Bauer 1981
[5] Rammurti S. Mishra: *Vollendung durch Yoga*, S. 99; 1985 Otto Wilhelm Barth Verlag im Scherz Verlag
[6] T. K. V. Desikachar: *Yoga – Tradition und Erfahrung*, S. 195; Verlag Via Nova, 1991
[7] Rammurti S. Mishra: *Vollendung durch Yoga*, S. 211/212; Otto Wilhelm Barth Verlag im Scherz Verlag, 1985
[8] Swami Vivekananda: *Raja-Yoga*, S. 81; Verlag Hermann Bauer 1981

Bücher, die weiterhelfen

Der Yoga umfaßt ein sehr breites Spektrum; angefangen bei der Körperarbeit, über die Entspannung, Atemtechnik, Philosophie, Psychologie bis zur Religion. Ein umfassendes Werk hat der Berufsverband Deutscher Yogalehrer herausgegeben. Das Buch ist so umfangreich, daß man zuerst fast ein wenig zurückschreckt. Aber es liest sich sehr gut, und die Autoren haben sich auf das Wesentliche beschränkt.

Der Weg des Yoga. Handbuch für Übende und Lehrende. Verlag Via Nova, 1991

Körperarbeit:

Hierzu kann ich mit gutem Gewissen nur drei Bücher empfehlen, da in vielen Büchern die Rückenarbeit zu wenig exakt aufgebaut ist. Bei dem Vorbeugen sind die Rücken rund, und die Rückbeugen erfolgen aus dem Lendenwirbelbereich. Beides schadet dem Rücken mehr als daß es nützt. Andere recht gute Bücher sind nur zum Teil brauchbar, weil die Hälfte der Stellungen für den normal Sterblichen gar nicht ausführbar ist.

Sue Luby: *Hatha Yoga. Das Programm für Ihre Gesundheit.* Ehrenwirth Verlag (jetzt auch in Taschenbuchausgabe)

Monika Ritter: *Bewußte Körperschulung, das Übungsprogramm für die Wirbelsäule.* Mosaik Verlag

Körperarbeit und Philosophie

Roger Clerc: *Grundlagen des Yoga der Energie. Eine Lebenskunst.* Verlag Via Nova

T. K. V. Desikachar: *Yoga – Tradition und Erfahrung.* Die Praxis des Yoga nach dem Yoga Sutra des Patanjali. Verlag Via Nova

Meditation

Karlfried Graf Dürckheim: Meditieren – wozu und wie? Verlag Herder

Adressen, die weiterhelfen

Vielleicht möchten Sie einen Yoga-Kursus belegen. Fragen Sie ruhig die Lehrperson, welche Ausbildung sie absolviert hat, da leider sehr viele Leute Yogaunterricht erteilen, die nie eine seriöse Ausbildung absolviert haben. Wichtig ist auch, daß ein Yogalehrer laufend Weiterbildungskurse besucht. Gerade heute ist die Körperarbeit des Yoga einem großen Wandel unterworfen, den ich nur begrüßen kann.

Ein Verzeichnis qualifizierter Yogalehrer erhalten Sie bei folgenden Adressen:

Berufsverband Deutscher Yogalehrer BDY
Riemenschneiderstraße 4
D – 97250 Erlabrunn
Telefon 0 93 64 / 47 97

Berufsverband Österreichischer Yogalehrer BÖY
Zwischenhäg 16
A – 6714 Nüziders
Telefon 0 55 52 / 6 42 28

Sind Sie an einem Sommer-Yoga-Ferienkurs in den Schweizer Bergen interessiert? Dann wenden Sie sich an die

Yogaschule am Wildbach
Felsenstraße 12a
CH – 8008 Zürich

Dank

Mein ganz besonderer Dank gilt Ito Joyoatmojo, der mit unglaublicher Geduld über vierhundertfünfzig Figuren zeichnete, ohne überhaupt zu wissen, ob das Buch je gedruckt wird; der zum Schluß noch über fünfzig Figuren neu zeichnete, weil die Rücken oder Nacken nicht ganz meinen Vorstellungen entsprachen. Ich danke ihm auch für die vielen weiteren schönen Zeichnungen, die das Buch bereichern. Sein Weg ist interessant – er ist Moslem, wurde von einem buddhistischen Mönch vom Drogenkonsum befreit, tat sich mit einer Christin zusammen und gestaltete ein Yogabuch. Interessant ist auch, daß wir uns beide zur gleichen Zeit, er in Indonesien und ich in der Schweiz, mit dem Puppenspiel befaßten und Puppen herstellten.

Weiter danke ich Annelise B. Truninger, die das Manuskript gelesen und redigiert hat, und Beate Kuhnt, die mir zum Schluß noch viele nützliche Tips gab.

Vielen Dank auch all meinen KursteilnehmerInnen und vielen BerufskollegInnen für ihr Vertrauen und ihre Anteilnahme.

Christian, mein Mann, möchte nicht, daß ich ihm »öffentlich« danke, darum sage ich ihm jetzt nur, daß ich ihn für sein Verständnis und Wohlwollen von Herzen liebe.